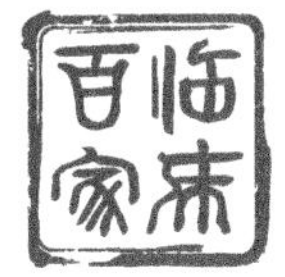

中国医学临床百家

张庆泉 / 著

气管相关疾病

张庆泉 2022 观点

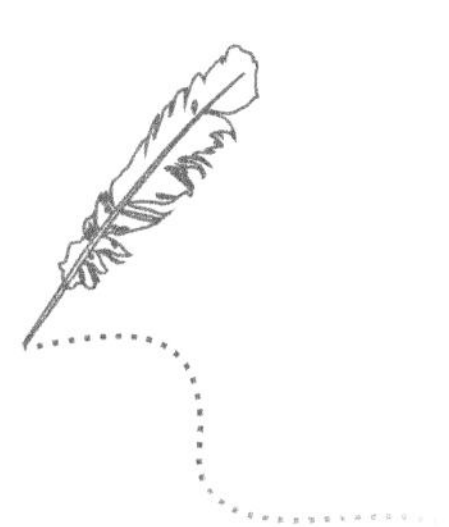

科学技术文献出版社
SCIENTIFIC AND TECHNICAL DOCUMENTATION PRESS
· 北 京 ·

图书在版编目（CIP）数据

气管相关疾病张庆泉 2022 观点/张庆泉著. —北京：科学技术文献出版社，2022.9

ISBN 978-7-5189-9191-4

Ⅰ.①气…　Ⅱ.①张…　Ⅲ.①气管疾病—诊疗　Ⅳ.①R562.1

中国版本图书馆 CIP 数据核字（2022）第 081128 号

气管相关疾病张庆泉 2022 观点

策划编辑：胡　丹　　责任编辑：胡　丹　　责任校对：张吲哚　　责任出版：张志平

出 版 者　科学技术文献出版社
地　　址　北京市复兴路 15 号　邮编　100038
编 务 部　（010）58882938，58882087（传真）
发 行 部　（010）58882868，58882870（传真）
邮 购 部　（010）58882873
官方网址　www.stdp.com.cn
发 行 者　科学技术文献出版社发行　全国各地新华书店经销
印 刷 者　北京虎彩文化传播有限公司
版　　次　2022 年 9 月第 1 版　2022 年 9 月第 1 次印刷
开　　本　710 × 1000　1/16
字　　数　175 千
印　　张　16　彩插 14 面
书　　号　ISBN 978-7-5189-9191-4
定　　价　128.00 元

《中国医学临床百家》总序

Preface

韩启德

欧洲文艺复兴后，以维萨利发表《人体构造》为标志，现代医学不断发展，特别是从19世纪末开始，随着科学技术成果大量应用于医学，现代医学发展日新月异，发生了根本性的变化。

在过去的一个世纪里，我国现代化进程加快，现代医学也急起直追。但由于启程晚，经济社会发展落后，在相当长的时期里，我国的现代医学远远落后于发达国家。记得20世纪50年代，我虽然生活在上海这个最发达的城市里，但是母亲做子宫切除术还要到全市最高级的医院才能完成；我患猩红热继发严重风湿性心包炎，只在最严重昏迷时用过一点青霉素。20 世纪 60—70 年代，我从上海第一医学院毕业后到陕西农村基层工作，在很多时候还只能靠“一根针，一把草”治病。但是改革开放仅仅 30 多年，我国现代医学的发展水平已经接近发达国家。可以说，世界上所有先进的诊疗方法，中国的医生都能做，有的还做得更好。更为可喜的是，近年来我国医学界开始取得越来越多的原创性成果，在某些点上已经处于世界领先地位。中国医生已经不再盲从发达国家的疾病诊疗指南，而能根据我们自己的经验和发现，根据我国自己的实际情况制定临床标准和规范。我们越来越有自己的东西了。

要把我们“自己的东西”扩展开来，要获得越来越多“自己的东西”，就必须加强学术交流。我们一直非常重视与国外的学术交流，第一时间掌握国外学术动向，越来越多地参与国际学术会议，有了“自己的东西”也总是要在国外著名刊物去发表。但与此同时，我们更需要重视国内的学术交流，第一时间把自己的创新成果和可贵的经验传播给国内同行，不仅为加强学术互动，促进学术发展，更为学术成果的推广和应用，推动我国医学事业发展。

我国医学发展很不平衡，经济发达地区与落后地区之间差别巨大，先进医疗技术往往只有在大城市、大医院才能开展。在这种情况下，更需要采取有效方式，把现代医学的最新进展以及我国自己的研究成果和先进经验广泛传播开去。

基于以上考虑，科学技术文献出版社精心策划出版《中国医学临床百家》丛书。每本书涵盖一种或一类疾病，由该疾病领域领军专家撰写，重点介绍学术发展历史和最新研究进展，并提供具体临床实践指导。临床疾病上千种，丛书拟以每年百种以上规模持续出版，高时效性地整体展示我国临床研究和实践的最高水平，不能不说是一个重大和艰难的任务。

我浏览了丛书中已经完稿的几本书，感觉都写得很好，既全面阐述了有关疾病的基本知识及其来龙去脉，又介绍了疾病的最新进展，包括笔者本人及其团队的创新性观点和临床经验，学风严谨，内容深入浅出。相信每一本都保持这样质量的书定会受到医学界的欢迎，成为我国又一项成功的优秀出版工程。

《中国医学临床百家》丛书出版工程的启动，是我国现代医学百年进步的标志，也必将对我国临床医学发展起到积极的推动作用。衷心希望《中国医学临床百家》丛书的出版取得圆满成功！

是为序。

2016 年作于北京

序　一

Preface 1

医学科学紧跟现代科技的发展，与各专业领域快速融合。作为医学临床工作者，我们只有在工作中不断地探索研究，才能紧跟世界潮流，不落后于时代快速发展的步伐。

临床医学是一门实践性很强的科学，始终在创新、否定、拓展的循环下前进。随着内镜微创技术的开展，耳鼻咽喉科与其边缘学科的疾病诊治也有了很大变化。与呼吸系统相关的各种内镜的问世，使耳鼻咽喉科临床工作取得飞跃性进步，从早期利用膀胱镜代替气管镜和食管镜进行检查和治疗，到今天的利用支撑喉镜、弧式支撑喉镜、气管镜、支气管镜、可视支气管镜、纤维支气管镜、电子纤维支气管镜、荧光支气管镜、导航、CT 内镜等的应用，极大地丰富了临床诊断和治疗方式。

张庆泉教授在多年的工作中发现了很多临床问题，针对这些问题进行了长期的探索研究。例如，对支气管镜下不能取出的特殊支气管异物，他开创了在行气管切开治疗的基础上，通过气管切开进路内镜下取出异物，结合内镜技术行气管肿瘤和气管狭窄手术治疗技术。无论是颈段气管病变，还是颈胸交界处的病变，或是胸段气管的病变；无论是困难的特殊支气管异物，还是巨大气管缺损的重建及气管食管瘘的治疗，利用该治疗技术均取得了很好的临床效果。这些成果发表在国内外多家期刊上，并出版专著、进行科研立项、参加国内外专业学术会议讨论交流，获得了学界的认同。

目前，经气管切开内镜微创相关技术的系统性临床应用已经在全国医院逐步开展。气管、支气管相关病变利用气管支气管镜、电子纤维支气管镜行微创治疗，使部分原来要行开胸手术的患者避免了巨大的手术创伤，减少了痛苦，降低了花费，且减轻了政府的负担，相信会在今后的医学研究中发展得越来越好。

本书是张庆泉教授主导，以他所在的山东省立医院（集团）鲁东医院为主，联合烟台毓璜顶医院、烟台毓璜顶医院芝罘分院等诸多医院的医疗团队共同编撰完成。书中的观点既包含大家多年深入研究成果的总结，也有对国内外研究资料的分析整理，这种形式值得赞赏和发扬。

本书可作为耳鼻咽喉科、胸外科、呼吸科及其他相关科室的医务工作者新的专业参考书。希望其对专业的发展有所帮助。

以上寥寥数语，仅作序言。

中华医学会耳鼻咽喉头颈外科学分会头颈学组组长　潘新良

中华医学会耳鼻咽喉头颈外科学分会咽喉学组组长　肖水芳

中华医学会耳鼻咽喉头颈外科学分会嗓音学组组长　郑宏良

2022年3月30日

序　二

Preface 2

山东省立医院（集团）鲁东医院是按照三级标准建设的一所非营利性综合医院。医院总建筑面积30万平方米，总床位3600张。一期已建成建筑面积15.1万平方米，床位1725张，包含1栋5层的门诊医技楼和1栋22层的住院楼。医院设有40余个临床科室和10余个医技科室，拥有27间手术室，包含4间介入手术室和1间复合手术室。医院配备GE256排超高端CT、3.0T磁共振、乳腺钼靶机、PET/CT、ECT、回旋加速器、直线加速器、过敏原分析仪、全自动生化分析系统等一系列国际先进的大型医疗设备。

医院与山东省立医院合作，以打造大型现代化、国际化区域医疗中心为目标，引进省级大型医院的管理建设理念，促进省级优质医疗资源下沉，提升医疗服务水平。与山东省立医院建立统一的信息管理平台、开展临床路径管理、开通远程会诊、远程教学等。

医院坚持“人才立院、学术建院、技术强院、服务兴院”的建设发展方略，大力引进和聘用高职称、高学历、高技能人才。首席专家、科室主任均由在国家级、省内外大型三甲医院任职过科主任的专家担任。山东省立医院给予大力支持，选派副高级以上职称的临床、医技专家担任鲁东医院相关科室的负责人和首席专家。医院注重优秀人才梯队建设，注重科研学术水平提升，注重与国际、国内优质医疗资源合作，搭建高素质人才队伍。

医院立足于烟台，全力建设心脏中心、脑病中心、肿瘤中心、创伤中心、妇儿中心等重点学科，突出专病诊疗、微创诊疗、一体化诊疗，打造特色专科群。按国家标准设立胸痛中心、卒中中心、创伤急救中心、危急重症孕产妇和新生儿救治中心，开通绿色通道，方便急重症患者就医。

医院将深入学习贯彻习近平新时代中国特色社会主义思想，抢抓机遇，加快发展，以高端的专业队伍、精湛的医疗技术、贴心的医疗服务，为广大群众提供疾病防治、健康管理、康复养生等全方位健康服务。

《气管相关疾病张庆泉2022观点》一书是我院联合烟台毓璜顶医院芝罘分院、烟台毓璜顶医院等诸多医院专家，将张庆泉教授及其团队多年积累的临床资料进行整理编撰，在耳鼻咽喉科、胸外科、呼吸科、心外科、CCU、放疗科、化疗科、影像科、麻醉科、护理等不同专业医务人员的共同努力下完成。这是多个医院、多个专业合作完成的专业著作，值得祝贺。

张庆泉教授在多年的临床工作中，对气管相关疾病进行了系列的临床研究，取得了可喜的临床成果，在科学技术文献出版社的大力支持下，完成此书，奉献给全国相关专业的医务人员，希望能够对读者在边缘学科的临床工作中起到借鉴、提醒的作用。

中华医学会耳鼻咽喉头颈外科专业委员会的头颈组组长潘新良教授、咽喉组组长肖水芳教授、嗓音组组长郑宏良教授为本书作序，特此致谢。本书得到了多家医院，多个专业同道的支持，在此，对支持我们工作的各医院领导和专家表示衷心的感谢。

希望我院全体医务人员能够以此为契机，不仅抓紧临床工作的开展，还要做好临床工作的科学研究；临床医师不仅要做好的医务工作者，还要成为优秀的科技工作者。

山东省立医院（集团）鲁东医院董事长 朱文龙

山东省立医院（集团）鲁东医院管理委员会主任 刘运祥

山东省立医院（集团）鲁东医院院长 甄文俊

2022 年 3 月 30 日

主编简介

Author Introduction

张庆泉，山东栖霞人。主任医师、二级教授、硕士研究生导师。享受国务院政府特殊津贴专家。1975 年毕业于莱阳医学专科学校（现为山东省莱阳卫生学校）医疗专业。曾任烟台毓璜顶医院耳鼻咽喉头颈外科科主任、教研室主任、学科带头人；现任职于山东省立医院（集团）鲁东医院。

先后担任过中华医学会耳鼻咽喉头颈外科学分会咽喉学组和嗓音学组委员，中国艺术医学协会耳鼻咽喉科分会常务委员，中国中西医结合学会耳鼻咽喉科专业委员会常务委员、嗓音专业委员会常务委员，中国医师协会睡眠医学专业委员会委员，中国研究型医院学会睡眠医学专业委员会委员，山东省医学会耳鼻咽喉头颈外科学分会副主任委员，山东省医师协会耳鼻咽喉科分会副主任委员，山东中西医结合学会睡眠医学专业委员会副主任委员。《中华医学杂志》《中华医学杂志（英文版）》专业审稿人；《中华耳鼻咽喉头颈外科杂志》《中华耳科学杂志》《中国耳鼻咽喉头颈外科》《中国中西医结合耳鼻咽喉科杂志》编委；《中国医学文摘耳鼻咽喉科学》常务编委；《山东大学耳鼻喉眼学报》副主编。

先后开展了舌根、舌体、舌骨手术治疗重度阻塞性睡眠呼吸暂停低通气综合征（obstructive sleep apnea hypopnea syndrome，OSAHS）系列手术，鼻中隔发育及其疾病的系列研究，各种气管疾病的序列治疗研究，耳、鼻、头颈肿瘤切除后的整复技术研究，茎突综合征不同类型疾病的系列研究等 50 余项新技术诊疗工作。其中“舌骨悬吊手术”被列为全国 OSAHS 多中心六大研究课题之一；“多平面手术治疗 OSAHS 的研究”等 8 个项目获得山东省科技进步奖二等奖、三等奖；“鼻中隔发育及疾病的系列研究”等 18 个项目获得山东省医学科技进步奖和烟台市科技进步奖一等奖、二等奖、三等奖。共发表学术论文 300 余篇，其中 16 篇发表在 SCI 收录期刊。主编《睡眠呼吸暂停低通气综合征外科技术》等 10 部专业著作，参编 16 部学术著作。所带领的烟台毓璜顶医院耳鼻咽喉头颈外科最早获得山东省特色专科和省临床重点专业荣誉。在烟台毓璜顶医院 130 年院庆之际，被授予卓越贡献奖和杰出英才奖。

获得全国五一劳动奖章、中国医师奖、山东省先进工作者、省市有突出贡献的中青年专家、省市十佳医师等 20 余项荣誉称号。

前言
Foreword

我们的空间站在蓝天翱翔，深海潜航器已经潜入破纪录的深度，医学也跟随着众多先进科技突飞猛进，带动着各个专业疾病的诊断、治疗技术快速发展。耳鼻咽喉头颈外科的进步和发展也每时每刻都在进行中，山东省立医院（集团）鲁东医院耳鼻咽喉头颈外科的发展就体现了这个鲜明的特点。

医学各学科的界线比较明确，这对疾病治疗是有好处的，可以使医务人员专注于本专业疾病的深入研究。但是也有其不足，即对边缘学科疾病的研究相对欠缺，如气管的具体划分，由于专业疾病原有诊疗模式的固定存在，限制了疾病治疗的发展。任何诊疗模式有好的方面，也存在不利的问题，如颈段气管疾病和颈胸部位气管病变的边界模糊，医学专业人员研究的深度也不足，这是临床亟待解决的边缘学科难题。

近年来，由于各种内镜技术的开展，许多微创技术正在蓬勃开展，边缘学科疾病的诊治也有了变化，最明显的就是在硬质支气管镜的基础上，发展出来纤维支气管镜、电子纤维支气管镜、荧光支气管镜检查技术，导航、CT 仿真内镜技术等，但是对某些疾病仍涉足不深，如气管肿瘤、气管狭窄等疾病的临床诊治还存在很多问题需要去解决。体外循环技术、人工膜肺技术都是近代广泛应用的成熟技术，目前正被应用于某些严重气管肿瘤、气管狭窄等气管阻塞性病变的治疗，取得了很好的成绩。

我在20世纪七八十年代跟随老一代专家开展了气管相关疾病的诊治，与胸外科、呼吸科的多学科会诊逐渐增多，例如，我们多学科合作进行的内镜下经气管切开切除98岁患者的气管肿瘤，就充分体现了“融合”这一特点。我们在多年临床气管异物治疗和颈部手术的基础上，涉足了颈段气管疾病，并逐步涉及胸段气管的部分疾病，如气管肿瘤、气管狭窄等，取得了一定的临床效果，让部分大手术变为小手术，复杂的手术变为危险性相对较小的手术，结合其他专业的治疗，给部分气管疾病患者带来了福音。气管是唯一的呼吸通道，重要程度不容置疑，对于危急、重大手术，上级单位的支持和多学科密切合作不可或缺，只有一起努力，才能很好地完成治疗任务，造福于人民大众。

编撰此书，参阅了国内外近几年气管相关疾病的主要文章，国内对于气管相关疾病的研究在逐步深入，如呼吸专业等，因此本书也加入了其他专业的资料，期望将呼吸科、胸外科的研究进展介绍给耳鼻咽喉头颈外科的同道们，以借鉴学习。

本书得到了山东省立医院（集团）鲁东医院领导的大力支持和帮助，烟台毓璜顶医院、烟台毓璜顶医院芝罘分院、烟台业达医院、烟台龙矿中心医院、山东省文登整骨医院、荣成市人民医院、蓬莱区人民医院及淄博市第三人民医院等诸多医院的专家们参与了编写工作，尽管命名是我的观点，但也与大家的参与和支持密不可分，在此特向支持书籍编写工作的各位领导和同道致谢。

本书邀请到中华医学会耳鼻咽喉头颈外科学分会头颈学组组长潘新良教授、咽喉学组组长肖水芳教授、嗓音学组组长郑宏良教授，以及山东省立医院（集团）鲁东医院董事长朱文龙先生、医院管理委员会主任刘运祥教授及医院院长甄文俊教授作序，他们给予了本书很大的支持，在此表示感谢。特别感谢朱文龙先生及山东省立医院（集团）鲁东医院的领导们对本书的无私支持。

科学技术文献出版社的大型出版项目——中国医学临床百家，策划出版全国知名专家的个人观点丛书，为我们提供了向国内外耳鼻咽喉头颈外科、呼吸科、胸外科的同道们展现系列研究成果的机会。我们对各位编辑的辛勤努力表示感谢。

本书结合我们的病例和国内外的报道，进行了深入的探讨，表达了我们对于气管相关疾病诊治的观点，限于本人的水平，可能有缺点或引用理解错误，敬请同道们批评指正。

2022 年 3 月 30 日

专家委员会成员

目　录

Contents

基础篇

疾病篇

治疗篇

麻醉篇

护理篇

急救篇

基础篇

1 气管的解剖学

气管（trachea）是呼吸的通道，连接于喉和支气管、肺之间，曾有正气管、主气管等称谓。严格来讲，气管、支气管是一体的结构，上端连接于喉下部的环状软骨，下至气管分叉处分为左、右主支气管，具有调节呼吸、清洁痰液异物、保护咳嗽反射及免疫等生理功能。

气管是由16~20个马蹄形软骨环与膜状组织连接而成的管腔呼吸道。气管软骨是透明的马蹄形，位于外层软组织与黏膜下层之间，约占气管的2/3；气管后壁为无软骨的坚实膜壁，由纤维结缔组织和平滑肌构成。

环状软骨之下即为第一气管环，在直立位、前视状态下约相当于第六颈椎水平；气管下达气管隆嵴处，相当于第五胸椎上缘水平。也有人认为环状软骨是气管的一部分，是第一个气管环，也是唯一呈环形的气管环，但是目前大部分专家还是将其划分到喉的部分。成人的气管长10~12 cm，管腔左右径为2.0~2.5 cm，前后径为1.5~2.0 cm，男性大于女性。

气管分为两个部分，即颈段气管和胸段气管。颈段气管位于颈前正中，自环状软骨至胸骨上窝，有 7～8 个气管环，也有专家认为有 5～6 个气管环，但是这只是在平视时的位置，如果患者头部后仰，则喉及气管上提，颈段则可触及更多的气管环，为 8～9 个；在低头时气管则降入胸腔，仅可触及环状软骨。老年人全身肌肉松弛，牵拉喉及气管的肌肉也松弛，所以喉及气管都下降，有时在胸骨上窝仅可触及环状软骨，此时进行气管切开就很困难。有 9～12 个气管环位于胸腔，也有人认为是 10～14 个，可以根据头位、年龄等情况有所变化，至气管分叉处气管终止，下部分为左右主支气管。

因为颈段气管的位置较浅，前部覆盖筋膜层、肌肉层、甲状腺组织、皮下组织、皮肤等。甲状腺峡部覆盖 2～4 个气管环，气管切开时均要经过每一层组织才能达到气管。当然颈段气管的位置深浅与头位和年龄密切相关，手术时应该注意。

气管壁的各个层次自内向外有黏膜层、黏膜下层、软骨层及外层的纤维层和肌肉层。黏膜层表面覆盖着假复层柱状纤毛上皮，内含有各种浆液腺和黏液腺及杯状细胞等。

气管的供血：为节段性供血，上部供血主要来自甲状腺上动脉，在胸骨上窝部位，气管的前面有无名动脉及左无名静脉邻近。

气管的神经支配：感觉神经主要由喉返神经支配，交感神经主要由中部的颈神经节支配，并与喉返神经连接。

气管的淋巴引流至气管旁与气管前淋巴结。

气管的最后一个软骨环呈三角形突起，位于两侧主支气管之间，形成气管杈，是两侧主支气管的分界，也是临床行支气管镜检查的重要标志。

左右主支气管中右侧较短、左侧较长，又有分支，逐渐变细；右侧分为三支，左侧分为两支。其结构与气管相似。右侧主支气管粗且近于垂直，左侧主支气管长且角度较大，进行支气管镜检查时应该注意。

参考文献

1. 孔维佳，周梁. 耳鼻咽喉头颈外科学. 3 版. 北京：人民卫生出版社，2015：532－535.
2. 徐荫祥. 气管食管学. 上海：上海科技出版社，1984：6－13.

（张庆泉　王春雨　孙岩　芦永胜）

2 气管的毗邻关系

2.1 颈段气管的毗邻

颈段气管位于颈部，与耳鼻咽喉科关系密切，故其周围的毗邻关系十分重要。

（1）颈段气管前部的毗邻。从严格意义上来讲，颈部气管的前部最简单，牵扯的手术主要为气管切开及相关手术。颈前主要的组织结构是甲状腺，而主要覆盖于前部的是甲状腺峡部，一般在第 2～4 气管环，在甲状腺较大时可能覆盖的较多，若有甲状腺肿瘤则可以整个覆盖颈段气管，也可以几乎全部包绕气管，所以前部的甲状腺是耳鼻咽喉科医师必须关注的。

除了甲状腺以外，颈前的组织主要是筋膜、筋膜间隙、颈前带状肌、不规则的颈前静脉、皮下组织、皮肤等，手术时应该注意不规则的颈前静脉，容易引起手术时出血或手术后出血。

（2）颈段气管的侧壁毗邻。颈段气管双侧壁的毗邻应该是一致的，但是又不完全一样，如左侧的喉返神经是绕过主动脉弓后顺气管食管沟上行的；而右侧的喉返神经是绕过右侧的锁骨下动脉后经过气管食管沟上行的。而血管也不一致，如无名动脉和无名静脉；淋巴管两侧也不一致，尽管距离偏远，也应该引起注意。

（3）颈段气管的后壁毗邻。颈段气管的后壁是与食管相毗邻，之间有纤维结缔组织及肌肉相隔，此处软骨缺失，是气管在深吸气时能够扩张的主要原因，符合生理需求，但也是缺点，尖锐的异物容易引起穿孔；气管切开不慎也可以切至食管。食管或气管的病变可以互相累及。

（4）颈段气管的下部毗邻。因为头部的仰伸或低垂，所以颈段气管的下部界限是移动的，而胸骨上窝则是重要的部位，这一部位主要毗邻无名动脉和无名静脉，在气管切开手术时，颈胸部的外伤都可以累及颈段气管和无名动脉，发生严重的并发症。胸膜顶则是另一毗邻，但是此处相对较低。纵隔则是其主要的毗邻，由于此处血管组织众多，手术时可以互相牵扯，颈部间隙的感染可以深入纵隔，造成危及生命的并发症。

2.2 胸段气管的毗邻

胸段气管位于上纵隔内，周围有血管邻近，主要为前壁胸骨上窝的无名动脉、左侧无名静脉、主动脉弓。再向前就是胸膜、胸骨的后壁，其间为疏松的上纵隔间隙。后壁紧靠食管，以纤维结缔组织为间隔。双侧壁为部分主动脉弓、无名动脉和部分左侧无名静脉。周围还有不同时期的胸腺组织，以青春期为最大，为 30 ~ 40 g，以后逐渐退化。还存在气管旁淋巴结、淋巴导管等。

参考文献

1. 徐荫祥. 气管食管学. 上海：上海科技出版社，1984：6－13.
2. 彭勇炎. 颈部疾病学. 上海：上海科技出版社，1986：38－39.
3. 浙江医科大学. 纤维支气管镜图谱. 北京：人民卫生出版社，1983：9－12.
4. 孔维佳，周梁. 耳鼻咽喉头颈外科学. 3 版. 北京：人民卫生出版社，2015：532－535.

（张庆泉　于伟　王永福　张华）

3 颈段气管与周围各器官结构的关系

耳鼻咽喉科的各个结构和器官与周围的结构和器官关系密切、相互连接，许多组织结构类同，疾病也互相影响，如咽、喉和气管、食管。气管切开在喉科确立后就划归到耳鼻咽喉科的疾病范围，后来气管食管镜检查、气管食管异物的取出也归到耳鼻咽喉科，再后来颈部各种手术的开展及颈段气管、颈段食管的相关疾病的诊疗也逐步在耳鼻咽喉科发展起来。在国外，头颈外科学会、甲状腺外科学会制定相关诊疗指南都有耳鼻咽喉科专家参与，甚至是耳鼻咽喉专家们单独成立学会去制定。

3.1 声带/喉返神经与气管的关系

声带的运动有赖于喉返神经的支配，而喉返神经是迷走神经的分支（还有喉上神经支配喉的上部和喉部）。左侧的迷走神经在颈部血管间隙下行，在进入胸腔后绕过主动脉弓上行，沿气管食管沟上行至环甲关节处分支进入喉部，在这个途径之中，任何可以影响到气管食管沟的疾病，都有可能影响到喉返神经，从而影响声带的运动。声带麻痹就是喉返神经与气管关系密切的一个典型体现。

3.2 甲状腺与气管的关系

甲状腺位于颈段气管的两侧，中间以甲状腺峡部连接，紧贴气管，两侧几乎覆盖了气管的侧壁，前部的峡部覆盖在第 1 ~ 3 气管环处，根据甲状腺的发育情况，可大可小，在有甲状腺肿瘤或占位的情况下可以包绕整个气管至食管的前壁。耳鼻咽喉科执行的气管切开手术，正常解剖的时候要分离甲状腺峡部，在特殊情况下就很困难，因为甲状腺覆盖了整个气管前壁给手术带来了困难，就需要根据情况采取其他的补救措施。

3.3 颈前静脉与气管的关系

颈前静脉顾名思义是颈前部的静脉，遍布于颈前组织内，走行不定，有时在气管切开时可以见到多条不规则的颈前静脉，有时较少碰到，这也给气管切开，特别是气管旋切带来了困难。如何很好地避开这些血管是临床工作中需要解决的问题，所以在气管切开手术中，保持正中位置，避免过多地损伤周围组织，及时地处理或结扎暴露而破裂的颈前静脉是关键。

接近胸骨上窝的位置还要注意左侧无名静脉，低位气管切开的时候尤应小心。

3.4 主动脉弓及无名动脉与气管的关系

主动脉弓为升主动脉的延续。从相当于右侧第 2 胸肋关节的位置，呈弓形弯向左后方，跨过气管前面，达第 4 胸椎体下缘左侧，改名为降主动脉。由于其在胸骨角平面凸缘向上、向左，形成弓状，故名主动脉弓。在主动脉弓的凸缘（上壁）发出三大分支，从右往左分别为头臂干（无名动脉）、左颈总动脉和左锁骨下动脉，其中头臂干将进一步分出右颈总动脉和右锁骨下动脉，它们是向头颈和上肢供血的动脉主干。左侧锁骨下动脉及右侧锁骨下动脉均位于胸锁关节后方，偏于气管侧壁旁略远，但是临床意义较大。

主动脉弓的上缘一般相当于胸骨柄的中部。高位的主动脉弓可以达胸骨柄上缘或超过胸骨柄的上缘。主动脉弓的毗邻复杂，在其左前方与左纵隔胸膜之间有左膈神经、左心包膈血管、左迷走神经和左交感神经的心支、左迷走神经主干、左肋间上静脉、左头臂静脉（左无名静脉）横过主动脉弓前面的上方；左后方有气管、食管、胸导管、左喉返神经、心深丛等；下方有气管叉和左主支气管、肺动脉干及其分支、左喉返神经、动脉韧带、心浅丛等。气管在不同的位置与主动脉弓和无名动脉有一定的毗邻关系。

由于主动脉弓与气管、左主支气管关系密切，所以患主动脉弓瘤容易产生呼吸系统症状，若瘤再向后压迫食管，则产生吞咽困难，若波及左喉返神经，可以影响发音。

主动脉弓左前方有左纵隔胸膜、肺、左膈神经、心包膈血管、迷走神经及其发出的心支等。左膈神经和迷走神经在主动脉弓与纵隔胸膜间下行，两神经间尚有来自左迷走神经和左颈交感干的心支，向下形成心浅丛；后方有气管、食管、左喉返神经、胸导管和心深丛。头颈外科医师经常进行涉及上纵隔的手术，在处理时一定注意气管与神经、血管的解剖关系。

3.5 颈部肌肉与气管的关系

颈部肌肉层次较多，但是与气管有关的肌肉主要是舌骨下肌群及其他肌群（舌骨上肌群对喉的上升和下降有作用，与气管的紧密关系较差）。

（1）气管前肌群（舌骨下肌群）。包括前斜角肌、肩胛舌骨肌、胸骨甲状肌、甲状舌骨肌。此类肌群呈扁平样由外向内排列，仅胸骨甲状肌和甲状舌骨肌为接力肌，其中胸骨甲状肌紧贴于甲状腺的表面，为甲状腺手术时的重要标志。两侧肌群在颈部中线连接为致密的结缔组织，呈白色，为判断气管切开手术是否保持正中的标志。

（2）其他肌群。①胸锁乳突肌：该肌起于胸骨柄和锁骨内侧端上前缘，斜行向上止于乳突尖外侧面和上项线外侧部。其下端位于气管的两侧外面。在使用胸锁乳突肌锁骨骨瓣膜修补气管缺损时牵扯较多。②舌骨上肌群：严格来讲，舌骨上肌群与气管关系不大，但是在老年人中，随着肌肉的松弛，喉上提的作用减弱，喉体和气管下降，有时甚至降入胸腔内，可在胸骨上窝直接摸到环状软骨，所以在气管切开时应该注意。

3.6 气管旁淋巴结与气管的关系

气管旁淋巴结是淋巴系统的组成部分，在气管旁有左右气管、支气管旁淋巴结。在患有喉及气管的恶性肿瘤及甲状腺恶性肿瘤时，适时地行气管旁淋巴清扫，可以获得较好的肿瘤控制效果。

参考文献

1. 裘法祖. 高等医药院校教材：外科学. 3 版. 北京：人民卫生出版社，1984：319 –322.
2. 徐荫祥. 气管食管学. 上海：上海科技出版社，1984：6 –13.
3. 彭勇炎. 颈部疾病学. 上海：上海科技出版社，1986：38 –39.
4. 浙江医科大学. 纤维支气管镜图谱. 北京：人民卫生出版社，1983：9 –12.
5. 孔维佳，周梁. 耳鼻咽喉头颈外科学. 3 版. 北京：人民卫生出版社，2015：532 –535.

（张庆泉　陈秀梅　徐永向　张芬　王艳华）

疾病篇

4 颈段气管疾病

颈部气管疾病主要以气管肿瘤、气管狭窄、气管异物、气管瘘为主，其他疾病少见，炎症性疾病一般不列入此类。

颈部疾病的临床特点，在症状上主要有憋气、喉鸣、呈吸气性喉鸣，这是喉和气管病变造成狭窄的主要症状。呈吸气性的喉鸣和呼吸困难是其特点，这有利于和气管痉挛、哮喘的发作进行鉴别。

在影像学诊断技术飞快发展的今天，气管疾病，特别是占位性病变的诊断变得得心应手，CT、MRI 及各种影像重建技术可以很好地、清晰地显示病变的特点，也可以结合电子纤维喉镜、电子纤维支气管镜配合诊断。

以上颈部疾病基本可在耳鼻咽喉科治疗，可以通过支撑喉镜、气管镜、电子纤维喉镜和电子纤维支气管镜完成，主要针对气管内较小的病变。对于肿瘤造成的气管阻塞，可进行内镜下手术，较大者可以通过气管切开来完成，如颈段气管的腺瘤、气管的狭窄；对于较为局限的恶性肿瘤也可以通过此途径完成，但是手术范围要扩大。对于气管的缺损可以根据情况进行一期修补，也可以分期修补，详细的技术可以见各专门章节。

对于不同的病变要采取不同的配合措施。如气管狭窄可能要有激光技术的配合；气管肿瘤可能要侧壁切除修补、断端吻合等；比较重的狭窄可能要配合球囊扩张、记忆合金支架置入、硅胶或聚乙烯的T形管置入等。

在行此类手术时，气管切开要有其特点。如在切开的两侧将皮肤与气管壁缝合固定，做牵引缝线，在手术中可能要使用内镜配合进行。使用内镜逆行检查声门下，顺行检查胸段气管；在内镜下做各种手术（取出异物、切除肿瘤、切除狭窄带、置入扩张器具等）。

我们在此类手术中，一般使用鼻内镜来进行，常规使用4 mm 直径的鼻内镜，连接显示屏可清晰地看见病变，进行合适的治疗。

其他的辅助设备，如激光、氩气刀、微波治疗仪、超声刀等，可以根据医院的具体情况、患者病情的需要、医师的操作习惯来进行。

继发性的气管病变则需要根据原发疾病的来源、性质来确定治疗方案，可参见相关章节。

参考文献

1. 张庆泉，郭泉，张洪昌. 特殊支气管异物3例误诊报告. 临床误诊误治，1989，(1)：42.

2. 张庆泉，王强，姜绍红，等. 气管切开内镜下治疗气管肿瘤的临床观察. 中国耳鼻咽喉头颈外科，2012，19(11)：583－584.

3. 张庆泉，宋西成，王强，等. 经气管切开内镜下置入T形管治疗胸段气管狭窄(附3例报告). 中华损伤与修复杂志(电子版)，2010，5(5)：678－681.

4. 张庆泉，王强，王丽，等. 甲状腺肿瘤侵及气管致呼吸困难一例. 中华全科医师杂志，2012，11(1)：82－83.

5. 张庆泉，宋西成，张华，等. 气管切开切除气管多形性腺瘤二例. 中华耳鼻咽喉头颈外科杂志，2009，44(12)：1039－1040.

6. 方秀云，张庆泉. 颈段气管占位呼吸停止一例病儿的抢救体会. 耳鼻喉学报，1995，9(3)：186.

（张庆泉　郗基亮　姜绍红　栾强　李然）

5 胸段气管疾病

行气管切开术切除颈段气管病变是耳鼻咽喉科医生可操作的治疗方式，也是经临床多年的案例验证过其可行性。在一些气管病变涉及胸段气管，病变又局限于气管内时，要考虑开胸对患者造成的较大创伤，通过气管切开进路对病变进行处理，是介于单纯内镜下和开胸之间的中性的技术方法。一些很小的病变可以经口、经喉进入气管进行治疗，一些纤维内镜下处理困难、危险性较大且又不至于开胸治疗的疾病，特别是局限于气管内的病变，可以通过气管切开这个损伤较轻、治疗操作又很方便的途径来进行，也可以使用内镜系统、显示屏幕系统来进行，还可以使用其他的治疗技术来进行，既避免了开胸风险，又治疗了疾病。

我们在多年的临床工作中，切身体会到对患者而言，某些气管病变，特别是胸段气管的局限性病变，应用开胸治疗确实难以接受。我们在胸外科、呼吸内科、麻醉科、手术室，以及相关科室的配合下，采取了经气管切开的途径，借助鼻内镜技术，以及球囊技术、支架技术、电子技术等，较好地完成了气管肿瘤、气管狭窄、气管异物的治疗，使得一些不能进行手术的患者得以治疗，避免造成较大创伤，获得了较好的临床效果。

在这些技术的具体实施过程中，医院领导的支持、各个学科的密切配合、科室同事的团结一心、患者的迫切要求缺一不可。我们相继完成了气管肿瘤的切除、气管狭窄的切除扩张、气管支气管内特殊异物的取出，获得了患者和学界的称赞和好评。其中有一例98岁的患者，甲状腺乳头状腺癌孤立性转移至气管内，造成气管内的狭窄，在遍及全国的就诊中，皆因其年龄较大、全身情况不佳而不敢进行治疗，我们进行了全院会诊，医院十几个科室齐聚一起，讨论制定了治疗方案，在征求患者家属的意见后，采取了全身麻醉经气管切开术在内镜下切除了突入气管内的肿瘤，呼吸困难解除，之后进行了甲状腺素的替代治疗，此患者又存活了5年，在103岁的高龄因心脏病发作去世（详见专门章节介绍），从这例患者的治疗来看，这一技术是临床切实可行的，是符合特殊患者利益的。

在对气管狭窄患者进行治疗时，有时病情十分凶险，呼吸困难相当严重，我们在麻醉科、手术室的密切配合下，加压给氧，适当麻醉，保证一定的氧供给，及时快速地进行局部麻醉，进而进行气管切开，先快速扩张开狭窄部位，使呼吸困难缓解，然后适度切除狭窄的瘢痕，进行狭窄的扩张，效果良好。

在巨大的气管异物严重堵塞双侧支气管的情况下，患者又依靠气管插管来维持生命，而此时的气管切开十分必要，在麻醉医师的监控和适度的麻醉，以及保证血氧供给的情况下，气管切开后使用内镜系统，快速准确地夹持异物取出，解除呼吸道的梗阻，挽救患者的生命。

对于塑形性支气管炎的患者，特别是患儿，可以堵塞一侧全肺和对侧一部分，对于如何解决这个问题，我们麻醉科和耳鼻咽喉科联合进行了科研设计，通过麻醉喉罩进行麻醉，从气道进入气管镜，使用较为强有力的异物钳取出条膜状塑形物，缓解呼吸困难。

对于其他肺内阻塞的情况，针对疾病联合儿科医师进行针对性的冲洗、吸引来治疗顽固性肺炎，取得了优异的效果。

经过气管切开或麻醉喉罩进行气管内疾病的治疗，目前研究正在进行，临床效果显著，随着科技的进步，研究手段的提高，该类研究必将取得好的成果。

参考文献

1. 张庆泉，王春雨，孙岩. 张庆泉教授团队耳鼻咽喉头颈外科病例精解. 北京：科学技术文献出版社，2019：255－259.

2. 张庆泉，王强. 气管切开后鼻内镜下取出气管支气管特殊异物6例. 山东大学耳鼻喉眼学报，2010，24(3)：59，62.

3. 张庆泉，朱宇宏，张天振，等. 胸段气管狭窄一例. 中华耳鼻咽喉头颈外科杂志，2012，47(1)：66－67.

4. 张庆泉，宋西成，王强，等. 经气管切开内镜下置入T形管治疗胸段气管狭窄. 中国医学文摘耳鼻咽喉科学，2010，25(6)：329－330.

5. 张庆泉，姜绍红，王强，等. 甲状腺微波消融后发生喉返神经麻痹和气管软骨坏死一例. 中华耳鼻咽喉头颈外科杂志，2012，47(9)：773－774.

6. 杜振华，任华，宋剑非，等. 体外循环下切除原发性气管恶性肿瘤的围手术期处理. 中华肿瘤杂志，2006，28(2)：148－150.

（张庆泉　张仁贤　张月琴　王强　张芬　王部）

6 气管肿瘤

气管肿瘤分为良性和恶性，位置不同，表现的症状也不同，下面就气管肿瘤的诊断与治疗做叙述。

6.1 病史

气管肿瘤的病史千变万化，肿瘤的位置不同、性质不同，都可导致病史不同。有的没有肺部和气管症状，有的出现肺外症状，有的出现咳嗽、咯血、呼吸困难、哮喘等症状，有的什么症状也没有，所以问不出病史并不奇怪。

气管良性肿瘤（鳞状细胞乳头状瘤、骨软骨瘤、脂肪瘤、血管瘤、纤维瘤及平滑肌瘤）和恶性肿瘤（鳞癌、腺样囊性癌）大多没有症状，有的出现哮喘症状会被误诊为哮喘和肺不张，病史不清是其原因。

6.2 症状及体征

如前所述，气管肿瘤早期可以没有任何症状，也可以早期就有刺激性咳嗽的症状，检查可以提示呼吸音正常，也可闻及哮鸣音，或在肺不张侧可闻及呼吸音减低，或出现哮喘的症状等，所以临床医师一定注意，要多想“为什么”。

6.3 辅助检查

（1）X 线检查。胸部 X 线、气管断层摄影可见气管内肿块阴影，但是较小的肿瘤行 X 线检查可能会被遗漏，所以怀疑气管肿瘤不能仅行 X 线检查。

（2）CT 检查。是诊断气管肿瘤的第一选择，诊断准确率很高，有的专家和诊断指南认定其为“金标准”。CT 图片上可清晰地观察到气管肿瘤的部位、大小，以及肿瘤与周围组织的关系，所以应该提倡将 CT 作为肺部检查的常规手段。

（3）电子纤维支气管镜检查。纤维支气管镜是一个直观的检查，可明确气管肿瘤的位置、大小，并可行肿瘤的活组织检查等。

6.4 诊断

综合以上的病史、症状、体征、辅助检查等，分析如下。

（1）根据病史分析。气管良性和恶性肿瘤大多会有误诊为哮喘和肺不张的病史，临床应该注意。

（2）根据症状、体征分析。可以出现哮喘样症状，可闻及患者明显的哮鸣音，听诊在肺不张侧可闻及呼吸音低，胸部叩诊可以呈浊音，有肺气肿的情况下叩诊可以呈鼓音。

（3）根据辅助检查分析。①胸部 X 线检查、气管断层摄影可见气管内肿块阴影，但因为显像的清晰度不高，现在已经少用。②CT 检查可见气管肿瘤部位、大小，以及肿瘤与周围组织的关系。③纤维支气管镜检查可明确病变位置、大小，并可行活组织检查。

根据以上的各项依据来分析，气管肿瘤的诊断不是困难的，关键是患者的就诊时间、医师的认识及是否行必要的检查，不能仅凭经验判断，以免延误病情。

6.5 治疗

根据肿瘤的位置和大小、医院科室的技术条件选择合适的治疗方案。

（1）气管的环形切除和断端吻合手术。气管肿瘤局部的环形切除、将气管对端吻合术是治疗气管肿瘤的一个技术方法，耳鼻咽喉科医师习惯用该手术治疗颈段气管肿瘤；胸科医师则适合用该手术治疗胸段或颈胸段气管肿瘤。气管切除最长不能超过 6.6 cm，术后需低头固定 10 ~ 14 天，3 个月后才可抬头。

（2）气管隆嵴切除重建术。此技术属于胸科医师的范畴，耳鼻咽喉科极少涉猎，虽说涉及两个科室的配合，但是以胸科为主导。①一侧全肺及隆嵴切除，气管与对侧主支气管对端吻合。②隆嵴切除，气管与右主支气管对端吻合，左主支气管与右中间支气管端侧吻合。③隆嵴切除及右上叶切除，气管与右主支气管对端吻合，左主支气管与右中间支气管端侧吻合。④隆嵴切除，左右主支气管侧侧吻合，然后再与气管断端吻合。⑤隆嵴切除，用钽丝硅胶管代替隆嵴等。

（3）气管局部切除重建术。多用于病变较局限、管壁受累较少者。

耳鼻咽喉科医师适合进行颈段气管肿瘤的局部切除，切除后可以使用局部皮瓣、筋膜瓣、带蒂的喉部软骨或舌骨修补。胸科医师在切除后可用带蒂支气管瓣、心包、胸膜、筋膜等材料修补气管壁的缺损。

（4）气管镜下或气管切开肿瘤摘除术。用于切除平滑肌瘤等良性肿瘤。对于颈段气管上端的较小的肿瘤，我们可以在硬质支气管镜下切除，切除后予以激光、电刀、微波、氩气刀、等离子等辅助手术。对于较大的颈段气管肿瘤，我们先行气管切开处造口，然后经此处插入内镜，在内镜直视下切除肿瘤，妥善止血，效果良好。

（5）人工气管。适用于气管切除范围广、对端难以吻合者。

我们治疗气管肿瘤的特点是根据肿瘤的位置和大小来决定的：肿瘤在 5 mm 以下，症状轻微者，可以在硬质支气管镜下、电子纤维支气管镜下切除，包括冷兵器切除、激光灼除、微波消融、氩气刀切除、等离子消融切除等；而大于 5 mm 的肿瘤则需要谨慎手术，大于 1 cm 的肿瘤一定要在气管切开后酌情进行手术；再大者可以行体外循环麻醉下气管切开手术；更大者就是行开胸手术。

关键是麻醉问题，应该注意。

气管肿瘤相关病例图片见图 1 和图 2。

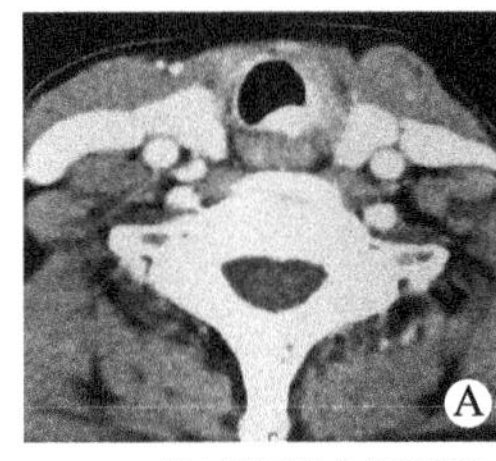

A：CT 显示气管左侧后壁肿瘤

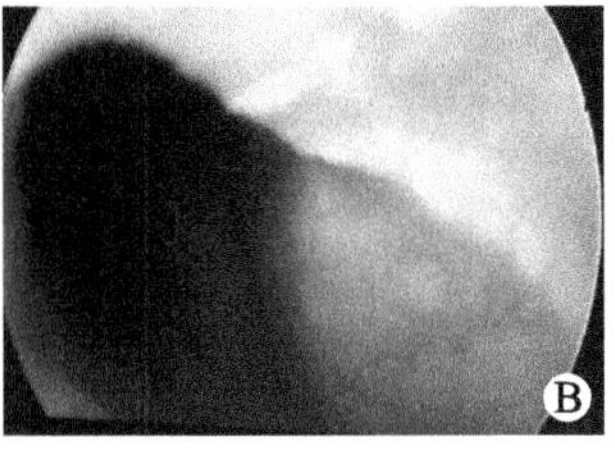

B：内镜下显示气管左侧后壁占位

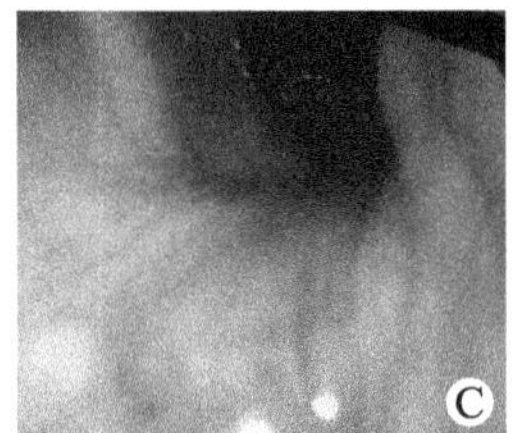

C：术后3个月内镜检查

图 1　气管肿瘤病例 1（彩图见彩插 1）

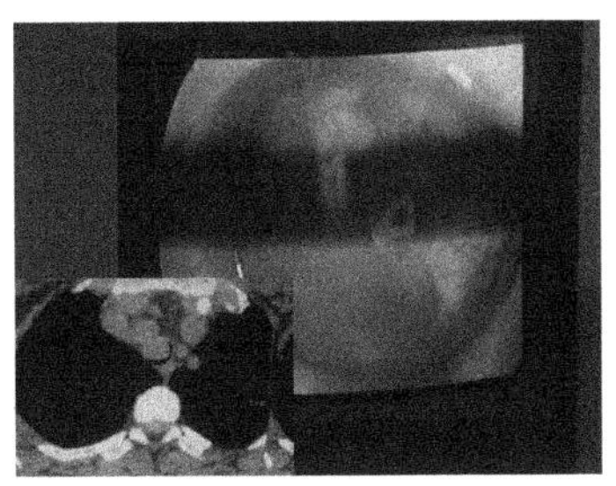

图2　气管肿瘤病例2，胸段气管的CT和内镜检查
（彩图见彩插2）

参考文献

1. 张庆泉. 气管切开内镜下治疗气管支气管病变. 山东大学耳鼻喉眼学报，2012，26(4)：1-2.

2. 张庆泉，王强，宋西成，等. 气管切开内镜下切除气管肿瘤3例. 山东大学耳鼻喉眼学报，2011，25(1)：1-2.

3. 张庆泉，宋西成，张华，等. 气管切开切除气管多形性腺瘤二例. 中华耳鼻咽喉头颈外科杂志，2009，44(12)：1039-1040.

（张庆泉　孙岩　宋西成　王强）

7　气管狭窄

7.1　病因

气管狭窄是由于气管外伤、颈部外伤、胸部外伤或气管切开、充气套囊的压迫、气管插管歪曲致使的气管压迫、辅助呼吸时长期气管插管、气管的手术、气管腐蚀伤等可能造成了气管黏膜或软骨及组织的损伤而形成。在外伤、插管后数周或数月，甚至气管切开拔管后发生。医学技术的发展，使发生了气管狭窄这一并发症的患者得以生存。

现在的低压高容量气囊可防止气管狭窄发生，但心排血量低导致组织内缺氧者，即使低压高容量气囊亦可损害气管，引起纤维性变及肉芽增生，造成组织坏死，最后形成气管狭窄。近来，对气管狭窄有效的疗法是反复气管扩张、气管切除断端吻合、植皮等。同种成形代替气管，虽有少数病例成功，但预后不佳，同种和自体气管移植不能成活。由于重建失败，采用喉模扩张，用塑料模组织反应重，妨碍其应用。

近年来应用于气管狭窄的扩张治疗方法也在变化，如各种记忆合金支架、不同的球囊扩张、各种不同材质的T形管的置入、延期的气管壁的分期手术修复、处于研究阶段的气管移植等，各有千秋。根据我们的临床观察，记忆合金支架扩张气管快，但是有效期极短，后期处理麻烦；球囊只限于短期扩张，对较轻的狭窄有效；T形管的置入较麻烦，持续时间较长，但是效果持续良好；分期手术修复时间较长，但是实用有效（图3～图5）。

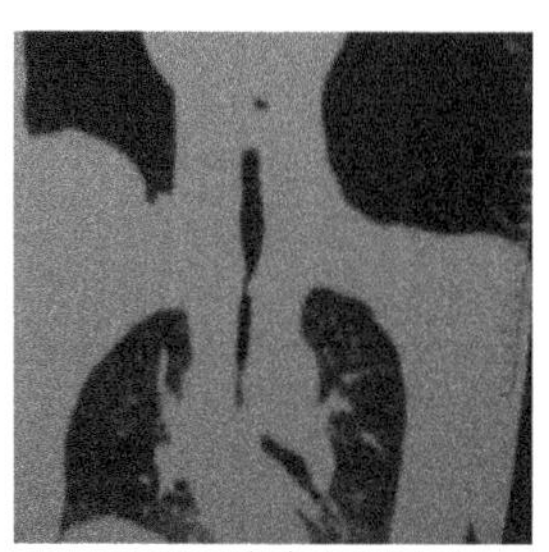
A：CT显示胸廓入口下的气管狭窄

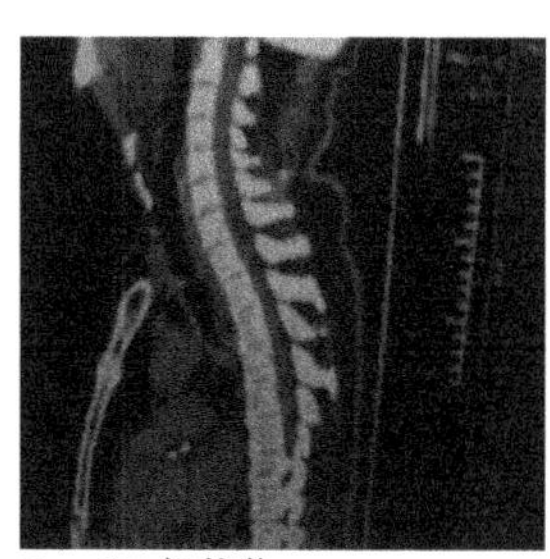
B：CT矢状位

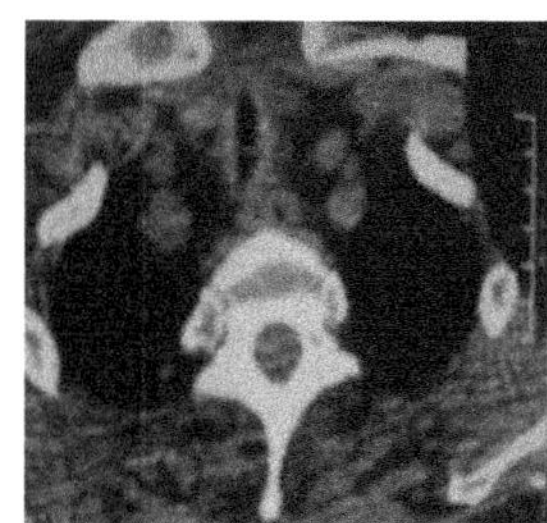
C：CT水平位

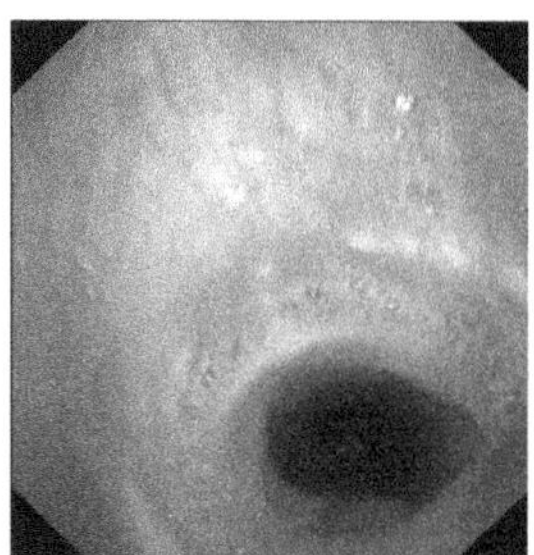
D：置入T形管后的管上口

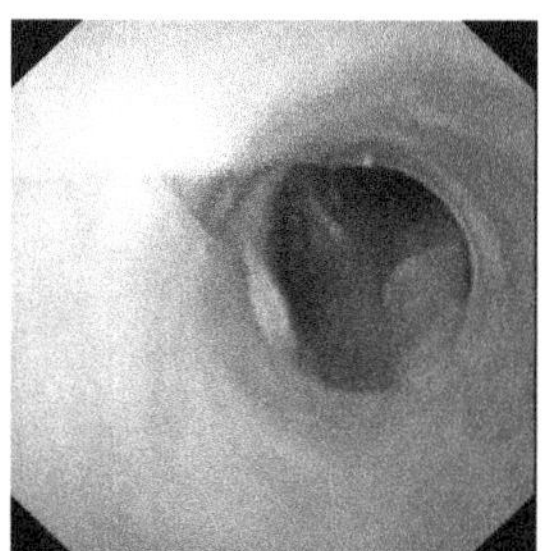
E：置入T形管后的管下口，为防止刺激气管，将下口做小的楔形切除

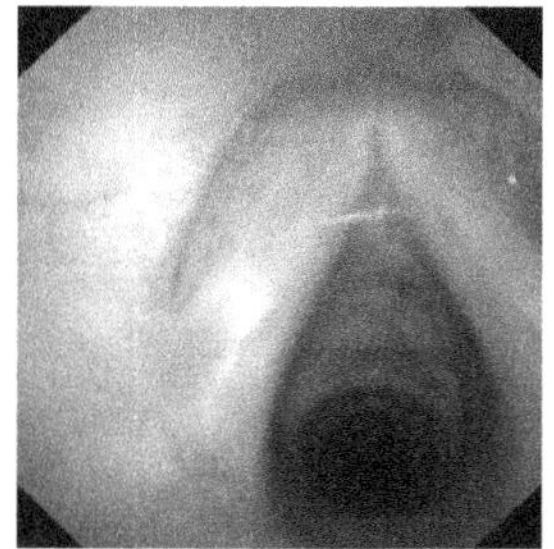
F：术后半年取出T形管后气管宽敞

图3 气管狭窄病例1（彩图见彩插3）

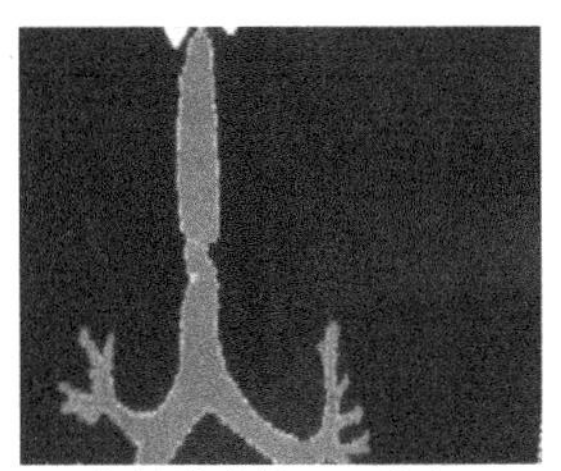
A：气管狭窄的 CT 重建

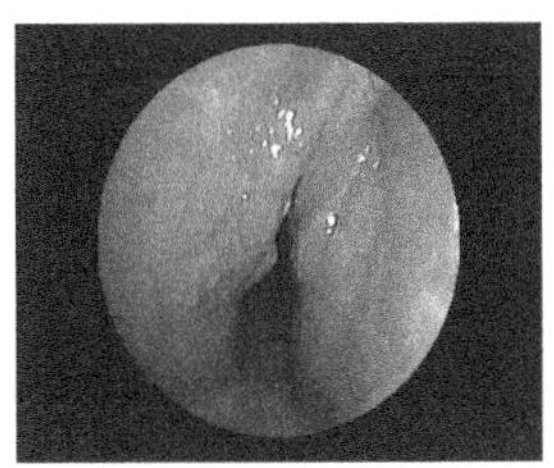
B：内镜下显示气管狭窄

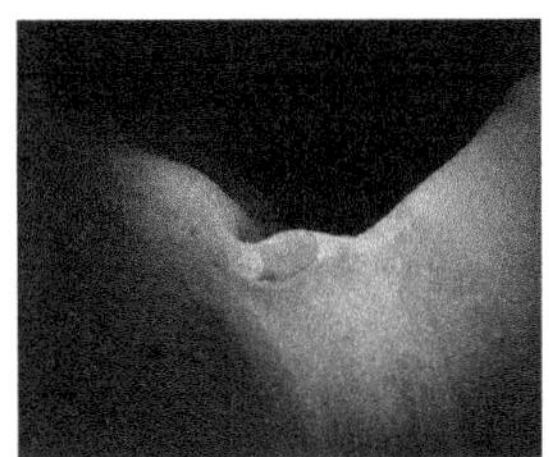
C：经气管切开置入 T 形管后的外置口

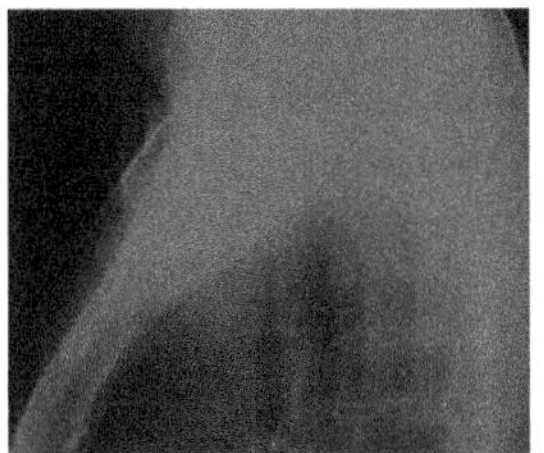
D：T 形管置入后，胸部侧位片显示 T 形管与气管垂直存在

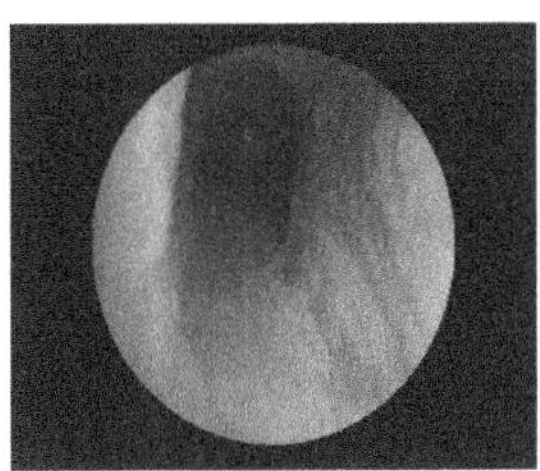
E：术后半年取出 T 形管后气管宽敞

图 4　气管狭窄病例 2（彩图见彩插 4）

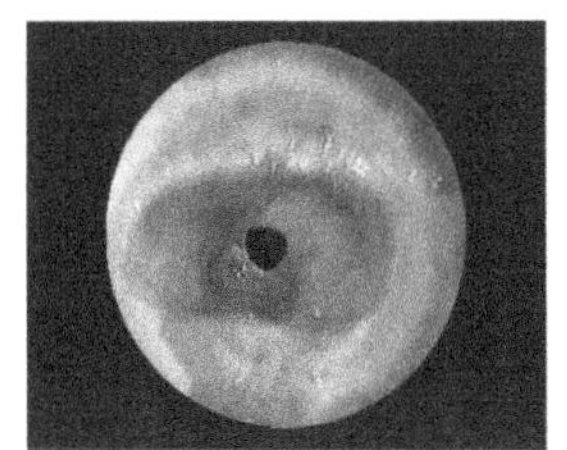
A：内镜下显示气管狭窄

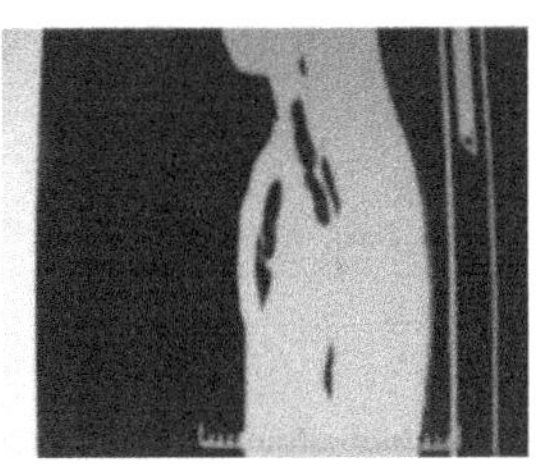
B：CT 显示气管狭窄

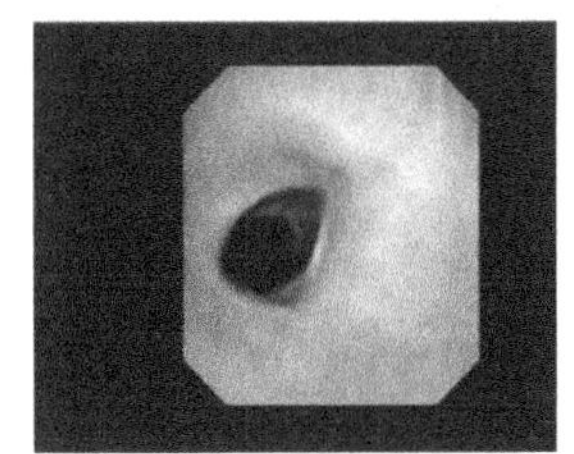
C：术后半年取出扩张管后的气管情况

图 5　气管狭窄病例 3（彩图见彩插 5）

下面将不同气管狭窄的主要原因和预防措施进行简单叙述，以提醒临床医师注意。

（1）气管插管。是目前造成的气管狭窄的首要原因，主要是因为气管套囊的压力过大、时间过长；再就是气管插管未能很好地保持正中位置，气管插管的歪曲可以造成一侧气管壁的压迫；时间过长的气管插管致使机械的摩擦刺激也会造成气管狭窄。

（2）气管外伤。位居造成气管狭窄原因的第2位，头、颈、胸部的复合外伤最容易引起气管损伤，发生原因最多的是气管环形外伤，可以造成气管环形瘢痕，这就是气管狭窄最常见的原因；再就是气管软骨损伤，会造成气管壁塌陷，如果不能及时修复，可能发生较为严重的气管狭窄。

（3）气管切开。是造成气管狭窄的第3个原因，往往在紧急气管切开的情况下，气管切开处组织损伤较多，特别是在软骨损伤较多的情况下容易发生。

（4）气管的腐蚀伤。患者误吞腐蚀性药物，药物可以呛入气管内腐蚀黏膜及黏膜下组织；更可怕的是腐蚀性药物侵及软骨，或在急救时行气管插管又造成第二次损伤，这是发生狭窄的重要原因。

（5）其他原因。慢性疾病，如硬结病、结核、梅毒等肉芽生长的疾病，后期都有狭窄的可能；硅沉着病造成的狭窄、堵塞、扭曲等，发生部位多在支气管。

如果以上几种伤害发生1～3个月后出现吸气性呼吸困难和吸气性喉鸣，那就是发生了气管狭窄，而且逐渐加重，特别是腐蚀伤更是如此。

目前由于影像技术的发展，该类狭窄的诊断得心应手，可以将狭窄的部位、狭窄的程度、气道的遗留情况都清楚精细地显示出来。

7.2 治疗

诊断成立后就应积极地进行治疗，恰当的、合适的治疗至关重要，目前针对气管、支气管狭窄的治疗方法很多，我们在这里主要探讨主气管的治疗。

（1）气管扩张术。①经口的气管扩张术，最早多在直达喉镜下反复用探条或小号支气管镜扩张；现在多使用球囊进行扩张；也有人使用记忆合金支架进行扩张，马上取出或不取出，直接置入记忆合金支架。②经气管切开处进行扩张，可置入各种不同的扩张管，常用的就是硅胶或聚乙烯T形管。我们多使用经气管切开处置入硅胶T形管，效果良好。但是要注意T形管的两端不要刺激气管壁黏膜，要注意T形管放置的顺应性，一旦对气管壁黏膜有刺激损伤，则还会形成气管狭窄。

（2）气管断端吻合术。这种技术尤其适用于颈段气管，松解喉部和颈段气管，可以使上部下移2～3 cm，颈部下段气管游离后可上移约1.5 cm，便于气管狭窄部位切除后的断端吻合。胸部气管的游离度更大，可以切除9个气管环，约5.9 cm。

（3）气管袖状切除。根据狭窄的部位，可以分别采取胸骨正中切口或右侧后外切口进路，进行较长的袖状切除时，支气管近端采用横断法，远端采用斜断法，借以增加远端断面口径，使之接近近端口径，以利于吻合，多用于支气管。

（4）气管重建技术。多适用于颈段气管，使用复合皮瓣或其他组织修复气管的狭窄或缺损。可以根据情况进行一次性手术修复，也可以分次进行。我们曾对1例颈段大范围气管缺损的患者进行了分次重建手术修复，取得了很好的效果。至于使用的修复组织，不同的专家有自己不同的认识和技术，分别有自体骨、异体支架、皮瓣、修复膜等。

（5）气管移植手术。目前正处于积极实验阶段，取得了可喜的临床信息，但是还没有临床推广。

参考文献

1. 张庆泉. 气管切开内镜下治疗气管支气管病变. 山东大学耳鼻喉眼学报，2012，26(4)：1－2.

（张庆泉　张华　朱宇宏　李宇玥）

8 气管、支气管异物

气管、支气管异物（foreign body of trachea and bronchus）是临床常见急症，异物可存留在气管和支气管内，引起咳嗽、呼吸困难等，右主支气管较粗短长，故异物易落入其中。多发生于2岁以下的儿童。

8.1 症状及体征

（1）临床分期。①异物吸入期：异物经声门入气管时，必出现剧烈呛咳，有的同时出现短暂憋气和面色青紫。若异物嵌顿于声门，则可出现声嘶及呼吸困难，严重者发生窒息；若异物进入气管或支气管，异物开始活动时可有阵发性剧烈咳嗽，也可除轻微咳嗽外无其他症状。②安静期：异物进入气管、支气管后，停留于某一气管、支气管段落，刺激性减小，此时患者可有轻微咳嗽而无其他症状，常被忽视，此期长短不定。若异物刺激性较小，此期可以持续较长时间；若异物堵塞气管引起炎症，则此期很快结束而进入第3期。③炎症期：异物引发局部刺激和继发性炎症，特别是植物性异物或含有油脂的异物更是如此，油脂的扩散加重了炎症反应，也加重了气管、支气管的堵塞，可出现咳嗽等肺炎、肺不张和肺气肿的表现，患者此期可出现体温升高。④并发症期：随着炎症发展，可出现肺炎、肺脓肿或脓胸等，原有的肺不张、肺气肿加重，患者有高热、咳嗽、咳脓痰、胸痛、咯血、呼吸困难等症状，此期持续的时间长短和轻重程度因异物大小、性质和患者的体质及治疗情况而异。

（2）临床表现。异物所在气管、支气管的部位不同，可有不同的症状。①气管异物：异物进入下呼吸道后立即发生剧烈呛咳，并有憋气、呼吸不适等症状，若异物贴附于气管壁则刺激减轻，症状可暂时缓解；若异物轻而光滑并随呼吸气流在声门裂和支气管之间上下活动，可出现刺激性咳嗽，可闻及拍击音。存在气管异物可闻及哮鸣音，两肺呼吸音相仿，若异物较大，阻塞气管，可致窒息，此种情况危险性较高，异物随时可能上至声门引起呼吸困难或窒息。②支气管异物：早期症状和气管异物相似，咳嗽症状较轻，植物性异物的支气管炎症多较明显，即咳嗽、多痰、呼吸困难程度与异物部位及阻塞程度有关，大支气管完全阻塞时，听诊患侧呼吸音消失；不完全阻塞时，呼吸音降低。

8.2 诊断

（1）病史。多数患者异物吸入史明确，症状典型，结合肺部听诊及 X 线检查，多可明确诊断，对吸入史不确定的患者则需要特别注意。

（2）临床表现。①症状：若无明显异物吸入史，应追问患者有无突然剧烈呛咳、短暂憋气等表现；尤其是小儿在进食时因嬉笑或哭闹突发上述症状时，应考虑到气管异物的可能。②体征：是诊断的又一个重要方面。气管内较大且活动的异物，在颈部气管部位有时可听到异物拍击音，个别病例不用听诊器亦可听到，触诊时可有异物碰撞气管壁而引起的轻微振动感。主支气管内的异物引起的病变偏于一侧，听诊时患侧肺呼吸音降低或消失，并发肺内炎症时可闻及水泡音，大多数病例可闻及哮鸣音，并可有肺气肿、肺不张等体征，叩诊可有相应的改变，呈浊音或鼓音。

（3）辅助检查。临床诊断应将异物吸入史放在首位，在明确异物吸入的情况下，即使临床表现和辅助检查均为阴性，亦应行支气管镜检查；反之，对久治不愈的肺内炎症或 X 线检查及体征均符合异物表现时，即使无明显的异物吸入史也应行支气管镜检查，这有惨痛的教训，临床医师应该高度重视。

气管、支气管异物病情复杂，变化多端，须仔细分析，综合判断方可做出诊断。对支气管镜检查中未发现异物，但术后进行抗感染治疗仍有咳喘者，不能完全排除气管、支气管异物的诊断，必要时再行支气管镜检查。因为在行支气管镜检查过程中，进镜时可能未窥全各个气管壁，异物在气管壁和镜管外壁之间而未被看见，使其漏诊。

8.3 治疗

气管、支气管异物应及时诊断，尽早去除，保持呼吸道通畅，防止因呼吸困难、缺氧而引起心功能衰竭。

8.3.1 异物去除

（1）气管异物。可用钓鱼法在直接喉镜下钳取，如果失败，可在支气管镜下钳取。

（2）支气管异物。用直接或间接法导入支气管镜，用钳子夹持后取出。直接法适用于成人，间接法适用于儿童。①直接法：自口腔正中进镜，以悬雍垂、会厌为标志，挑起会厌，暴露声门。将镜远端斜面转向左侧，在镜内只见左侧声带。进声门，将镜转回原位，然后依次检查声门下、气管、隆嵴及左、右主支气管。此法适用于操作较熟练者。②间接法：先以直接喉镜挑起会厌，暴露声门，再将支气管镜经直接喉镜内插入气管，然后取出直接喉镜，使支气管镜继续下行检查。目前，硬质支气管镜取异物法仍是最常用的方法。

（3）对硬管支气管镜下难以窥见的细小异物，可用纤维支气管镜钳取。但使用中亦有局限性，具体如下。①纤维支气管镜不宜用于小儿。因小儿气道较狭小，纤维支气管镜为实心无通气结构，检查时影响呼吸道通畅，可以使用经改良的喉罩或气管插管进行。②纤维支气管镜的钳结构细小、精致，体积稍大的异物难以夹出。故对无把握顺利取出的异物，需先行气管切开，以防声带损伤或异物于声门下滑脱、嵌顿。

（4）对气管、支气管异物较大，难以通过声门区取出者，也应先行气管切开，然后经气管切开处插入支气管镜或鼻内镜，在直视下将异物取出，如果气管、支气管异物钳难以钳夹异物，可以使用夹取食管异物的异物钳。

（5）对于特别危险的患者，麻醉师已经插入了气管插管，此时不要盲目地拔出气管插管，应该在麻醉师的辅助下进行气管切开，在两侧将皮肤和气管壁缝线牵引，逐步缓慢地将气管插管拔至切口的上方，继续给氧，将鼻内镜插入气管内，在直视下用不同的异物钳和鼻内镜手术器械即可顺利取出异物。可以根据情况直接封闭气管切口或临时插入气管套管，观察几日后再拔出气管套管。

8.3.2　并发症治疗

①因异物致心力衰竭时，应酌情用强心药物，在心电监护下及时取出异物。②有严重气胸、纵隔气肿时，应及时排气。③呼吸道有继发感染者，应用足量有效的抗生素。

8.3.3　异物取出术的有关问题

（1）麻醉方式的选用。异物取出术的麻醉方式有局部麻醉和全身麻醉两种，目前大多渐趋于全身麻醉。全身麻醉手术优点较多，如患者安静、呼吸道松弛、无频繁的刺激性咳嗽、取异物时减少许多困难，而且不易损伤气管、支气管黏膜，尤其利于保护声带。

（2）异物钳的使用。①Jackson 异物钳：能通过内径为 3.5 ~ 4 mm 的细支气管镜，在钳子上可配不同钳芯，可以钳取花生、瓜子等，目前临床使用较多。这种钳子在钳取时有钳芯后退的缺点，只要掌握好此特点就能很好地使用。②鳄口式钳：此钳力量较大，抓物牢固，适用于较大异物的钳取。但钳子本身较粗，只适用于较大儿童和成年人。③反张钳：对于塑料笔帽或有孔的管状异物，可用反张钳。④Fogarty 气囊导管：适用于有孔异物的钳取，即以该导管穿过异物小孔后，将气囊充气，然后将异物拉出。⑤三爪钳：如豆类异物在气管内停留时间长，被浸泡变软，则较易取出。若为硬性豆类，则取出较困难，可用三爪钳，此种异物通过声门时亦较困难和危险；若取不出，视情况行气管切开，然后自切开处将异物取出。

气管、支气管异物的种类多种多样，所以单一的器械不能针对所有的异物，一定要做好充分准备。笔者团队曾使用过泌尿外科的手术器械取出气管、支气管异物；使用胸科器械、消化内科器械取出过气管异物。应该实时变通，以取出异物为目的，集思广益。

（3）避免多次进镜。用硬质支气管镜取异物，不宜多次进镜，即使是较难取的异物，也不宜反复多次进镜，以免术后引起声带水肿致呼吸困难，使气管切开病例增多。

（4）活动性异物应及时取出。对小儿支气管异物应特别重视，因其声门裂狭小，极易因异物嵌顿而引起窒息。故对小儿活动性异物（有阵发性刺激性呛咳、异物史较短）应及时通过手术取出，不应耽搁观察。

（5）警惕同时吸入多块异物。一侧主支气管同时吸入两块以上异物者不为罕见，在第 1 次进镜取出异物后，应再进镜检查是否还有异物。

（6）支气管镜检查常备可视麻醉喉镜。建议在行支气管镜检查时，尤其是对小儿，应将可视麻醉喉镜放在身边伸手可及的地方。因手术中常遇到异物嵌顿于声门或滑脱于喉咽腔。此时可立即以麻醉喉镜压下舌根，检查喉咽腔和声门裂，见到异物即可取出，避免异物再吸入气管。因可视麻醉喉镜使用起来很方便，常可获得良效。

（7）必要时气管切开。对于呼吸道异物患者，应尽可能避免行气管切开术。但对确需行气管切开术者，也应果断执行，否则将延误抢救时机，造成不应有的后果。下列情况应行气管切开术。①手术中反复进镜，术后出现喉头水肿致明显吸气性呼吸困难，及时给予较大量的肾上腺皮质激素后观察，呼吸困难仍不缓解者。②异物较大且形状特殊，术前估计异物较难通过声门裂，应先行气管切开，自气管切开处取出异物。③遇有呼吸困难的气管、支气管异物患儿，若因设备或技术条件所限，不能立即行支气管镜取异物术，应先行气管切开术，以缓解呼吸困难；若有可能，自切口处取出异物。

8.4 预后

随着操作熟练程度和技术的提高，以及肾上腺皮质激素的应用，气管切开率和患者死亡率均明显下降。

气管异物的相关病例图片见图6～图9。

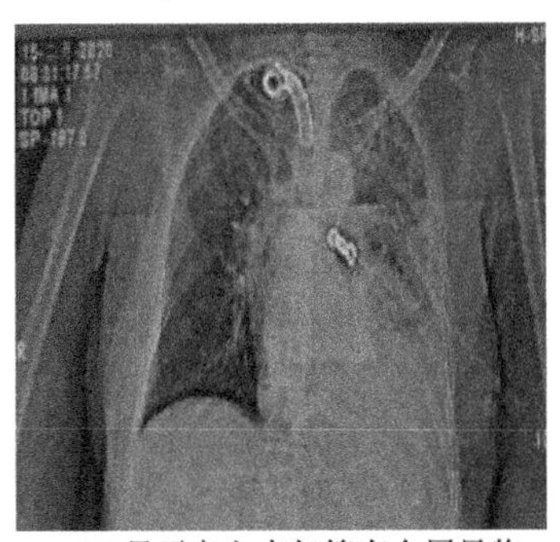

A：CT 显示左主支气管有金属异物

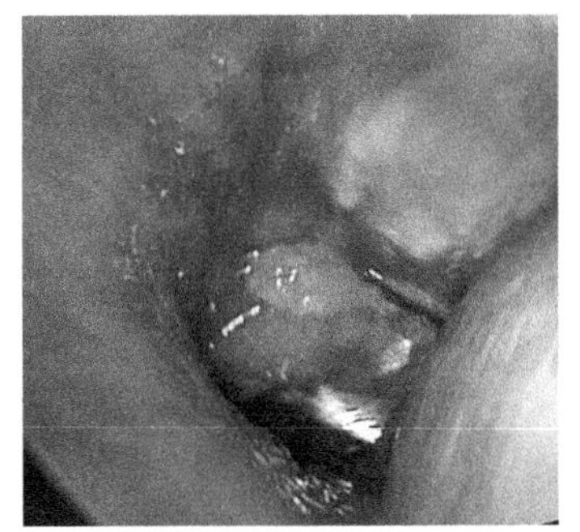

B：经气管切开处内镜下可见异物

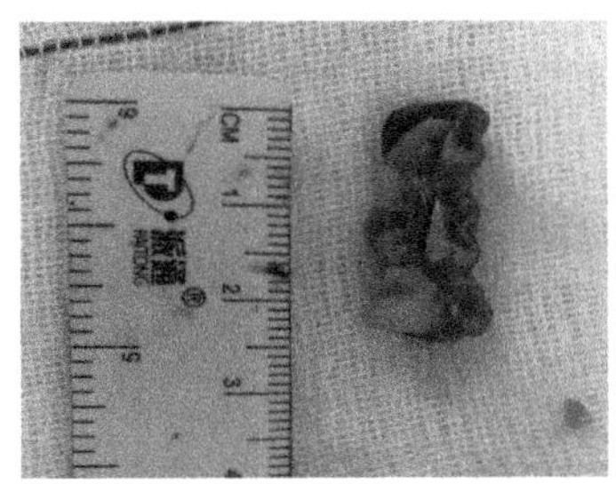

C：取出的义齿异物

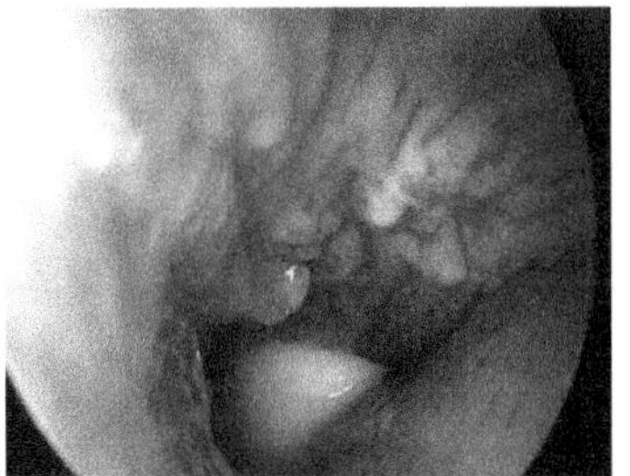

D：取出异物后可见下叶支气管积脓

图6 气管、支气管异物病例1（彩图见彩插6）

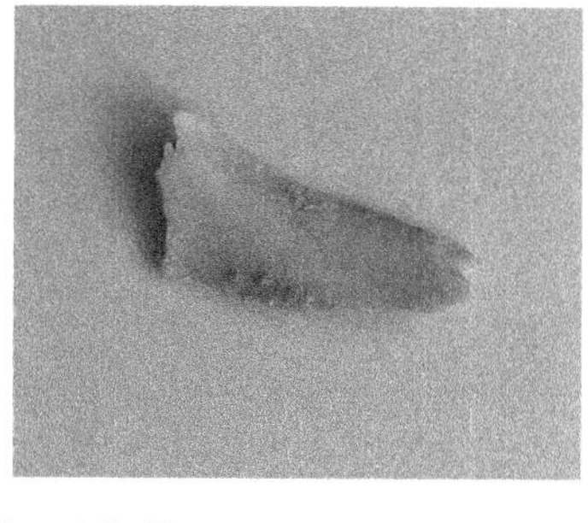

图7 气管、支气管异物病例2，纤维支气管镜下取出右主支气管内的鸡骨碎块（彩图见彩插7）

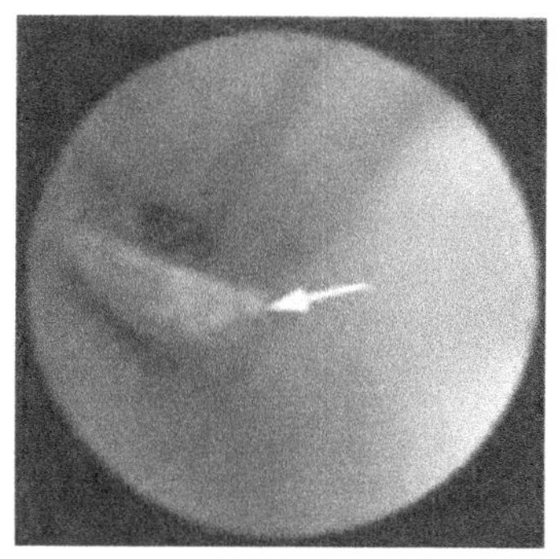

图8 气管、支气管异物病例3，支气管镜下取出长达10年的骨片（彩图见彩插8）

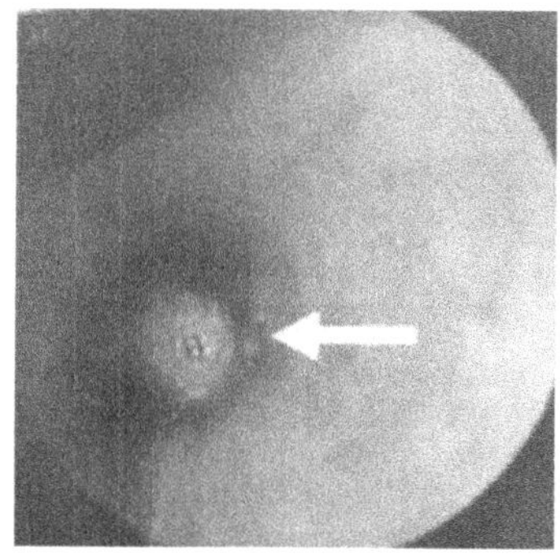

图9 气管、支气管异物病例4，碎石击穿颈部，由气管壁进入气管内（彩图见彩插9）

参考文献

1. 王广智，王建华，吴建华，等. 鼻内镜经气管切开呼吸道异物取出术. 中国内镜杂志，2008，14(12)：1343－1344.

2. 吕正华，徐伟，张俊，等. 气管切开Ⅰ期缝合在儿童气管支气管异物取出术中的应用. 山东大学耳鼻喉眼学报，2009，23(1)：68－69.

3. 张庆泉，王强. 气管切开后鼻内镜下取出气管支气管特殊异物6例. 山东大学耳鼻喉眼学报，2010，24(3)：59，62.

4. 邢蔚，赵妍萍. 256例气管支气管异物诊治体会. 西部医学，2010，22(7)：1273－1274.

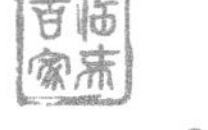

5. 胡江彦，高永斌. 支气管镜在气管支气管异物取出术中的应用. 临床肺科杂志，2011，16(10)：1643－1644.

6. 翟嘉，邹映雪，郭永盛，等. 儿童气管支气管异物84例临床分析. 中国实用儿科杂志，2017，32(6)：467－470.

7. 周足力，杨锋，李运，等. 成人支气管内异物的诊断与治疗. 中国微创外科杂志，2018，18(6)：491－493，500.

（张庆泉　王锡温　朱宇宏　陈秀梅　姜绍红　程晓娟）

9 塑形性支气管炎

塑形性支气管炎（plastic bronchitis or bronchial cast）是指气管内生性异物局部或广泛性阻塞支气管，导致部分或全部肺通气功能障碍的一种临床病理异常的综合征，因内生性异物取出后呈支气管塑型而命名。此病是一种十分罕见的疾病，是儿科危重症之一，病情凶险，发展快，病死率超过50%，多被误诊为大叶性肺炎。药物治疗效果欠佳，尤其是呼吸机辅助呼吸后血氧饱和度仍居低不升者应考虑此病。

9.1 病因

塑形性支气管炎病因相当复杂。哮喘、先天性心脏病、肺囊性纤维化，以及各种呼吸道细菌、真菌、支原体和病毒性感染均与该病的发生有一定关系。2012 年有报道成人实施冠状动脉旁路移植术后出现塑形性支气管炎，这是首例心肌血管重建术后出现该病的报道。2015 年 Nogan 等报道了 2 例乙型流行性感冒患儿并发塑形性支气管炎。也有相关文献报道肺移植术后患者出现原发性移植物功能障碍（primary graft dysfunction）并发塑形性支气管炎。2016 年国外报道 1 例 55 岁患者因肺部感染光滑念珠菌和屎肠球菌导致塑型物产生塑形性支气管炎。甚至有较为罕见的 Kartagener 综合征患者（内脏逆位—鼻窦炎—支气管扩张综合征）行 Fontan 手术 5 年后并发塑形性支气管炎。甲型 H1N1 流感、禽流感及肺炎支原体感染等亦可引起塑形性支气管炎。有学者认为肺炎支原体肺炎可在全身炎症较轻时发生塑形性支气管炎。

9.2 分型

1997 年 Seear 等根据本病的临床及病理特点分为两型：Ⅰ型为炎症型，与呼吸疾病有关，如哮喘、支气管炎、肺不张和纤维性变等；Ⅱ型为非细胞型，主要与先天性心脏病有关。

Madsen 等根据既往发生塑形性支气管炎的疾病及病理组织学，在预后尚不明确的情况下，提出 4 种新分型：结构性心脏病合并黏蛋白为主的塑形、淋巴管结构紊乱伴乳糜塑型、过敏性哮喘伴嗜酸细胞性塑型、镰状细胞病的急性胸部综合征伴纤维塑型。

但 Seear 的病理分类能够比较准确地反映塑形性支气管炎的基础病变，故使用较广泛。

9.3 发病机制

多认为与变态反应有关。在各种炎症等致病因子的刺激作用下，呼吸道黏膜产生变态反应，血管通透性增加，大量纤维蛋白渗出，气管内黏液分泌增多，细胞浸润于管腔内，在组织凝血酶及支气管内酸碱度改变的作用下使蛋白沉淀，最终形成树枝样管型。另有个案报道，潜在基因及环境因素对塑形性支气管炎的发生也有一定的影响。

9.4 诊断

本病临床诊断依据主要有以下几项。①肺内炎症的表现：发热、咳嗽、偶有咳痰或在吸痰时可见白色或黄白色碎片或条索样物；②呼吸道梗阻表现：三凹征、反常呼吸运动及鼻翼搧风样呼吸；③无明显异物吸入史，但有类似外源性呼吸道异物的表现；④严重缺氧表现：口唇发绀，SpO_2 下降到 80% 以下，在吸氧状态下最低 SpO_2 维持在 70%～80%，通常短时间出现较严重的通气功能障碍、顽固性低氧血症，病情恶化迅速；⑤并发胸腔积液者多见；⑥肺 CT 及支气管三维重建可清晰显示气管及支气管腔有无阻塞，全阻塞还是局部阻塞，此项检查是与支气管异物、大叶性肺炎鉴别的主要方法：支气管异物为局部支气管阻塞，往往不伴肺内严重的炎症；而大叶性肺炎有严重的肺间质性炎症，气管或支气管则较通畅；以上两者兼而有之，且有迅速而严重低氧血症者，应考虑此病。

9.5 治疗

（1）手术治疗。早期行支气管镜或纤维支气管镜下内生性异物取出术是本病唯一有效的可迅速改善呼吸、缓解症状的治疗方法，仅靠呼吸机辅助通气无法纠正低氧血症，最终难免会发生多脏器功能衰竭。但手术的时机往往令临床医师难以把握，在病情尚稳时家长难以接受，而病情危急时医师不愿履险。我们的经验是，怀疑支气管异物时应尽早行支气管镜检查，明确诊断，以免延误最佳治疗时机。需要特别指出的是塑形性支气管炎患儿常因疑似支气管异物就诊于耳鼻咽喉科，只要是有支气管腔的阻塞，无论是异物，还是脓液痰栓，都可行支气管镜检查排除疾病，支气管镜检查既是诊断的"金标准"，也是最有效的缓解症状的方法。

（2）药物治疗。①速效和长效支气管扩张剂：均可以用于急性、慢性塑形性支气管炎的治疗。支气管扩张剂具有提高黏液纤毛清除功能、促进塑型物质及痰液排出的作用，同时体外实验显示其可抑制嗜酸性粒细胞趋化、抑制呼吸道内肥大细胞释放炎性介质、减轻呼吸道高反应性及湿化呼吸道等作用。②高渗盐水：雾化可增加呼吸道湿度，促进纤毛清除。主要作用机制是增加呼吸道表面和肺上皮细胞间的渗透压，使胞内水分渗入呼吸道表面，同时呼吸道内渗透压变化可诱发咳嗽，促进塑型物质及黏液、痰液的排出。③抗感染药物：包括吸入和静脉使用皮质类固醇、大环内酯类和白三烯拮抗剂。④黏液溶解剂：N-乙酰半胱氨酸和 α 链道酶是目前呼吸道疾病常用的黏液溶解剂，且 α 链道酶已被列为治疗囊性纤维变性的药物，这 2 种药物均已用于塑形性支气管炎的治疗，但是疗效和治疗方案仅有少许病例报道。⑤其他的还包括肝素和纤维溶解剂。

9.6 典型病例

患儿，男，4 岁，因发热、咳嗽 3 天，伴呼吸困难 5 小时，于 2010 年 4 月 2 日入院。3 天前患儿无明显诱因出现发热，体温 38.5 ℃，伴咳嗽，呈阵发性干咳，夜间明显。5 小时前突然出现呼吸困难、口唇及面色发绀、精神萎靡至昏迷，当地医院拍胸片示右肺不张，急转入我院儿科。入院查体：T 39.4 ℃，P 166 次/分，R 65 次/分，BP 111/88 mmHg，SpO_2 80% 左右，鼻翼扇动，吸气三凹征（+），白细胞 26.92×10^9/L。

入院诊断：重症肺炎、呼吸衰竭、肺不张（右）、脓毒血症、支气管异物?

入院后立即给予美罗培南抗感染，气管插管及呼吸机辅助通气，SpO_2 仍维持在 80%～85%，并行雾化吸入、排痰止喘等对症治疗。为排除支气管异物行肺 CT + 支气管三维重建，结果示右肺实变伴积液（图 10）。因无异物吸入史，考虑肺部炎症的可能性较大，加之患儿呼吸衰竭严重，不宜行全麻下支气管镜检查，继续给予保守治疗。之后患儿病情逐渐加重，出现弛张热，并发消化道、泌尿道出血，心率及血压下降，出现肝肾功能异常等多器官衰竭的征象。入院后第 5 天多次出现心搏骤停，SpO_2 下降至 40%～75%，复苏后行气管切开术。征得家长的同意后，在全麻下经气管切开行纤维支气管镜检查，见右主支气管开口处有淡黄色胶冻状物阻塞，吸引器吸之不易活动（图 11）。用活检钳取之，取出多块痰栓，术后拼凑，形状如支气管树状（图 12）。病理示痰栓，由黏液蛋白和纤维素构成，有嗜酸性粒细胞和中性粒细胞浸润，细菌培养示泛耐药—鲍曼不动杆菌。根据病理特点判断本例为 I 型呼吸衰竭。

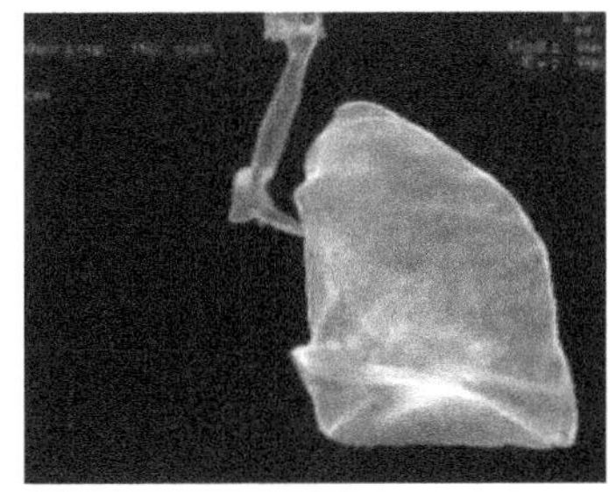

图 10　支气管三维重建见左肺清晰，右肺主支气管以下全部消失（彩图见彩插 10）

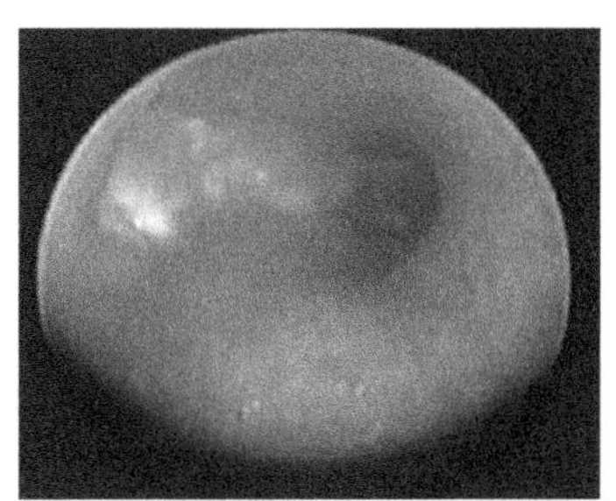

图 11　右主支气管开口处有淡黄色胶冻状物阻塞（彩图见彩插 11）

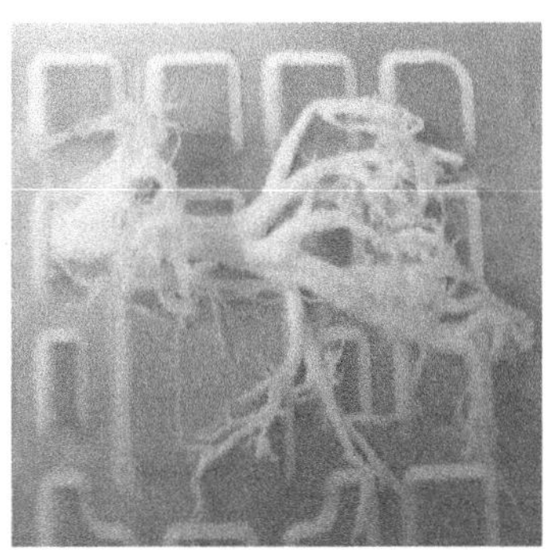

图 12　取出痰栓呈条索状，柔软，黏性强，放入生理盐水盆后全部散开，与支气管树形状一致（彩图见彩插 12）

术后患儿 SpO_2 当即恢复为 90%，之后经对症治疗，患儿病情迅速好转。入院后第9天，患儿自主呼吸好，成功撤机。入院第12天复查胸片示右肺通气良好，肺内炎症明显吸收，入院第14天患儿出院，1个月随访患儿恢复良好。

参考文献

1. QUASNEY M W, ORMAN K, THOMPSON J, et al. Plastic bronchitis occurring late after the Fontan procedure: treatment with aerosolized urokinasel. Crit Care Med, 2000, 28(6): 2107 – 2111.

2. SEEAR M, HUI H, MAGEE F, et al. Bronchial casts in children: a proposed classification based on nine cases and a review of the literature. Am J Respir Crit Care Med, 1997, 155(1): 364 – 370.

3. 韩德民. 临床病例会诊与点评：耳鼻咽喉头颈外科分册. 北京：人民军医出版社，2009: 80 – 83.

4. 曾其毅，刘大波，罗仁忠，等. 儿童塑型性支气管炎的诊断与治疗. 中国实用儿科杂志，2004，19(2): 81 – 83.

5. 陈俊宇，何颜霞. 塑型性支气管炎研究进展. 中华实用儿科临床杂志，2018，33(20): 1596 – 1600.

6. 孔海英，朱宇宏. 儿童塑型性支气管炎1例. 中国医药科学，2011，1(2): 92 – 93.

（王强　孔海英　朱宇宏　张庆泉）

10 颈段气管外伤

气管、支气管外伤在平时和战争时期都可以发生，因为耳鼻咽喉科主要牵扯到颈段气管，所以在这里主要谈及颈段气管外伤。

气管外伤很少单独存在，一般都是和颈胸部复合外伤同时存在。由于致伤的外部原因有机械性、物理性和化学性等不同类型，在同一类致伤因素中，又因致伤力的大小、作用方向、受伤方式、受伤速度和持续时间的不同，造成的创伤也不一样，严重程度也各不相同。

10.1 机械性外伤

气管外伤根据来源于颈胸部和气管周围的致伤外力及气管腔内的致伤情况，又分为气管腔外创伤和气管腔内创伤。根据病因又分为闭合性创伤和开放性创伤两种。

闭合性创伤有挫伤和爆炸伤两种，这两种创伤都可以造成颈胸部的闭合伤，可造成气管、支气管的破裂和断裂，甚至离断，如果合并大血管的闭合伤，则可很快发生窒息死亡或大出血死亡。

开放性创伤，如颈胸部皮肤和气管软骨黏膜都有创伤破裂之处，多为火器伤、贯通伤或非贯通伤，刎颈可以造成气管的断裂，严重者可造成纵隔创伤，必然伤及大的血管。气管外伤可以造成气管内的堵塞及纵隔气肿，可以因休克、窒息而危及生命。开放性创伤也可以分为腔内原因和腔外原因，腔外原因如前述，腔内的原因主要是气管插管、支气管镜检查，主要造成气管黏膜的创伤，较少造成气管的断裂。

发生颈段气管外伤后，轻微者有短促的干咳，严重者咳嗽剧烈、憋气、呼吸困难，有时大咯血，如果有严重的纵隔创伤则呼吸困难较为严重，造成的气管裂口与颈外相通时，则在呼吸时可闻及吹笛声或扑动声，此时如果血液流入气管内可造成窒息死亡。

颈部气管的机械性外伤一般不难诊断，除非上口距离气管较远，则有时诊断困难，有时延误诊断。CT 检查和气管镜检查是诊断极好的辅助工具。

诊断一旦成立，即应进行手术治疗，首先维持呼吸道的通畅，根据情况施行全身麻醉，再进行适当的止血，然后根据气管破裂的不同采取破裂口清创、气管壁缝合修补、断端吻合，如果气管破损较为严重，气管软骨不能利用，可以进行临时气管造口，待病情稳定后行二期或三期修补，如果考虑气管狭窄的可能性大，可以在征求患者家属同意的情况下，置入 T 形管进行扩张。

10.2 物理性创伤

气管的物理性创伤多为热灼伤，平时气管的热灼伤多由干热或高压蒸汽所致；战时的热灼伤主要是由燃烧弹、原子弹和热核武器所致。

气管的热灼伤主要造成气管黏膜纤毛的破坏。整个呼吸道存在严重热灼伤则患者可以很快死亡；部分热灼伤患者早期气管干燥，稍后可以出现黏膜水肿，后期感染，痰液潴留，这种创伤多合并全身的严重病变，死亡率极高。

这种创伤多合并颈部的创伤，导致颈部很快肿胀，所以呼吸道受热灼伤后应尽早施行气管切开手术，维持呼吸道的通畅，然后治疗呼吸道的灼伤和全身的灼伤。

治疗的原则：早期气管切开；早期输液；早期应用激素；重视一般治疗，加强护理。只有综合处理，才能挽救患者的生命。

10.3 化学性创伤

不同刺激性气体或化学性毒剂都可以对气管、支气管造成腐蚀，误吸的腐蚀性药物可以造成气管的灼伤和腐蚀伤，严重者可以造成气管软骨的软化，后期出现狭窄。

刺激性气体有氯气、氨气、二氧化硫、二氧化氮、光气（$COCl_2$）、硫酸二甲酯等。战时的化学毒剂和毒气，如磷、糜烂性毒气等都可以造成气管黏膜、纤毛的破坏，应该根据各个药剂、毒剂的特点进行特殊治疗。

不管如何处理，早期的气管切开都是必要的，要根据不同情况严格处理，处理时必须关注全身情况，加强护理措施。

参考文献

1. 浙江医科大学. 纤维支气管镜图谱. 北京：人民卫生出版社，1983：9－12.

2. 彭勇炎. 颈部疾病学. 上海：上海科技出版社，1986：38－39.

3. 徐荫祥. 气管食管学. 上海：上海科技出版社，1984：6－13.

4. 孔维佳，周梁. 耳鼻咽喉头颈外科学. 3 版. 北京：人民卫生出版社，2015：532－535.

（张庆泉　赵利敏　王贝贝　王小雨）

11 气管颈部瘘口

气管颈部瘘口有 3 种情况：一是常规气管手术的造口；二是颈部气管外伤后暂时的瘘口；三是颈部的不同肿瘤累及气管手术后的临时造口。本章节主要叙述非正常手术后的颈部气管瘘口。

11.1　气管常规手术的造口

这是颈部手术或喉部手术必须进行的造口，有些是临时造口形成瘘口，有的是做全喉切除后的永久造口。详见气管造口术部分。

11.2　颈部外伤遗留的瘘口

这种情况常见于颈部严重的气管食管复合伤，使得喉部和颈段气管破损严重，进行清创手术时不能保留和修复，勉强清创维持生命，临时在颈部进行造口维持呼吸，以后时机合适时再确认是否需要修补或成形。

笔者在齐鲁医院曾亲历王天铎教授治疗此类型患者。患者从广州转诊而来，为颈部复合伤后遗留，1 个是食管的颈部瘘口，1 个是气管的颈部造口。颈部组织薄，王教授给患者进行详细检查后，先对食管瘘口行复合皮瓣修补，连接了喉咽和食管，手术成功；但是气管造口一直未能进行修补，无法连接喉咽和气管，所以这个造口就是永久的瘘口了。

11.3 颈部不同手术累及到气管瘘口

颈部不同手术累及到气管的瘘口主要是甲状腺肿瘤累及气管时切除部分气管后的颈部瘘口，这种情况一般喉的部分是好的，所以要想尽一切办法进行气管的修补。我们提倡分期修补，根据情况分次加高气管壁、修补气管前壁等，在后面我们发表的一系列文章中，可以显示我们修补气管缺损的观点，详见甲状腺肿瘤累及气管的部分。

11.4 喉癌喉近全切除后的气管瘘口

在喉癌行喉近全切除术后，残余喉黏膜做成了发音管，但是难以完全进行经口呼吸，颈部气管切开的瘘口就不能封闭，要永久保留，为了避免佩戴气管套管的麻烦和弊病，因此在气管切开处造一个小的永久的瘘口来辅助呼吸（图 13，图 14）。

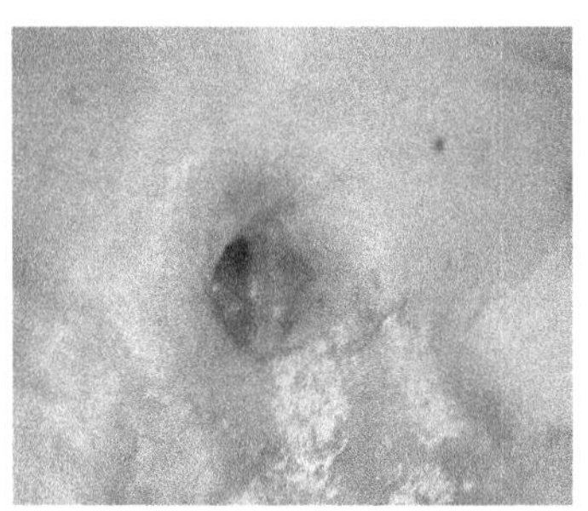

图 13 甲状腺恶性肿瘤累及气管手术后遗留的瘘口（彩图见彩插 13）

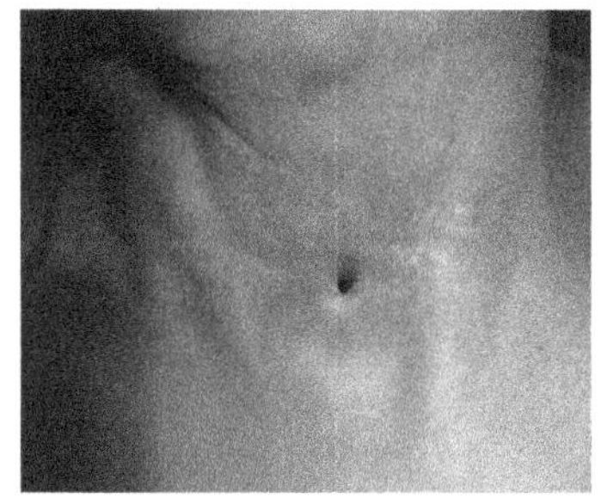

图 14 喉癌喉次全切除术发音管重建后遗留的气管瘘口，用以辅助呼吸（彩图见彩插 14）

参考文献

1. 彭勇炎. 颈部疾病学. 上海：上海科技出版社，1986：38 – 39.
2. 徐荫祥. 气管食管学. 上海：上海科技出版社，1984：6 – 13.

3. 浙江医科大学. 纤维支气管镜图谱. 北京：人民卫生出版社，1983：9 – 12.

4. 孔维佳，周梁. 耳鼻咽喉头颈外科学. 3 版. 北京：人民卫生出版社，2015：532 – 535.

5. 林青，辛志军，孙立丽，等. 10 例不插管全麻声带微创手术的病例分析. 中国医学文摘耳鼻咽喉科学，2019(1)：33 – 35.

6. 张庆泉. 气管切开内镜下治疗气管支气管病变. 山东大学耳鼻喉眼学报，2012，26(4)：1 – 2.

（张庆泉　张芬　李宇玥　程晓娟　张伟）

12 气管食管瘘

气管食管瘘（tracheoesophageal fistula，TEF）是指由先天性或后天性因素导致气管与食管之间相通并形成瘘管的一种疾病。临床上较为少见，其发生率为 0.5%～1.0%，以进食后呛咳、咳出所进食物为特征性临床表现。本病解剖位置隐匿，早期不易被发现，治疗棘手，预后差，短期内死亡率高。

12.1 病因

TEF 病因可分为先天性因素和后天性因素，先天性因素表现为气管和（或）食管发育不良、结构薄弱，如食管憩室、食管闭锁/狭窄。后天性因素可归纳为肿瘤、感染、外伤及医源性因素。①肿瘤因素占比较大，占 48%～80%，食管癌中晚期癌性溃疡突破管壁或食管癌术后吻合口漏，癌肿或炎性刺激通过气管食管间隙损伤气管而引起 TEF。②气管或食管异物日久感染或因异物坚硬锐利损伤气管食管壁造成两者相通，外伤性 TEF 的发病率则更低。③TEF 还见于气管切开术后、气管插管术后患者；气管切开或气管插管术后长期使用呼吸机辅助通气的患者，长时间的气囊压迫引起气管壁缺血坏死、溃疡、感染，进而穿透食管造成 TEF；还有在进行胃镜或支气管镜检查时因操作不当或钳取组织过多导致损伤过重而造成穿孔、继发感染，继而形成瘘口的情况。

12.2 临床表现

本病在发生的早期或瘘口较小（小于 5 mm）时症状不明显，可能仅表现为较频繁的咳嗽。随着病情的进展，可出现咳嗽加重、咳出消化液样的痰液，并出现进食或饮水后呛咳，以及咳出所进食的食物。气体进入消化道可出现顽固性腹胀的症状。文献报道，瘘口超过 10 mm 的，机械通气时可出现有效通气量不足、持续漏气的情况。病情进一步加重，可出现严重的肺部并发症，如吸入性肺炎、急性呼吸衰竭、急性呼吸窘迫综合征等。此外，部分患者因不能经口进食，加上原发疾病，如肿瘤消耗，会出现严重的营养不良。瘘口大于 2 cm 且位置较高者，病情进展快，预后较差，短期内死亡率高。

12.3 诊断

常规的辅助检查手段包括上消化道造影、内镜检查、口服染色剂（如亚甲蓝）观察痰液颜色。上消化道造影一般采用泛影葡胺造影，吞咽泛影葡胺后出现呛咳，造影可见食管与气管相通。内镜检查有纤维支气管镜、胃镜及纤维喉镜检查等，内镜下可以直接观察瘘口所在的位置及大小，但小的瘘口有时不易被发现。目前，纤维支气管镜结合食管腔内注入亚甲蓝可提高 TEF 的诊断率，被认为是更佳的检查方法。

12.4 治疗

由于气管膜部是弹性纤维，一旦被破坏难以愈合，加之原发疾病本身，TEF 的治疗较为困难。治疗方法主要有支架置入、内镜手术、外科手术。

（1）支架置入。食管腔内覆膜金属网支架置入是近年来公认的治疗早期 TEF 的首选方法，通过覆膜金属网支架遮盖并封闭瘘口，同时扩张食管解除合并的食管狭窄，防止消化液通过瘘口进入呼吸道，可有效控制肺部感染，恢复经口进食，改善营养状态，具有简便、微创、疗效确切等优点。但也有报道指出，该技术有食道穿孔、大出血、心律失常、持续性胸骨后疼痛、支架移位、支架堵塞等并发症。气管内支架置入也是一种微创的封闭瘘口的方法，作用机制同食管内支架。

（2）内镜手术。Mizobuchi 等报道对于良性因素引起的 TEF，且瘘口直径小或狭长，可于胃镜下通过金属钛夹来夹闭瘘口。还有学者报道可采用内镜下化学烧灼的方法封闭微小瘘口。但国内采用内镜手术治疗 TEF 的报道较少。

（3）外科手术。即通过手术的方法修补瘘口。传统手术方法包括：①游离瘘口后直接缝合气管及食管缺损；②部分气管切除并进行一期吻合，同期缝合食管。针对常规手术仅能修补 4 cm 以内的瘘口，且需应用软组织间位补片的缺点。国内李小飞等通过临床实践，探索出了“双瓣式气管缺损修复重建术”用以修补气管食管瘘。李国栋等报道可采用带血管蒂的肋间肌瓣一次性双面修补治疗大口径气管食管瘘。外科手术能够根治瘘口，预防再瘘，但创伤较大，TEF 患者大多因顽固性肺部感染及营养状态较差而无法耐受外科手术。

（4）其他。对于需持续呼吸机通气合并 TEF 的患者，推荐保守治疗，在治疗原发病的基础上，积极控制感染，加强营养支持及气道管理，调整气囊位置以促进瘘口愈合。据文献报道，对于危重症 TEF，经皮内镜下胃造口术能提高瘘口的治愈率，是最佳的治疗方法。另外，有文献报道经纤维支气管镜瘘口周围注入重组人表皮生长因子、皮下注射生长抑素，也可促进瘘口闭合。

TEF 是一种少见的复杂的难治性疾病，早期误诊率高，如何做到早发现并选择创伤更小、疗效更确切、更适合患者的个性化治疗方案，仍是临床上面临的难题。

12.5 典型病例

食管支架穿入左侧支气管形成气管食管瘘

患者，男性，79 岁，因食管癌行黏膜下剥脱后复发，又进行放射治疗，约半年后逐步发生食管狭窄，直到进食困难，最后选择食管内置入记忆合金支架，在置入支架 20 余天后发生气管食管瘘，进食后发生呛咳，最后置入胃管进行鼻饲治疗，同时进行抗感染治疗，约在发生气管食管瘘的半年后肺部感染逐渐加重，行纤维支气管镜检查，发现左主支气管内有记忆合金支架的网状结构，最后患者因为呼吸衰竭而死亡。所以在发生食管狭窄时，一定要慎重的选择解决进食问题的各种方法，和患者及家属交代可能发生的任何问题。记忆合金支架只适合晚期肿瘤患者暂时解决进食问题，而胃造口是可以长久的，鼻饲管的选择较为烦琐，但是也是比较可靠的（图 15）。

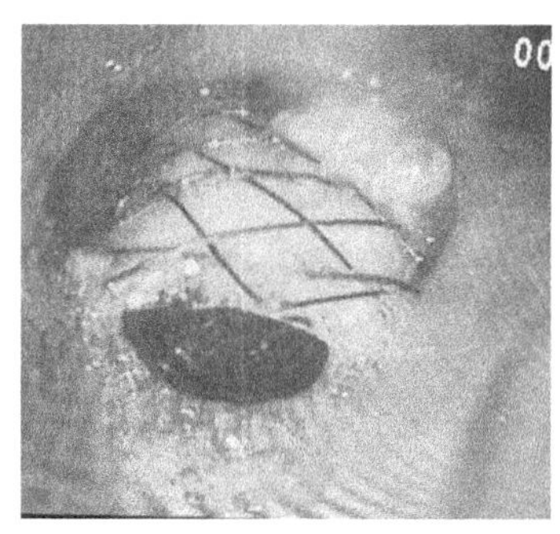

图 15　食管的记忆合金支架穿入左主支气管形成气管食管瘘（彩图见彩插 15）

参考文献

1. REED M F, MATHISEN D J. Tracheoesophageal fistula. Chest Surg Clin N Am, 2003, 13(2): 271 – 289.

2. 翟光地，吴奇勇，张科，等. 外伤性食管—气管瘘 1 例报道及文献复习. 南京医科大学学报(自然科学版), 2011, 31(10): 1541 – 1542.

3. 王银谦，赵博，陈辉，等. 气管插管后气管食管瘘 1 例. 内科急危重症杂志, 2020, 26(4): 351 – 352.

4. ECHEVERRI M, MARTIN HERRERO J, VICENTE R, et al. Acquired tracheoesophageal fistula: anesthetic considerations. Rev Esp Anestesiol Reanim, 2008, 55(9): 584-586.

5. DEBOURDEAU A, GONZALEZ J M, DUTAU H, et al. Endoscopic treatment of nonmalignant tracheoesophageal and bronchoesophageal fistula: results and prognostic factors for its success. Surg Endosc, 2019, 33(2): 549-556.

6. 陈林桂，姚国忠，张波，等. 气管插管后气管食管瘘1例. 临床肺科杂志，2013，18(12): 2319.

7. CWIKIEL W, WILLEN R, STRDBECK H, et al. Self-expanding esophageal stricture: experimental study in pigs and presentation of clinical cases. Radiology, 1993, 187(3): 667-671.

8. ROCCA R, FRACCHA M, DAPEMO M, et al. Treatment of tracheoesophageal fistula in a child by using an endoscopic suturing device. Gastrointestinal endoscopy, 2007, 65(6): 932-935.

9. ALI M S. Micorscopic transtracheal repair of migating tracheoesophgaeal fistula. J Otolaryngol Head Neck Surg, 2008, 37(6): 794-798.

10. 李国栋，王岩，韩振国，等. 气管食管瘘与支气管食管瘘的临床诊治. 吉林大学学报(医学版)，2002，28(5): 544-545.

11. 于永魁，程欣茹，李印. 食管气管瘘的治疗. 浙江临床医学，2013，15(4): 577-578.

（王贝贝　王小雨　张庆泉）

13 气管憩室

气管憩室是由各种原因所致气管局部缺陷薄弱处膨出的一种病变，单发憩室相对多见，多偏于气管右侧，患者多以咳嗽、咯血、胸痛等症状就诊。单个巨大憩室患者经保守治疗咳嗽、咳痰、胸闷可好转，继续观察；对于憩室较大且反复继发肺部感染者，可考虑手术切除治疗。

13.1 病因

气管憩室可分为先天性和后天获得性两种类型，原因各不相同。本病不传染，多见于重度吸烟者，可由慢性肺部疾病所诱发。先天性气管憩室多数较小，组织学上具有气管类似的解剖结构，包括气管壁、平滑肌及柱状上皮。后天获得性气管憩室多数较大，且憩室开口也较大，常出现在胸廓入口气管的右后侧，可能由该部位解剖缺陷所致，其腔壁主要由气管上皮构成而不包含平滑肌和软骨。

13.2 解剖和病理改变

先天性气管憩室：由胚胎期支气管未完全发育的残余性突起或局部气管软骨环，以及软骨间膜的异常发育和薄弱导致气管黏膜和黏膜下层透过肌层等向外突出形成憩室。

后天获得性气管憩室：①挤压型，形成因素包括气道发育薄弱和气腔内压力升高，如肺气肿及慢性剧烈咳嗽等。②牵引型，是由局部淋巴腺炎等的粘连和牵拉所致。

13.3 诱发因素

诱发因素多与慢性肺部疾病有关，慢性肺部疾病中的反复咳嗽等症状造成气管内压力升高，导致前述气管耐力最低处发生憩室，而气管憩室内蓄积痰液，可造成慢性误吸和反复肺部感染，反过来又加重慢性肺病。

13.4 流行病学

气管憩室在国内鲜有报道，据国外相关资料显示在尸检或纤维支气管镜检出率中，成人约为1%、儿童约为0.3%，在自然人群中的发病率还不清楚。该病常见于重度吸烟者，可能与重度吸烟易导致慢性肺部疾病相关。

13.5 诊断

（1）症状。气管憩室患者多数无症状，伴感染时可出现气管、支气管慢性炎症或声嘶等压迫症状，易导致肺部反复感染等并发症。该病多在体检或其他疾病诊治时无意中发现。合并感染时由于憩室内痰液潴留，可出现咳嗽、咯血、呼吸困难、吞咽困难、喘鸣及颈部异物感等气管、支气管慢性炎症表现。气管憩室压迫喉返神经可导致声嘶、发音障碍。

（2）影像学检查。直径较大的憩室，胸部 X 线可提示诊断。胸部 CT 可明确憩室的位置、大小、开口及起始位置等。多数患者在随访期间，气管憩室的大小、形状及位置无明显变化。薄层 CT 和多层螺旋 CT 的应用提高了其检出率。多平面重建（multiplanar reconstruction，MPR）图像可见到气管后壁的含气囊腔。气道仿真内镜检查可显示气管憩室的开口及形态。

（3）纤维支气管镜检查。直接利用纤维支气管镜观察气管是否有憩室存在，若有憩室，可观察憩室开口和其内腔，以及动态变化，但是气管内的开口有时不易发现。

（4）诊断标准。气管憩室通过胸部 X 线诊断有一点难度，通过胸部 CT 检查观察横断面图像、气道多平面重建及气道三维重建，可明确显示气管憩室。

（5）鉴别诊断。①肺尖疝及肺尖部间隔旁肺大疱：常表现为在双侧胸腔入口处的含气低密度影，其内可见肺纹理，并与胸腔内肺组织相连，通过 CT 检查易与本病相鉴别。②喉咽囊肿：可根据位置较本病高，胃镜、食管钡餐、纤维气管镜可见到与喉、咽的交通而得出诊断。气管憩室多数距离食管有一定距离，憩室和气管间的含气交通细管有助于同食管憩室进行鉴别，鉴别困难者，可依靠食管造影诊断。③Mounier-Kuhn 综合征：又名巨气管支气管症，该病往往合并多发的获得性气管憩室，是一种气管主支气管壁弹力纤维和平滑肌的先天性发育不良，可有常染色体隐性遗传的家族史，其憩室开口较宽大，可以起源于气管、支气管的任意薄弱位置，但多为沿着气管右侧壁分布，憩室的大小、数量不一，且同时合并气管支气管增宽、慢性支气管炎或支气管扩张。④食管憩室：与气管憩室发生部位不同，CT 检查可明确憩室起源部位，从而明确诊断，另外，食管吞钡检查有助于区分这两种疾病，食管钡餐检查可见憩室呈圆形、椭圆形或梨形，位于食管边缘，有较细的颈部。⑤纵隔积气：多有外伤及手术史，肺部及胸膜可存在病变，纵隔积气多发且散在，形态不一，触诊时有握雪感。

13.6 治疗

气管憩室的患者多无症状，一般无须治疗，若伴有感染症状，应积极抗感染，若憩室较大出现吞咽、呼吸困难、呃逆等症状，影响生存质量，应考虑手术切除治疗。

（1）药物治疗。本病合并感染时可先经验性选择抗生素，咳嗽、咳痰者可使用复方甘草合剂，有气喘者可加用解痉平喘药或长效 β_2 激动剂加糖皮质激素吸入。

（2）手术治疗。对于症状严重的患儿可以考虑积极治疗。憩室修补术包括电凝、激光和手术切除等方式，手术可采用经颈、胸或内镜下治疗。

13.7 典型病例

患者，男性，46 岁，在行胃镜检查时发现右侧声带麻痹而转至耳鼻咽喉科就诊。喉镜检查发现右侧声带居于右侧旁中位，声门可闭合，声音略哑。行胸部 CT 检查发现右侧颈胸交界处的气管旁有气腔形成，相对应的右侧气管环在与膜部交界处有裂隙，诊断为气管憩室，临床考虑右侧声带麻痹与气管憩室有关。因为患者无不适，不考虑手术治疗，嘱定期复查（图16，图17）。

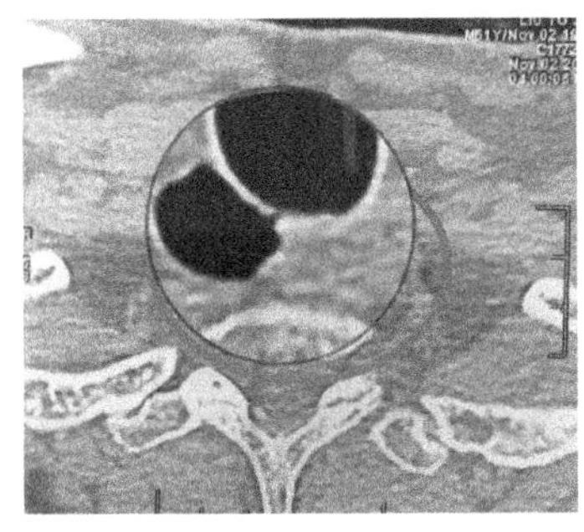

图16　CT水平位检查见右侧颈胸交界处的气管旁有气腔形成，相对应的右侧气管环在与膜部交界处有裂隙（彩图见彩插16）

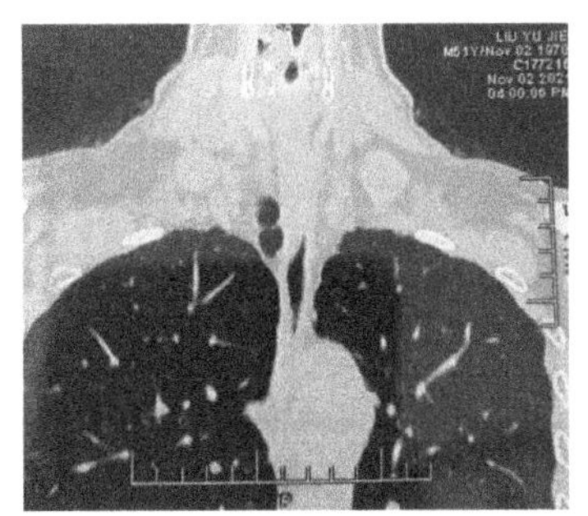

图17　CT冠状位检查见右侧颈胸交界处的气管旁有气腔形成（彩图见彩插17）

参考文献

1. 徐才国，张杰华，尹雪军，等. 气管憩室的CT表现三例. 放射学实践，2005，20(7)：624.

2. 沈亚芝，朱时锵，方雄，等. 气管憩室的螺旋CT诊断及相关误诊分析. 实用放射学杂志，2010，26(5)：664－667.

3. 邴晶，连世东，谭晓天，等. 气管支气管憩室的临床及影像学诊断. 大连医科大学学报，2010，32(3)：278－281.

（张庆泉　于伟　张芬　李宇玥）

14 气管外肿瘤压迫

气管外肿瘤压迫主要指颈段气管周围的肿瘤对气管的压迫，主要是甲状腺肿瘤（有专门内容叙述，请大家查看相关部分）。下面简述一下其他占位或肿瘤（气管旁淋巴结、神经源性肿瘤、食管肿瘤、胸腺疾病等）对气管的压迫。

14.1 气管旁淋巴结

颈段气管旁淋巴结肿大压迫气管常见于转移性肿瘤和恶性淋巴瘤，气管旁淋巴结转移性肿瘤常见的是甲状腺恶性肿瘤，再就是喉和喉咽的恶性肿瘤、肺上部和食管的恶性肿瘤。

恶性淋巴瘤较常见，一旦气管旁淋巴结肿大压迫气管，那么纵隔内的淋巴结就会肿大，颈部的淋巴结触摸起来就比较明显，需要进行全身检查，进行淋巴结穿刺活检或切除完整的淋巴结进行病理检查来确诊。

14.2 神经源性肿瘤

颈部是神经源性肿瘤的多发位置，多为良性，一般包括神经鞘瘤、神经纤维瘤、丛状神经纤维瘤、神经纤维瘤病等。

神经鞘瘤可以发生于任何神经，但是起源于颈丛、颈交感神经，以及迷走神经的较为多见。有专家统计，在 349 例神经鞘瘤发生在全身不同部位的患者中，有 61 例发生于颈部；国外有报道，神经鞘瘤有 25% ~ 30% 发生于头颈部。

发生于气管旁的神经源性肿瘤对位喉返神经、颈丛神经，可以在开始时对甲状腺造成推移，肿大到一定的大小就可以对气管造成压迫。

患者如果发生颈下部单侧的纺锤样肿瘤，要注意有无声音嘶哑、声带运动障碍及呛咳的症状；发生于颈丛神经的病例应注意观察有无霍纳征出现。

B 超和 CT 的辅助检查可以帮助观察肿瘤的实际图像，纤维喉镜检查也是必要的，对气管的压迫情况显示十分清晰。

14.3 胸腺病变

胸腺是囊肿及肿瘤常见的发生部位，最常见的是良性孤立性胸腺瘤，有些伴有重症肌无力的胸腺瘤也不少见，胸腺恶性肿瘤较为少见。

异位胸腺瘤可能发生癌变。不论是胸腺瘤、囊肿，还是胸腺的恶性肿瘤，因为其位于上纵隔内，紧邻气管，也可以对气管造成压迫，引起气管狭窄。恶性肿瘤也可以侵入气管内，临床少见。

多数胸腺瘤或囊肿发展缓慢，症状轻微，伴有重症肌无力者可以考虑检查胸腺，影像学检查发现胸腺增大，要仔细进行相关的检查，确定胸腺增大的性质，从而确定治疗方案。

手术治疗是胸腺病变的主要治疗方法，伴有重症肌无力者应该注意早期服用相关药物。胸腺瘤向外侵犯和与重症肌无力并存是决定患者生存的两个重要因素。1973 年 Bernatz 强调局部侵犯对长期存活特别重要，是否并发重症肌无力属于次要问题，无局部浸润者，80% 能存活 5 年以上，否则 5 年生存率仅为 23% 。

上皮细胞型胸腺瘤有向外侵犯的趋势，治疗后经常复发，预后不良；恶性胸腺瘤无被膜或被膜不完整，且早期侵犯邻近组织，如果只做手术切除，5 年内将复发，并死于该病，应该在手术后加用放射治疗。

其他不良预后的征象则为气管侵犯、上腔静脉受压、恶性胸腔积液、淋巴结侵犯、吞咽困难或声音嘶哑；另外伴有重症肌无力、红细胞发育不全、后天性伽马球蛋白血减退者要交代预后。

14.4 颈部转移性恶性肿瘤

除了常见良性肿瘤外，颈部转移性肿瘤也是一个常见的颈部肿瘤。颈下部的转移性肿瘤多为来自胸腔、腹腔的恶性肿瘤，这种肿瘤可以通过淋巴系统侵犯胸导管，或肿瘤直接侵犯，或由来自原发或继发病灶的肿瘤细胞侵犯。多认为癌细胞通过胸导管转移到锁骨上淋巴结，其中包括胃癌、食管癌、肺癌、胰腺癌、乳腺癌、肾癌、前列腺癌等，这其中以肺癌侵犯气管旁淋巴结最为多见，肺的淋巴汇入隆嵴组和支气管组等两组淋巴结，然后至气管旁和锁骨前斜角肌淋巴结。临床上常可以见到颈淋巴结转移灶为肺癌的首发症状，这是压迫气管的一个原因。

其他，如颈部脂肪瘤、血管瘤、平滑肌瘤、髓外孤立性浆细胞瘤、横纹肌瘤等都可能发生于气管旁，对气管造成不同程度的压迫。

参考文献

1. 林青，辛志军，孙立丽，等. 10 例不插管全麻声带微创手术的病例分析. 中国医学文摘耳鼻咽喉科学，2019(1)：33－35.

2. 张庆泉. 气管切开内镜下治疗气管支气管病变. 山东大学耳鼻喉眼学报，2012，26(4)：1－2.

3. 彭勇炎. 颈部疾病学. 上海：上海科技出版社，1986：38－39.

4. 孔维佳，周梁. 耳鼻咽喉头颈外科学. 3 版. 北京：人民卫生出版社，2015：532－535.

（张庆泉　王文一　王坤　王永福　马国伟　孙秀梅）

15 甲状腺肿瘤与气管疾病

甲状腺的各种增生性病变（包括肿瘤）都有可能对气管造成影响，如多发性结节性甲状腺肿、地方性甲状腺肿、胶性结节性甲状腺肿（或称无毒性甲状腺肿）、良性肿瘤及恶性肿瘤都可能对气管造成不同程度、不同形式的压迫、侵蚀和破坏，造成气管狭窄、通气障碍，从而危及患者的生命。

15.1 良性结节性甲状腺病变对气管的影响

多发性结节性甲状腺肿、地方性甲状腺肿、胶性结节性甲状腺肿（无毒性甲状腺肿）等对气管的主要影响都是外部压迫性改变，使得气管变形、狭窄，具体狭窄的情况要看病变的位置和程度。①偏于一侧的甲状腺病变，可以造成气管侧壁的压迫，使得气管呈前后径变长，左右径变窄，继而加重。②如果是甲状腺前壁的压迫改变，则可以造成前后径变窄，左右径变长，继而变窄造成呼吸困难。③前壁和两侧也可以一起增生压迫，这会造成除了后壁外的向心性狭窄。④甲状腺增生性改变也可以延伸到食管处，继而从后壁造成压迫。

甲状腺功能亢进和减退都可以造成甲状腺组织的增生，也可以造成以上的压迫。

以上病变的改变是缓慢的，潜移默化的，以至于患者忽视疾病的存在，耽误疾病的治疗。应该进行健康教育，以提醒患者注意该类疾病的危害性。

15.2 甲状腺炎性疾病对气管的影响

甲状腺炎性疾病包括急性甲状腺炎、亚急性甲状腺炎，其均可对气管造成压迫改变，这种压迫是急性的或亚急性的。发病较急，患者很快就注意到了，往往是先发生疼痛，继而加重，发生压迫憋气。临床应该注意甲状腺急性炎症的发展，避免出现压迫气管发生呼吸困难。

15.3 甲状腺出血性疾病对气管的影响

甲状腺出血性疾病多继发于甲状腺囊肿类疾病或肿瘤囊性变而继发的出血，囊内或肿瘤内的出血导致占位很快增大，对气管造成压迫而产生症状，如呼吸困难。

15.4 甲状腺良性肿瘤对气管的影响

甲状腺良性肿瘤多为甲状腺腺瘤，分为毒性腺瘤和其他腺瘤，组织学特征分为胚胎型、婴儿型、滤泡型、许特尔细胞型及乳头型。腺瘤发展比较缓慢，也有恶变的可能，一般较小时难以压迫气管，在增大明显时可对气管造成压迫；突然地增大，多有局部疼痛，此时多因腺瘤中发生出血，进而可能发生压迫气管的呼吸困难。

以上的病变都是在外部对气管造成压迫，呈外压型改变。

15.5 甲状腺恶性肿瘤对气管的影响

甲状腺恶性肿瘤对气管的影响是以几种不同的形式前后存在的。其分为甲状腺乳头状腺癌、甲状腺滤泡型腺癌、甲状腺髓样癌、甲状腺未分化癌，还有报道将甲状腺恶性淋巴瘤列入其中，不过一般临床医师均以前 4 种为标准进行诊疗。

甲状腺恶性肿瘤以 3 种方式对气管产生压迫或破坏。第 1 种是早期的外压型改变，呈弧形压迫；第 2 种是侵蚀型，肿瘤对气管壁造成侵蚀性改变；第 3 种从较易侵蚀的软骨环之间侵蚀进入气管内。第 1 种影响主要是在肿瘤早期发生，后期都是侵蚀性破坏；后两种的侵蚀也有不同，直接侵蚀软骨和软组织多是未分化癌，而从软骨环之间侵入则多是乳头状腺癌，多是后期也是整体的侵蚀破坏。

15.6 典型病例

甲状腺占位累及气管

病例 1

患者，女，98 岁，因为哮喘样呼吸困难 3 个月，逐渐加重，经过药物治疗无好转，呼吸困难加重 10 天而入当地医院治疗。检查发现老人的总气管有孤立性占位性病变，同时伴有甲状腺的异常图像。因为患者年老体弱伴高血压、糖尿病等，当地医院不能手术而转入我院。经过详细全面的查体后，我们组织了全院会诊（图 18），发现肿瘤可能发生于右侧壁，正好位于右侧甲状腺的占位性病变中部突向气管内（图 19）。因为担心支气管镜检查诱发呼吸困难加重，故未行支气管镜检查。经过充分讨论分析，认为该患者可以在一定的时间内平卧，高血压、糖尿病已经控制良好，尽管患者年龄近百岁，但是平时身体素质很好，也很乐观，遂在此基础上设计了手术及麻醉方案。

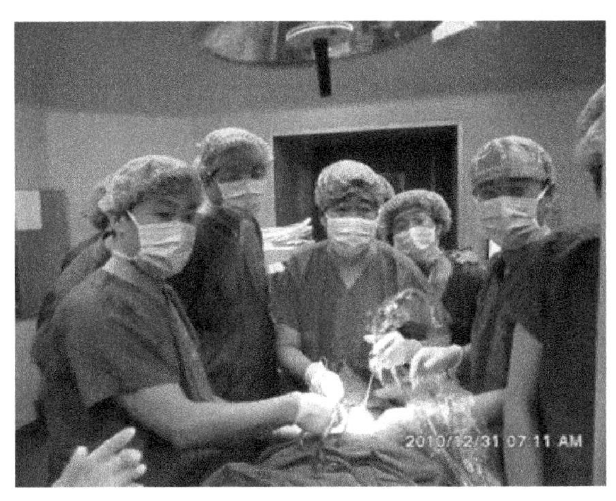

参加多学科会诊及手术的专家有汤义军副院长（胸外科）、张庆泉主任（耳鼻咽喉科）、宋西成副院长（耳鼻咽喉科）、姜秀良主任（麻醉科）、李爱芝主任（麻醉科）、张杰副主任（耳鼻咽喉科）、丛超护士长（手术室）、秦运梅副主任护师（耳鼻咽喉科专科手术室）等十余位。

图 18　医院领导亲临手术室，多学科密切合作进行手术（彩图见彩插 18）

在保证呼吸道通气的情况下，耳鼻咽喉科开始实施气管切开，分层切开皮肤、皮下组织、颈前带状肌，离断甲状腺峡部，纵向切开气管前壁，将气管壁与皮肤缝合固定，牵拉暴露气管，在保证通气量的情况下，于内镜下深入气管检查管腔情况，发现在胸廓入口下的右侧后壁有约 1.5 cm × 1.5 cm × 1.0 cm 的光滑肿块，钳夹肿块予以切除（图 20）。此时经气管切开处插入麻醉插管，给予足够供氧，并将气囊正好压迫在气管右侧后壁的创面处，在有足够量的氧储备后，拔除气管插管，发现肿瘤基底部有出血，吸净血液后给予局部修整切除并用电刀烧灼肿瘤基底部及止血，蒂部仅有 0.5 cm，与甲状腺连接，气管软骨无破坏。妥善止血后重新插入麻醉气管插管，缝合部分颈部切口，手术安全结束，转入 ICU 监护。

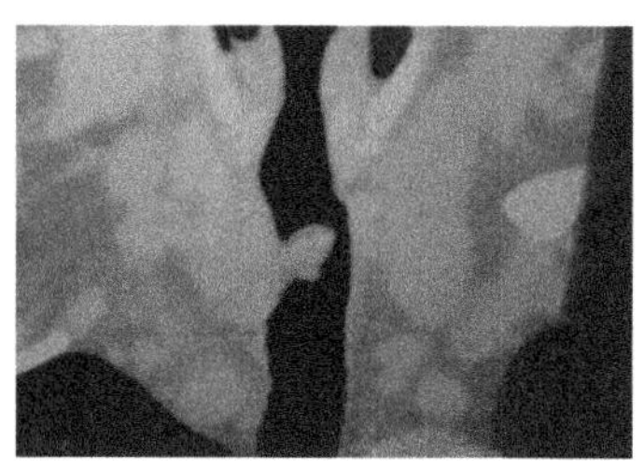

图 19 甲状腺肿瘤突入气管（彩图见彩插 19）

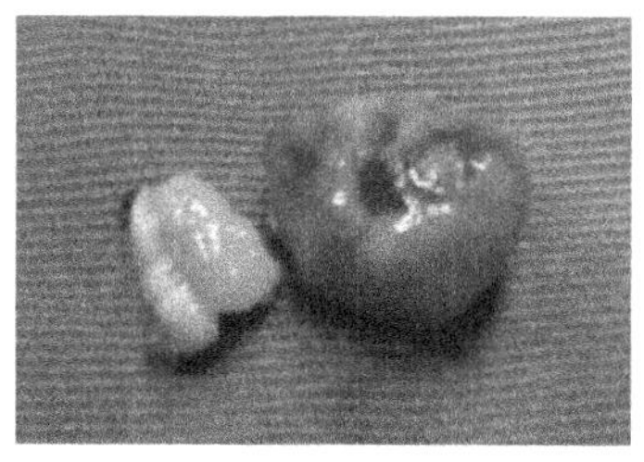

图 20 切除的突入气管的甲状腺肿瘤（彩图见彩插 20）

手术后第 3 天拔除气管插管，气管造口处任其自行愈合，病理报告示甲状腺乳头状腺癌侵及气管，经过讨论并与家属协商，考虑不宜行甲状腺切除手术，给予口服左甲状腺素钠片治疗；手术后第 8 天气管造口近愈合，出院观察治疗，没有再次发生哮喘样呼吸困难，继续服用左甲状腺素钠片观察治疗（图 21，图 22）。术后 5 年，患者因为心脏病发作而去世，享年 103 岁。

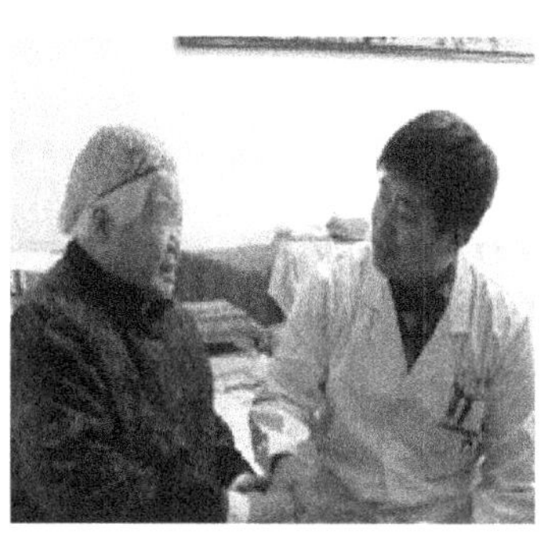

图 21 术后 2 年随访，患者口服左甲状腺素钠片治疗，呼吸良好（彩图见彩插 21）

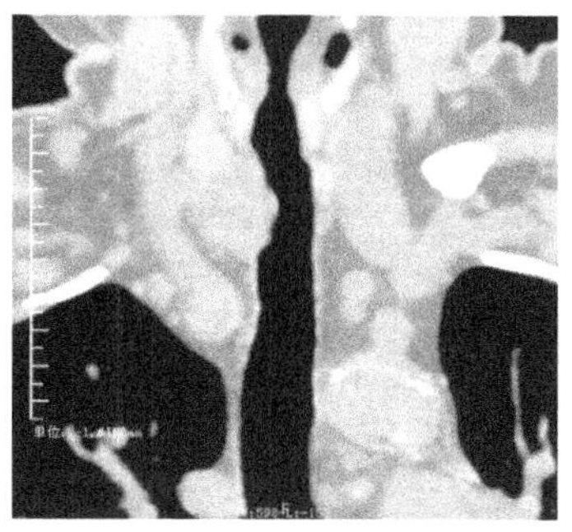

图 22 术后 4 年复查 CT，显示甲状腺体积与术后相仿，无明显增大，无气管狭窄（彩图见彩插 22）

病例 2

患者，女，75 岁，主因胸闷、憋气 2 个月，声音嘶哑 1 个月，于 2019 年 11 月 28 日入烟台市某医院耳鼻咽喉科。患者于 2 个月前无明显诱因出现胸闷、憋气，无吞咽困难、恶心、呕吐、音嘶哑、吸气性喉喘鸣、发热、寒战、头晕、头痛、午后低热、夜间盗汗等症状，未行任何治疗；1 个月前胸闷、憋气症状加重，伴声音嘶哑、吸气性喉喘鸣。门诊给予甲状腺三维 CT 检查后以“甲状腺肿块、桥本甲状腺炎、心房纤颤、气管狭窄”收入院。患者自发病以来，饮食、睡眠可，大小便正常，体重无明显变化。既往有甲状腺功能亢进病史 20 年。体格检查：颈部欠对称，气管居中，双侧甲状腺肿大，右侧有约 6 cm × 5 cm 大小的肿块，峡部偏左侧有约 3 cm × 3 cm 大小的肿块，肿块边界欠清，质韧，随吞咽上下活动，未闻及血管杂音。双侧颈部未及明显肿大淋巴结。喉镜检查见会厌无充血、水肿，抬举可，双声带动度可，闭合稍有缝隙，声门下右侧气管壁隆起约 2 cm × 1 cm，中部可见 0.8 cm × 0.6 cm 的肿块，表面凹凸不平，基底不清，双侧梨状窝对称，无潴留（图 23，图 24）。

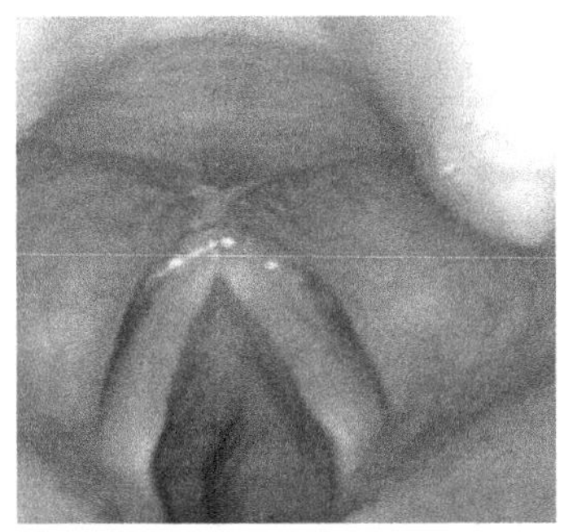

图 23　喉镜下可见右侧声门下隆起（彩图见彩插 23）

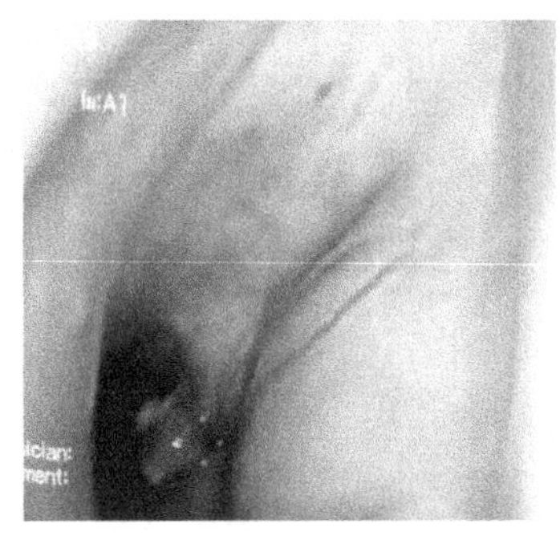

图 24　喉镜进入声门下可见不规则的隆起(彩图见彩插 24)

影像学检查：①甲状腺 B 超示右侧甲状腺肿大伴结节，考虑桥本甲状腺炎。②甲状腺三维 CT 示甲状腺左叶体积减小，甲状腺右叶体积增大，内可见约 6.0 cm × 3.7 cm 大小的类圆形低密度影，与环状软骨分界不清，突入气管腔致管腔狭窄，气管受压移位。③颈部三维 CT + 增强 CT 示甲状腺左叶体积减小，甲状腺右侧叶及峡部体积明显增大，内可见约 5.5 cm × 3.2 cm 大小的类圆形低密度影，边缘可见，增强扫描呈轻度不均匀持续性强化，与右侧环状软骨分界不清，突入气管腔致管腔狭窄，气管受压向左侧移位（图 25）。

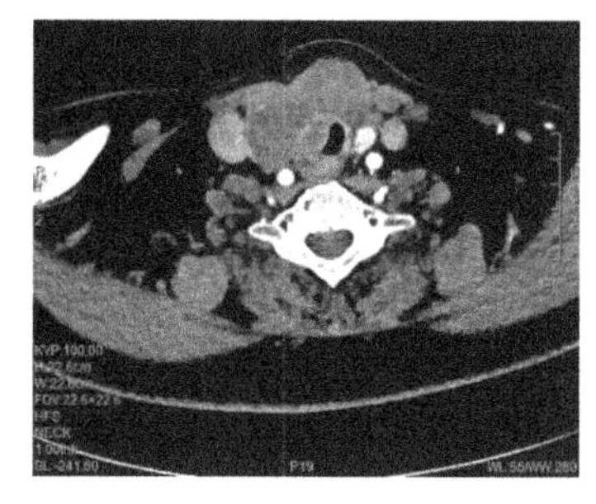

图 25　CT 示甲状腺右叶及峡部占位，气管受压推移，局部突入气管腔内致管腔变形变窄，并累及右侧环状软骨，后缘与食管分界不清，脂肪间隙消失（彩图见彩插 25）

入院诊断：①甲状腺占位；②冠状动脉粥样硬化性心脏病，心肌缺血，心功能Ⅲ级；③心律失常，心房颤动；④甲状腺功能亢进症治疗后；⑤桥本甲状腺炎。

完善相关术前检查，排除手术禁忌，于 12 月 1 日 9:00 在全身麻醉下行右侧甲状腺及峡部肿块全切术 + 气管切开术 + 部分气管切除术 + 气管造口术。选择较细的气管插管全身麻醉后，患者取仰卧位，双肩垫枕。常规术野皮肤消毒、铺巾，取颈前弧形切口，长约 7 cm，依次切开皮肤、皮下组织、颈阔肌筋膜，分离颈前肌群，显露甲状腺。探查见峡部突至左侧甲状腺叶的实性肿块约 3 cm × 3 cm，质韧，无正常甲状腺组织，右侧甲状腺可扪及约 6 cm × 5 cm 实性肿块，质韧，边界清，与环状软骨粘连，部分组织突入气管内，气管向左侧移位，周围无明显增大淋巴结。分别游离、结扎并切断左侧甲状腺叶上、中、下极血管，周围游离肿块后见肿块与气管浸润粘连，部分肿块进入气管，沿肿块侵及气管的边缘切开气管，拔除经口内的气管插管，从气管切开处重新插入气管插管，见第 1 ~ 4 气管环右外侧壁受侵，将受侵犯的气管环及甲状腺肿块完全切除，深部与食管粘连，给予完整分离切除肿块。经家属过目后送快速病理，结果显示梭形细胞肿瘤，不排除神经鞘瘤。清洁创面，查无出血，残腔置止血纱布，将肌肉与气管环间断缝合至皮肤，做造口，结束手术。术后病理：颈部神经鞘瘤。免疫组化：S-100（+）、CD34（血管+）、SMA（-）、Desmin（-）、CD117（-）、Bcl-2（-）、Dogl（-）、Ki-67（约2%+）（图26）。

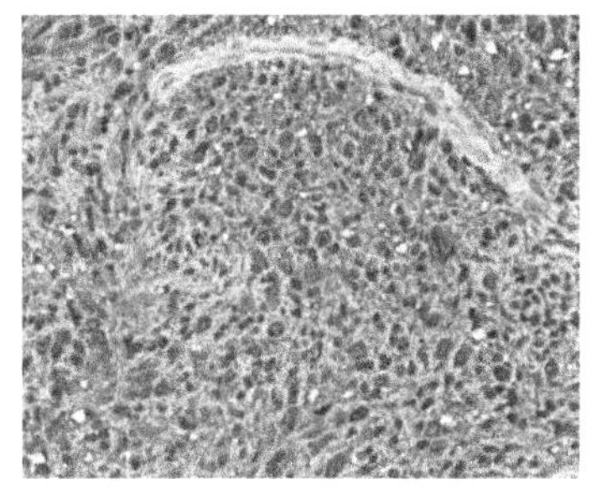

图26　细胞核卵圆形、长梭形，细胞质粉染，细胞束状、栅栏状排列，细胞整体形态温和，核分裂象偶见。S-100弥漫阳性（彩图见彩插26）

术后20天复诊电子喉镜见右侧声带水肿、充血，声门下可见白色伪膜肉芽附着（图27）。继续随访，术后6个月，患者颈前有一约2.5 cm×1 cm大小气管造口，深约1 cm（图28）；复诊电子喉镜见右侧声带略水肿，外展受限，声门下气管内径轻度狭窄（图29）；复查MRI未见肿瘤复发，手术相应部位气管轻度狭窄（图30）；颈部伤口恢复情况见图31。二期手术行皮瓣转移修复气管壁，患者平静时无憋气，体力活动后略有憋气不适。

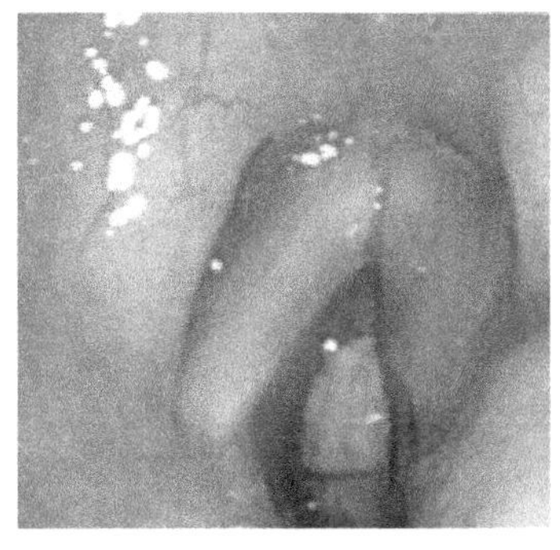

图27　患者术后20天喉镜下可见切口处肉芽（彩图见彩插27）

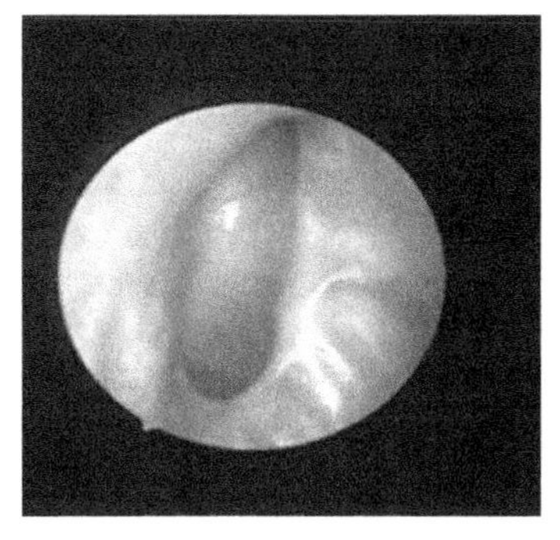

图28　术后6个月颈前的气管造口（彩图见彩插28）

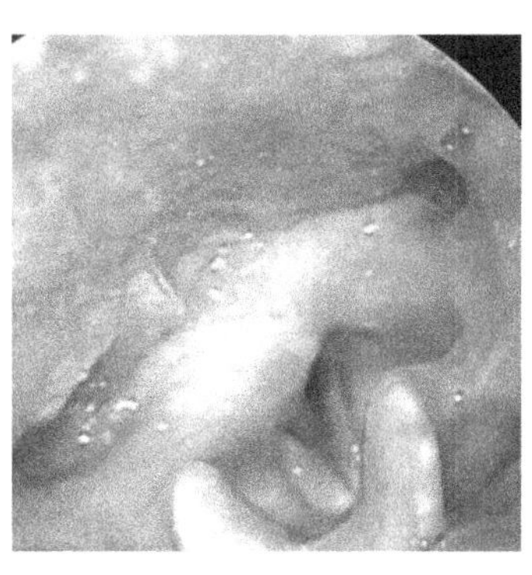

图 29　喉镜下见右侧声带略水肿，外展受限，声门下气管内径轻度狭窄（彩图见彩插 29）

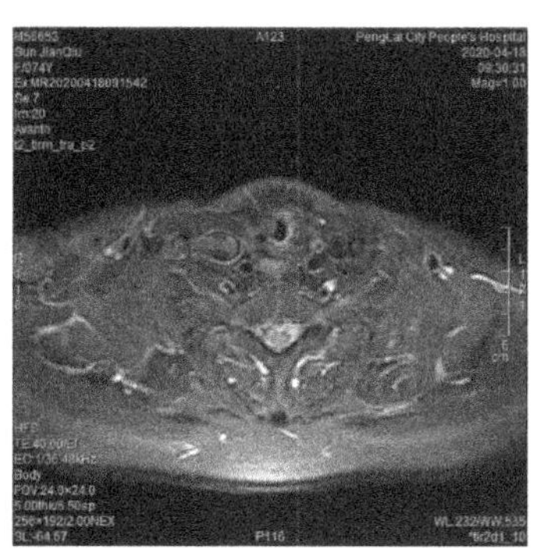

图 30　术后 6 个月 MRI 检查见手术相应层面气管轻度狭窄（彩图见彩插 30）

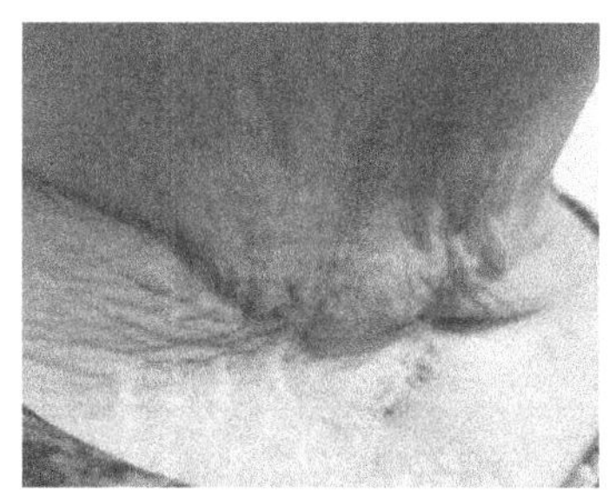

图 31　术后 6 个月颈部伤口恢复（彩图见彩插 31）

病例 3

患者，男，50 岁，因“创伤性休克、多发伤”于 2012 年 11 月 27 日被收入山东省某医院 ICU，经口气管插管呼吸机辅助呼吸 22 天后，脱机仍困难，综合评估决定给予气管切开术。术前专科查体见甲状腺轻度弥漫性肿大，未触及明显结节及肿块，无震颤及血管杂音，颈部淋巴结亦不大。术后查甲状腺功能：TSH 59. 51 μIU/mL（正常值 0. 27 ~ 4. 20 μIU/mL）；FT_3 1. 57 pmol/L（正常值 3. 1 ~ 6. 8 pmol/L）；FT_4 1. 89 pmol/L（正常值 12 ~ 22 pmol/L）；TG 0. 10 ng/mL（正常值 1. 4 ~ 78. 0 ng/mL）。按常规行气管切开术，待分离肌肉暴露甲状腺组织时，见甲状腺峡部弥漫性增厚，质坚硬如石头，切面色灰白，横于第2～第4气管环前，与气管粘连紧密，向上、向下分离均未探及游离缘，自肿块中央切开，留取部分灰白组织送病理。仔细止血，暴露出气管，而后顺利插入气管套管，并固定。患者术后病理：（甲状腺峡部）致密纤维组织增生，内散在少量萎缩的甲状腺滤泡，散在淋巴结浸润，符合Riedel甲状腺炎。

病例4

见气管侧壁及前壁的修补术病例。

参考文献

1. 纪小龙，吉米. 甲状腺病理诊断. 北京：人民军医出版社，2011：336.

2. PILAVAKI M, CHOURMOUZI D, KIZIRIDOU A, et al. Imaging of peripheral nerve sheath tumors with pathologic correlation: pictorial review. Eur J Radiol, 2004, 52(3): 229 – 239.

3. WANG T, YIN H, HAN S, et al. Malignant peripheral nerve sheathtumor(MPNST) in the spine: a retrospective analysis of clinicaland molecular prognostic factors. J Neurooncol, 2015, 122(2): 349 – 355.

4. 于喜法. 恶性外周神经鞘瘤52例临床病理分析. 中国实用神经疾病杂志，2017，20(12)：91 – 92.

5. 韩德民. 头颈外科学与肿瘤学. 3版. 北京：人民卫生出版社，2005：56.

6. CZAJA J M, MCCAFFREY T V. The surgical managenement of laryngotracheal invasion by well-differentiated papillary thyroid carcinoma. Arch Otolaryngol Head Neck Surg, 1997, 123(5): 484 – 490.

7. 中华医学会内分泌学分会，中华医学会外科学分会，中国抗癌协会头颈肿瘤专业委员会，等. 甲状腺结节和分化型甲状腺癌诊治指南. 中国肿瘤临床，2012，39(17)：1249 – 1272.

8. 陈爱民，骆献阳. 分化型甲状腺癌侵犯喉气管食管临床分析. 临床耳鼻咽喉头颈外科杂志，2017，31(10)：802 – 803.

9. 刘菲，郑宏良，陈世彩，等. 分化型甲状腺癌喉气管食管下咽侵犯的外科处理.

第二军医大学学报, 2008, 29(10): 1213 -1216.

10. SCHULLER D E, PARRISH R T. Reconstruction of the larynx and trachea. Arch Otolaryngol Head Neck Surg, 1988, 114(3): 278 -286.

11. FRIEDMAN M, MAYER A D. Laryngotracheal reconstruction in adults with the sternocleidomastoid myoperiosteal flap. Ann Otol Rhinol Laryngol, 1992, 101(11): 897 -908.

12. 唐平章, 祁永发. 带蒂肌骨膜瓣修复气管壁缺损. 中华耳鼻咽喉科杂志, 1994, 29(4): 238 -239.

(张庆泉 张芬 宫向荣 王文一)

治疗篇

16 气管切开术

气管切开术是一门古老的外科技术，古印度和古埃及的医学教科书中都有切开气管的记载。1718 年德国 Heister 医师正式将这种切开颈段气管，通过建立新的与外界相同的通道而进行呼吸的手术命名为“气管切开术”。经过漫长的发展，到 20 世纪初美国外科医师 Chevatier Jackson 通过仔细的临床观察，对该手术做了较为完整的论述，并使之标准化。20 世纪 20—30 年代，人们发现气管切开可以减少解剖无效腔，通过气管切开进行间歇性正压呼吸，奠定了治疗各种呼吸功能不全的理论与实践基础，使原先主要应用于急诊解除患者喉部及上呼吸道阻塞的气管切开术的适应证得以扩大，并广泛应用于临床。

现在气管切开术是解除喉源性呼吸困难、呼吸功能失常或下呼吸道分泌物潴留所致呼吸困难的常见手术。

16.1 适应证

（1）喉阻塞。任何原因引起的Ⅲ～Ⅳ度喉阻塞，尤其是病因不能很快解除时。

（2）下呼吸道分泌物潴留。各种原因所致下呼吸道分泌物潴留，为了吸痰和保持气道通畅，可考虑气管切开。

（3）预防性气管切开。对某些口腔、颌面、咽、喉部手术，为了保持术后呼吸道通畅，可先期施行气管切开。

（4）某些下呼吸道异物。可考虑施行气管切开术后加以取出。

16.2　手术步骤

（1）体位。一般取仰卧位，垫肩，头后仰，保持正中位，便于气管暴露以利于手术；若呼吸困难严重，无法仰卧，则可取半卧位或坐位进行手术。

（2）常规消毒，铺无菌巾。病情十分危急时，可不予消毒立即行手术。

（3）麻醉方式。一般采用局部浸润麻醉。

（4）切口。①纵切口：颈前正中，自环状软骨上缘至胸骨上切迹上1横指处，沿颈前正中线纵向切开皮肤、皮下组织及浅筋膜。②横切口：颈前环状软骨下约3 cm处，沿皮肤横纹行长4～5 cm切口，切开皮肤、皮下组织及浅筋膜。

（5）分离气管前组织。沿中线分离胸骨舌骨肌及胸骨甲状肌，暴露甲状腺峡部，若峡部妨碍气管暴露，可在其下缘稍加分离，将峡部向上牵引，必要时也可将峡部离断缝扎，以便暴露气管。分离过程中，要注意用相等力量牵开，使气管始终保持在中线，并经常以手指探查环状软骨及气管是否保持在正中位置，以防止气管被牵拉移位。

（6）切开气管。确定气管后，一般于第2～第4或第3～第5气管环处，用尖刀片自下向上挑开2～3个气管环或切开气管前壁形成舌形瓣，并将该瓣与皮下组织缝合固定1针。

（7）插入气管套管。以弯钳或气管切口扩张器撑开气管切口，插入合适的、有管芯的气管套管后，立即取出管芯，放入内管。

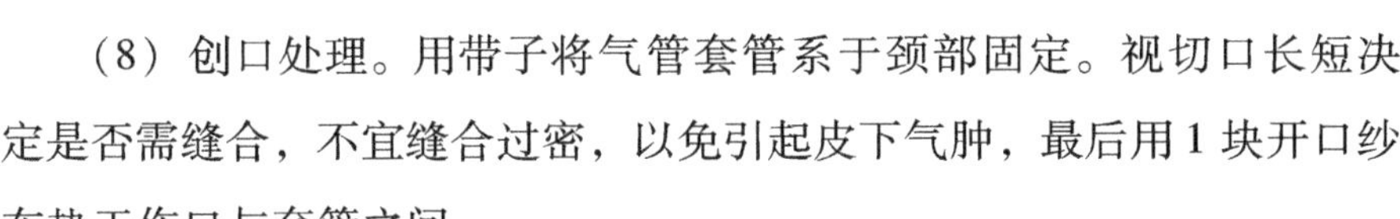

（8）创口处理。用带子将气管套管系于颈部固定。视切口长短决定是否需缝合，不宜缝合过密，以免引起皮下气肿，最后用1块开口纱布垫于伤口与套管之间。

16.3 并发症

气管切开后气流不经过上呼吸道，因此，与气管插管相比，气管切开没有气管插管对上呼吸道的机械刺激，也就没有上呼吸道感染、损伤、糜烂等缺点。其他优点还有：①易于固定；②易于呼吸道分泌物引流；③气道阻力低，而且易于实施呼吸治疗；④能够经口进食，可行口腔护理；⑤患者耐受性好。

尽管具有上述优点，但气管切开术也可引起许多并发症。

16.3.1 早期并发症

指气管切开术后的24小时内出现的并发症。

（1）出血。是最常见的早期并发症。出血凝血机制功能障碍的患者术后出血发生率更高。出血部位可能来自切口、气管壁。气管切开部位过低，损伤无名动脉则可引起致命性的大出血。切口的小动脉性出血需打开切口手术止血。非动脉性出血可通过油纱条等压迫止血，凝血机制功能的问题按照原发病处理。

（2）气胸。是胸腔顶部胸膜受损的表现。胸膜腔顶部胸膜位置较高者易出现，多见于儿童、肺气肿等慢性阻塞性肺疾病患者。上呼吸道梗阻患者若梗阻未解除时实施气管切开，常常因存在过度肺充气、胸腔膜顶部胸膜位置高而发生气胸，这类患者应首先行气管插管，之后再行气管切开较为安全。处理方法：若气体量少，可不予处理；若气体量大，且有明显症状时，应积极去除诱发因素，并请胸外科协助行放气手术。

（3）空气栓塞。是较为少见的并发症，与气管切开时损伤胸膜静脉有关。当胸膜静脉血管压力低于大气压时，空气可被吸入血管，导致空气栓塞。患者采用平卧位实施气管切开有助于防止空气栓塞。

（4）气肿。皮下气肿和纵隔气肿是气管切开术后较常见的并发症。皮下气肿多发生于颈部，有时可扩展至头和胸腹部，多可自行吸收，不需做特殊处理。颈部皮下气肿与气体进入颈部筋膜下疏松结缔组织有关。由于颈部筋膜向纵隔延伸，气体也可进入纵隔致纵隔气肿。皮下气肿和纵隔气肿本身并不会危及生命，但有可能伴发张力性气胸，需密切观察。

（5）呼吸骤停。长期呼吸道阻塞的患者，气管切开后可发生呼吸骤停，主要是因为此类患者的呼吸调节靠颈动脉体的化学感受器接受缺氧的刺激，气管切开成功后，患者血氧含量升高，颈动脉体的刺激消除，而此时二氧化碳对呼吸中枢的抑制尚未解除，因而发生呼吸骤停。此时应避免过度紧张、手忙脚乱，只需确定套管确实在气管内，并进行人工呼吸，呼吸片刻即可自行恢复。

16.3.2 *后期并发症*

是气管切开 24 ~ 48 小时出现的并发症，文献报道发生率高达40% 。

（1）切口感染。是很常见的并发症。细菌可来自外部的感染，与局部换药、清洁不足有关；也可能是肺部感染的来源，与肺部感染的控制、排痰、吸引气管内分泌物不及时有关。加强局部护理很重要。

（2）出血。气管切开后期也可发生出血，主要与感染组织腐蚀切口周围血管有关。当切口偏低或无名动脉位置较高时，感染组织腐蚀伤及血管，以及气管套管的管道摩擦导致无名动脉破裂出血，为致死性的并发症。

（3）气管阻塞。是可能危及生命的严重并发症。气管切开管被黏稠分泌物附着或形成结痂堵塞、气囊偏斜疝入或脱入管道远端形成堵塞、气管切开管歪斜致远端开口顶住气管壁等原因均可导致气管阻塞。一旦发生，需紧急处理。

（4）吞咽困难。也是较常见的并发症，与气囊压迫食管或管道对软组织牵拉影响吞咽反射有关，气囊放气后或拔除气管切开管后可缓解。

16.3.3　其他并发症

（1）喉气管狭窄。主要是气管切开处由各种原因的局部刺激导致局部瘢痕形成，可造成轻重不一的狭窄，重者不能拔管，需要手术处理后才能拔管。根据狭窄的程度，可进行喉扩张或整形术。

（2）拔管困难。局部切开后瘢痕形成，可造成局部气管狭窄，以至于拔管不能，需要再次手术切除局部瘢痕后再观察情况处理。

（3）喉返神经麻痹。气管切开时分离侧壁问题、局部感染问题、瘢痕形成问题，均可造成喉返神经麻痹，很难恢复。

（4）气管狭窄。气管套管的头端对气管的刺激、局部形成的瘢痕，均可造成气管狭窄。

（5）气管食管瘘。手术导致的后壁损伤、气管套囊的压迫、气管套管的扭曲，均可能对气管后壁造成损伤，久而久之局部的压迫缺血可形成气管食管瘘。若瘘口不大，可进行鼻饲，碘仿纱条填塞，等待瘘口自行愈合；若瘘口较大，则需手术修补。

（6）套管脱出。可观察棉花丝是否随呼吸气流上下飘动，若不动，多表示已脱管，需重新置入。

（7）较为少见，如喉返神经瘫痪、纵隔炎、肺不张等。

16.4　手术及术后注意事项

（1）认清解剖标志，尤其是儿童患者，避免把环状软骨当作气管环切开，造成喉狭窄。

（2）始终保持切口在正中位，两侧拉钩力量要均衡，且要常用手指触摸气管进行定位。

（3）切口大小要与气管套管相应。切口太大，套管容易活动造成气管前壁损伤，引起出血；切口太小，置入套管时可压迫软骨环使之内翻，易致气管坏死，造成瘢痕狭窄和拔管困难。

（4）定时放气管套囊，防止持续压迫造成气管环坏死导致气管狭窄。

16.5 术后护理

（1）保持套管通畅。及时吸痰，每隔 4 ~6 小时清洗内管 1 次，若分泌物较多，应增加清洗次数。

（2）维持下呼吸道通畅。室内应保持适当的温度和湿度，定时气管内滴药或雾化。生理盐水单层纱布加湿套管口，及时吸痰。

（3）防止套管脱出。随时调节套管系带的松紧，若发现脱管，应立即重新置入，防止窒息。术后 1 周内，因窦道尚未形成，尽量不要更换外管，若必须更换，应备好气管切开器械。

（4）防止伤口感染。每日换药至少 1 次，消毒切口周围皮肤，更换纱布，必要时，可酌情应用抗生素，控制感染。

（5）拔管。若症状已消除，可考虑拔管。拔管前先连续堵管 48 小时，若患者在静息及活动状态下均呼吸平稳，方可拔除套管。拔管后 1 ~2 天应严密观察，若有呼吸困难及时处理。

16.6 气管切开术治疗气管疾病

气管的病变，特别是胸廓入口下的病变，如气管的良恶性肿瘤、气管的狭窄、气管的特殊外伤、经支气管镜不能取出的气管特殊异物等大部分都需要开胸处理，有时还需要进行体外循环后才能开胸处理。

16.6.1　气管切开术切除气管肿瘤

对于气道严重阻塞者，任何气管插管的尝试均可能使气道完全闭塞而危及生命。气管肿瘤手术中的麻醉至关重要，瘤体较大致管腔几乎完全堵塞者，如果进行手术治疗，必须采用暂时性体外循环。临床研究显示气管肿瘤尽管发病率低，但以良性肿瘤或低度恶性肿瘤为主，这样就给内镜下微创手术带来了时机，但对肿瘤范围较大、恶性程度极高的病变仍然需要开胸处理。

我们经过多年的临床观察认为，肿瘤位于颈段气管或胸廓入口处，肿瘤占据管腔的70%以下，虽然呼吸困难但可平卧的情况下，可以行局部麻醉气管切开术，在保证呼吸功能的情况下行局部肿瘤的切除。操作时先插入内镜，在直视下观察肿瘤情况，然后选择合适的器械直接切除肿瘤或在内镜下应用激光、氩气刀等设备汽化切除肿瘤。

如果患者不能平卧行气管切开术，那就应该考虑体外循环或人工膜肺技术进行手术。

应用气管切开治疗的患者，均在麻醉师给氧、局部麻醉加辅助静脉麻醉下行气管切开术，然后在气管内黏膜麻醉下或经气管切开处插入纤细的麻醉插管行全身麻醉，切除肿瘤。

我们针对局限的气管腺样囊性癌患者进行了此类手术，手术后行放射治疗，最长者已观察近2年，情况良好，未见复发，仍在随访观察中。我们也收治过1例近百岁的甲状腺乳头状腺癌患者，肿瘤孤立性突入气管引发呼吸困难，经过气管切开处进入内镜，在内镜下切除突入气管的肿瘤，术后辅以甲状腺素替代治疗，患者又存活5年，因为心脏病发作在103岁时去世。

以上涉及的肿瘤分别位于气管前壁和侧壁，切除后进行局部牵拉缝合、断端吻合或空置都不困难，修复相对容易。重要的是快速准确地切开气管以解除呼吸道梗阻，气管切开一定要快速准确，头部不能过伸。因此，术前必须明确肿瘤的范围、大小、狭窄部位及气管切开的位置。颈前切口要大，出现紧急情况时便于暴露气管。笔者在麻醉师的配合下，对1例气管肿瘤患者平稳进行了气管切开并造口，因为肿瘤位于胸廓入口下方，气管切开的下方就是肿瘤，在内镜监视下，方便快捷地切除了肿瘤，止血后创面空置。另一例患者在气管切开时出现呼吸困难，但是快速地进行了低位气管切开，缓解了呼吸困难。多形性腺瘤具有恶变倾向，应该完整彻底切除，恶性者手术后辅助行放射治疗。

16.6.2 气管切开术治疗气管狭窄

在研究经气管切开切除气管肿瘤的基础上，我们又对气管狭窄的患者进行了相应的研究，也是在麻醉师的辅助下，在局部麻醉下行常规气管切开术，将气管切开边缘的皮肤与气管壁每侧用7～10号线缝合2～3针，牵拉固定，此时可以于气管切开处应用1%的丁卡因行气管内黏膜麻醉或静脉麻醉，保持自主呼吸，经气管切开处置入4 mm的内镜，在直视下检查狭窄部位，应用咬切器、激光、氩气刀等切除瘢痕组织，而后测量气管切开至狭窄部位的距离，修整T形管长度，将T形管长管段向下倒置于胸段气管内进行扩张，堵塞T形管支管观察呼吸情况，呼吸通畅后固定缝合气管切开处以固定T形管，术后堵塞T形管支管，定期复查。6个月后复查决定取出T形管的时间。

该手术方法的优点是经气管切开处可以伸入内镜，在内镜下直视处理瘢痕狭窄，扩大瘢痕狭窄处的管腔后，测量狭窄至气管切开处的距离，然后修整选择合适长度、直径的T形管，将长管段倒置入胸段气管内，这样可避免进行开胸手术，缩短了经各种硬、软质支气管镜操作的距离，内镜下使手术视野清楚、方便快捷，也避免了放置记忆合金支架刺激肉芽生长的弊病和激光治疗再狭窄的可能。但应注意，不能平卧者不可行此手术，麻醉可以采用气管内黏膜麻醉，也可以采用保持正常呼吸的静脉麻醉。扩张时间应该不低于半年，有瘢痕倾向者应适当延长扩张时间。

16.6.3 气管切开内镜下气管、支气管特殊异物取出

对经硬质气管镜不能取出的特殊异物，可以经气管切开插入支气管镜或插入 4 mm 的鼻内镜，在内镜直视下取出异物，手术方法是常规切开第 2 ~ 第 4 气管环，用 7 ~ 10 号丝线将每侧皮肤与气管壁缝合固定 2 ~ 3 针，牵拉固定。然后在内镜下检查，将支气管镜或 4 mm 鼻内镜由气管切开处深入气管、支气管，连接显示屏幕，在图像指引下检查气管、支气管情况，确定异物位置、堵塞程度、有无缝隙，吸净分泌物。分别根据异物的不同情况和性质，应用不同的直接喉钳、反张钳、抓钳或鼻部手术器械，在直视下取出异物。这样避免了开胸手术的创伤、痛苦、费用高等弊病。

气管切开处可以临时插入气管套管，也可以直接封闭气管套管者，可以根据具体情况掌握。插入气管套管者，一般在 3 ~ 7 天拔除气管套管，拆除缝线，气管口可以自然闭合。该技术尽管有气管切开的创伤，但是缩短了手术距离，比起开胸手术，损伤轻微。另外经气管切开插入内镜，连接显示屏幕，可在直视下观察气管、支气管特殊异物的情况，还可以通过气管切开处插入各种异物钳，顺利进行各种操作，取出复杂特殊异物。

16.6.4 气管切开术治疗气管外伤

气管外伤可以很快发生呼吸困难，也可以较长时间没有特殊症状，可以在发生咳嗽后症状突然加重而危及生命，所以只要是颈部外伤，不论是伤口有无或大小，均不能忽视，临床医师一定要严密观察，避免出

现意外。

在处理伤口时，一旦有伤口出现，可以顺伤口探查，也可以先气管切开保证呼吸，然后顺气管造口内镜下检查气管，有问题及时再根据情况处理，可以在内镜下缝合，根据损伤情况是否需要进行适当的扩张。

气管的各种不同的外伤，较为凶险，特别是气管断裂伤，不论何种外伤，局部的处理是必需的，先前的气管切开是必要的，有些操作可以通过气管切开的通路进行，如气管后壁的纵形裂伤、气管边缘的断裂伤，都可以通过气管造口进行操作，胸段气管的操作可以在内镜直视下进行，但是要注意有无纵隔气肿和气胸。

总之，针对气管的不同病变，采取不同的操作技术，有一些气管病变是可以通过气管切开造口进行操作的，还适用于部分胸段气管的病变，但是不能全部代替开胸手术，手术危险性也较高，手术前应与患者家属交代清楚，一定有胸外科医师做后盾，术前多学科会诊，做好综合考虑，防止意外发生。

16.7 气管切开术的改良

王文一、张庆泉等对常规气管切开术进行了改进和手术器械的设计，应用于临床效果良好。

临床资料：统计自2009年9月至2015年6月根据临床需要行常规气管切开术患者共185例，包括术前已经行麻醉插管76例，其中男102例，女83例，年龄18～93岁，平均56岁。

手术方法：在颈前正中，自环状软骨上缘至胸骨上切迹上1横指处，纵向切开皮肤、皮下组织及浅筋膜，将颈深筋膜在双侧胸骨舌骨肌之间锐性切开，血管钳钝性分离带状肌，然后用拉钩从两侧用相等力量牵开，暴露气管前筋膜，暴露气管后以空注射器穿刺，若有空气抽出，可确认为气管，穿刺也有助于鉴别是否是气管。暴露气管后一般用尖刀自下而上挑开第2～第4或第3～第5气管环，避免损伤气管和食管壁，用我们自行设计的气管撑开钳将气管切口撑开，撑开后用圆针7号线将两侧的气管软骨环与同侧切开的皮肤缝合各2～3针，如需经气管切开口处进一步手术，可将气管切开处双侧缝合线打结后预留10 cm，之后插入气管套管，注射器充入气体张开气囊封闭气管，颈部固定带固定气管套管，缝合气管套管下方切口，3～4天后拆除软骨环与皮肤缝线。

结果：采用这种改良的技术行气管切开术的185例患者，无一例出现气管切开后出血、插管困难，实现了气管套管一次性放置成功，无脱管等并发症的发生，并且方便再次更换气管套管，而且护理方便。

参考文献

1. 孔维佳，周梁. 耳鼻咽喉头颈外科学. 3版. 北京：人民卫生出版社，2015：518－521.

2. 黄选兆，汪吉宝，孔维佳. 实用耳鼻咽喉头颈外科学. 2版. 北京：人民卫生出版社，2008：449－458.

3. 姜泗长. 手术学全集耳鼻咽喉科卷. 北京：北京人民军医出版社，1994：484.

4. 李梅生，孔秋艳，袁素荣. 气管切开术后迟发性大出血死亡1例. 临床耳鼻咽喉头颈外科杂志，2008，22(13)：614.

5. 吴柳清，梁正中，唐向荣. 小儿气管切开术并发症原因分析. 山东大学耳鼻喉眼学报，2007，21(2)：163－165.

6. GOLDENBERG D，GOLZ A，NETZER A，et al. Tracheotomy：changing indications and a review of 1130 cases. J Otolaryngol，2002，31(4)：211－215.

7. WANG S J，SERCARZ J A，BLACKWELL K E，et al. Open bedside tracheotomy in the intensive care unit. Laryngoscope，1999，109(6)：891－893.

8. BOBEK S，BELL R B，DIERKS E，et al. Tracheotomy in the unprotected airway. J Oral Maxillofac Surg，2011，69(8)：2198－2203.

9. 张庆泉. 气管切开内镜下治疗气管支气管病变. 山东大学耳鼻喉眼学报，2012，26(4)：1－2.

10. 张庆泉，王强，宋西成，等. 气管切开内镜下切除气管肿瘤3例. 山东大学耳鼻喉眼学报，2011，25(1)：1－2.

11. 张庆泉，宋西成，张华，等. 气管切开切除气管多形性腺瘤二例. 中华耳鼻咽喉头颈外科杂志，2009，44(12)：1039－1040.

12. 张庆泉，王强. 气管切开后鼻内镜下取出气管支气管特殊异物6例. 山东大学耳鼻喉眼学报，2010，24(3)：59，62.

13. 翟嘉，邹映雪，郭永盛，等. 儿童气管支气管异物84例临床分析. 中国实用儿科杂志，2017，32(6)：467－470.

14. 周足力，杨锋，李运，等. 成人支气管内异物的诊断与治疗. 中国微创外科杂志，2018，18(6)：491－493，500.

（张庆泉　王文一　王春雨　陈秀梅　陈运东　于伟　张芬　李宇玥　王克亮　张涛　候威）

17 紧急气管切开术

紧急气管切开术是在患者病情危重复杂情况下实施的抢救患者生命的急救手术，较常规气管切开术减少了手术步骤，常将几个步骤合并，缩短了手术时间，尽快及时开放气道；较环甲膜切开术减少了并发症。此术式要求手术医师熟练掌握气管周围重要的解剖结构及手术技巧。

呼吸道阻塞分度（四度）及气管切开时机的把控如下。

Ⅰ度指平静状态下无明显呼吸困难，在活动及哭闹时出现呼吸困难，有吸气性呼吸困难及喘鸣的声音，剧烈活动时可有胸廓的内陷。Ⅱ度是平静状态下就会有呼吸困难，活动后出现吸气困难明显加重，并伴有喘鸣或胸廓、软组织塌陷的症状。Ⅲ度指安静时就有明显的呼吸困难，呼吸非常急促，同时伴有明显的喘鸣和吸气导致的胸廓凹陷，患者可出现烦躁不安、心率增快等其他症状。Ⅳ度指呼吸极度困难，患者出现非常高亢的喉鸣，伴有三凹征，甚至出现意识下降、大小便失禁等问题。任何原因引起的Ⅰ～Ⅱ度的喉梗阻，原因不能很快解除者应及时行紧急气管切开术。有的患者病情发展异常迅猛，如急性会厌炎，即使只有Ⅰ～Ⅱ度呼吸困难，也应及早行气管切开术。喉炎患儿喉阻塞在Ⅱ度时应在足量抗生素和糖皮质激素治疗下密切观察病情2～3小时，喉阻塞不能缓解，因患儿年龄偏小，对缺氧和 CO_2 集聚的耐受性差，缺氧严重并伴有 CO_2 中毒，应及早行紧急气管切开术。

17.1 适应证

（1）呼吸道吸入性损伤患者可很快出现呼吸道充血水肿，可发生广泛的小支气管痉挛、小气道阻塞，数小时后可并发上呼吸道梗阻，甚至窒息、死亡。

（2）颅底骨折患者多有严重的意识障碍，颅底口、鼻腔出血，急性颅内压增高导致的恶心、呕吐，常因误吸造成呼吸道阻塞而导致严重的脑缺血、缺氧，加重颅脑损伤。

（3）口腔颌面损伤导致的呼吸道阻塞和吸入性窒息，防治窒息是抢救的关键，气管切开可开放气道，清除气管内异物及血性分泌物。

（4）呼吸道异物患儿，应及时行紧急气管切开术开放气道，手术取出异物，为挽救患儿生命争取宝贵的时间。

（5）急性会厌炎突然呼吸困难加重或咽部血管神经性水肿突然发生的呼吸困难者。

17.2 禁忌证

以下几点是非绝对禁忌证。

（1）张力性气胸者，有较大的肺气泡破裂或较大较深的肺裂伤或支气管破裂，裂口与胸膜腔相通，且形成单向活瓣，空气从裂口进入胸膜腔内，但不能排出，使胸膜腔压力升高，压迫肺组织使之萎陷，此时的呼吸困难是由肺组织受压引起，行气管切开术可加重肺组织的萎陷。

（2）低血容量性休克、心力衰竭尤其是右心衰竭者。

（3）肺大疱、气胸及纵隔气肿未引流前。

（4）大咯血患者。

（5）心肌梗死患者（心源性肺水肿）。

17.3 手术

常规取仰卧位，若患者出现Ⅳ度呼吸困难濒于窒息，常烦躁不安，多不能平卧，手术增加了难度，可先给予面罩吸氧，一定程度上改善了缺氧状态后，取半卧位、稍垫肩体位；紧急气管切开术一般在局麻下进行，但手术可成为新的刺激源，加重了呼吸困难，患者烦躁不安、挣扎、呛咳，可使肺泡内压力明显增高而破裂，形成气胸，如能在全麻插管下实施手术可减少对患者的恶性刺激；取颈部正中线切口，将手术刀在环状软骨下切开皮肤，用手指在颈前带状肌之间钝性分离颈前组织至气管前壁，用手指触摸判断气管后直接切入气管，沿中线切断3个气管环和其间的膜部，避免切开环状软骨以免引起喉狭窄，出血时可直接用止血钳大块夹持组织以夹闭血管，待气道开放插入气管套管后再止血。

17.4 并发症

可参考气管切开术。

17.5 改良技术

在一些病情危重紧急情况下，及时、快速行气管切开术，可抢救患者的生命，也可降低因手术时机较晚引起的并发症。

为了解决快速行气管切开术的问题，王春雨等设计了带有穿刺刀头的气管插管，可以快速经皮直接穿刺进入气管内，拔除穿刺针，气管插管就留于气管内。针对经颈前的气管常规切开的位置，血管组织较多且有甲状腺，容易出血，把控有些问题，王文一设计了气管撑开钳，反向的痕状边缘使得气管切开的撑开不易滑脱，保证了气管切开的顺利进行。

参考文献

1. 周江成，陈劲梅. 紧急气管切开术并发症原因分析. 遵义医学院学报，2008，31(5)：501－503.

2. 仇锡斌. 紧急气管切开术抢救小儿喉阻塞 13 例临床分析. 中国眼耳鼻喉科杂志，2004，4(5)：335.

3. 杨大金，谢晓梅，曾平海，等. 紧急气管切开术在急诊救治中的应用 34 例分析. 中国误诊学杂志，2011，11(4)：964.

4. 沈海平，周建国，庄浩，等. 气管切开术在颌面部损伤救治中适应证的探讨. 中国急救学，2006，26(5)：390.

5. 周志勋. 紧急情况下的气管切开术. 华夏医学，2008，21(4)：721－722.

（于伟　程晓娟　王春雨　王文一　张庆泉）

18 经皮穿刺气管切开术

气管切开术最初仅用于解除喉梗阻引起的呼吸困难。随着对呼吸道疾病病理生理的深入研究，其应用的范围有了很大扩展，已成为治疗下呼吸道分泌物潴留所引起的呼吸衰竭（如颅脑外伤、胸腹部外伤及脊髓灰质炎等）的辅助治疗手段。技术的进步使得在床旁进行该手术变得安全可行。

经皮气管切开术是通过特殊器械采用 Seldinger 技术实施气管切开的一种技术，与外科气管切开相比，其创伤小、操作便捷，在已有的研究中证明与外科气管切开有相同的成功率和安全性，且经皮气管切开围术期出血少、窦道感染更少。经皮气管切开主要用于择期气管切开患者，不推荐 18 岁以下患者。

18.1 适应证

上呼吸道梗阻；气管保护机制受损；各种原因的昏迷、胸部外伤、胸腹部手术后患者一般情况差，咳嗽无力、各种呼吸功能减退等造成下呼吸道分泌物潴留；若实施下颌、口、咽、喉部大手术，为防止血液、分泌物、呕吐物下流或术后局部软组织肿胀阻碍呼吸，可先行气管切开；已经气管插管，预计长时间保留人工气管或机械通气的患者。

18.2 禁忌证

颈部粗短肥胖，颈部肿块；颈部外伤手术史；甲状腺弥漫性肿大、局部软组织感染、凝血障碍。

18.3 操作步骤

（1）术前准备。常规器械及药品准备：氧气、吸引器、面罩、喉镜、气管插管、气管切开包、抢救药品。术前检查气管切开套管气囊是否漏气。术前给予镇痛镇静。

（2）体位。正中仰卧位，头后伸，肩部垫高，使下颏、喉结、胸骨上切迹三点位于一条直线上。头部固定，否则气管偏斜将导致气管切口不正，容易发生术后并发症。

（3）常规消毒、铺巾。穿刺点选择：第 1 ~ 第 2 或第 2 ~ 第 3 气管软骨间隙。利多卡因局部麻醉后，于穿刺点做 1.5 cm 大小手术切口至皮下。

（4）将针芯放入穿刺套管后接有少量生理盐水的注射器。在麻醉穿刺点处垂直进针，有明显突破感后回抽见有气体，说明气管穿刺针在气管内。固定好穿刺针。

（5）取出针芯，经套管置入导丝，确保至少 10 cm 以上的导丝进入气管内，注意导丝方向，避免朝向头端。

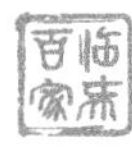

(6) 拔除穿刺套管，沿导丝放入扩张器，扩张皮下组织，避免过深，损伤气管后壁。固定好导丝避免滑出。

(7) 沿导丝头端推下特制扩张钳，分 2～3 次，依次扩开皮下组织和气管前壁，注意扩张钳的角度与方向。此过程注意导丝移位及打折。

(8) 沿导丝置入气管套管，拔除导丝，及时清除穿刺处痰液及血液。

(9) 气囊充气。用固定带固定套管，避免过松导致套管滑脱。

(10) 气管切开护理常规。注意呼吸，定时消毒，更换敷料。

18.4 注意事项

(1) 防治并发症。早期并发症：出血、气胸、空气栓塞、皮下气肿和纵隔气肿、导管误入假道等。后期并发症：切口感染、气管切开后期出血、气管阻塞、吞咽困难、气管食管瘘。

(2) 体位。术后半坐或半卧位，去枕，使颈部舒展利于呼吸和咳嗽。

(3) 防止意外拔管。正确牢固固定套管，每日检查，并及时更换固定带，避免过松，与颈部皮肤间隙不宜超过 2 指；对于意识不清、烦躁不配合者给予手臂约束带固定；呼吸机管路应有一定活动范围，防止翻身或头部活动时导致导管牵拉脱出。

参考文献

1. 钟贞，肖水芳，沈泓，等. 经皮旋转扩张气管切开术. 中华耳鼻咽喉头颈外科杂志，2006，41(4)：258－260.

2. 唐平，王小丹，梁彦涛，等. 经皮气管旋切术在危重患者人工气道建立中的应用价值. 中国医药导刊，2010，12(12)：2032－2033.

（杜宝青　张庆泉）

19 气管造口术

气管造口术是气管切开术的一种扩展，晚期喉癌、喉咽癌或晚期颈部肿瘤累及喉，需行全喉切除术，术中常规行气管造口术，又称气管造口术。

19.1 操作方法

传统的喉全切除术后行气管造口时，多在切断气管后，上提气管断端分离气管后壁与食管前壁，气管后壁修剪成小舌形瓣，松解气管后使上口与颈部皮肤平齐，拔出麻醉插管重新从气管断端口插入，以5-0可吸收线全层间断缝合原气管切开处的气管壁，维持气管前壁的完整性。环形切除遮盖气管造口处的多余皮肤，使其皮肤切缘距气管环1.0 cm。切除瘘口皮肤的皮下脂肪组织，上提气管使颈部皮肤瘘口切缘与气管壁组织形成端侧吻合，间断缝合气管壁与皮肤，缝合针勿伤软骨环，在2～3、9～10缝合点保持足够向外的张力，上方皮肤与气管后壁缝合后皮肤不应下坠，完成气管造口（图32）。

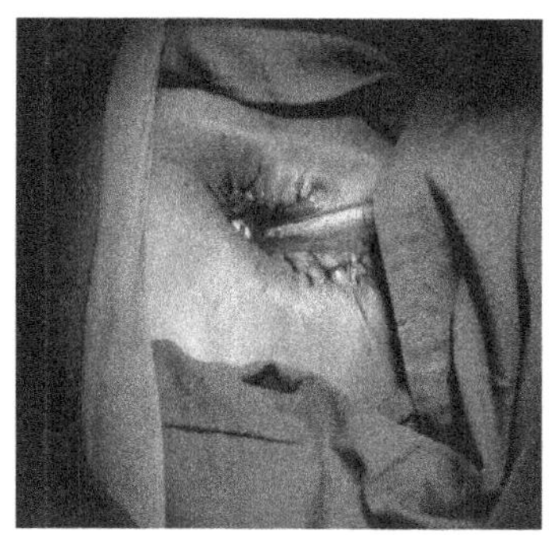

图32 全喉切除术后气管造口术（彩图见彩插32）

19.2 预防气管造口狭窄

注重生存质量的今天，如何提高患者生存质量的研究也成为我们临床医师重点研究的内容之一。而术中气管造口的处理对患者生存质量的提高亦起到了重要的作用。传统的全喉切除术后行气管造口术是将防止造口狭窄（tracheostomal stenosis，TSS）作为手术的重点。

既往预防方法：严格按手术操作进行，术中视病情尽量保留环状软骨的下半环；将气管断端切成斜面以扩大气管造口；造口周围皮肤应尽量多切除，缝合造口周围略有张力即可。这些方法的采取对防止气管造口狭窄可起到一定作用，但术后仍然需要戴大号全喉切除套管以扩大造口，而且时间达半年以上。

多年以前国外学者对喉全切除术后扩大气管造口术也进行了研究。1982 年 Myers 和 Gallia 报道了气管环后方单一减张切口皮瓣植入缝合的方法，Griffith 和 Luca 报道了气管环双侧减张切口皮瓣植入缝合的方法，亦取得了较好的效果，提高了患者的生存质量。但这些方法仍未能完全解决局部瘢痕形成的问题，术后仍有 8%～12% 再狭窄率。

近二十余年来许多学者对手术方法进行了探讨，改进气管造口术的方法，术中保留造口周围皮肤，对皮肤和气管行进一步的处理，术后造口符合呼吸道的要求，无须佩戴任何气管导管，更好地解决了此问题。目前常用的几种方式如下。

（1）十字形梅花缝合。术前用记号笔在胸骨上窝画一直径 2～3 cm 的圆圈，经过圆心再画两条互相垂直的线条，上两条线与水平线为 45°；沿圈内线条切开皮肤及皮下组织，游离形成 4 块皮瓣；常规切除环状软骨及其上喉体后，游离气管残端周围，长约 2 cm；将游离气管后缘膜部两端与上端皮瓣根部缝合，同时可切除上端皮瓣尖角部分，残留部分继续与膜部气管缝合；于气管 3 点、6 点、9 点 3 处各做一纵向切口，切开第 1～第 2 气管环，将皮瓣尖角部分插入缝合；游离的气管上缘与皮瓣根部对位缝合，至此即形成一梅花形造口；术后无须佩戴全喉套管，造口注意换药清理即可。

（2）X 形切开缝合。行常规喉全切除术，在第 2～第 3 环处切断气管，气管环断端相当于 3 点及 9 点处垂直切开约 2 个气管环，在皮肤上做 X 形切开。除去上下对顶角的三角形皮瓣，将两侧皮瓣插入切开的气管环缝合；于气管造口水平将双侧胸锁乳突肌胸骨端切断，使最终的造口上下径大于 3 cm。

（3）气管正中切开扩大气管造口。喉术后，用皮钳牵拉气管断端，周围稍加分离，气管前正中由上至下纵向剪开，长约 2.0 cm，至第 3～4 气管环处，在下端切口处向气管两侧横向切开各约 3 mm，将游离的气管断端呈倒梯形展开，气管造口周围皮肤环形切除，距游离的气管断端约 1 cm，以保证缝合后有足够的张力，将造口向外周牵拉，但以缝合后张力不致缝合处坏死为基本原则，将倒梯形气管断端与周围皮肤拉拢张力缝合，确保气管断端的气管软骨被周围皮肤所覆盖。缝合后气管外口可达 4.0 cm×3.0 cm 大小。对声门下受累的患者，可相应下移气管前正中纵向切口的位置，但尽量保持切口长度在 2 cm 以上，可以扩大气管造口的纵径，有效避免 TSS 发生。由于最大限度地利用了游离气管的横截面积，扩大了造口的周径，尤其是造口的横径，可以切除气管造口周围更大范围的皮肤，紧张缝合后使管周皮肤对气管口向外的牵引力更大，术后保证造口横截面较大；同时由于保存了气管软骨环的完整性，增加了软骨环的支撑作用，术后观察即使瘢痕回缩，也未导致 TSS 发生。造口周围皮肤切除的范围以距气管断端 1 cm 为宜，既不致皮肤过分松弛引起造口回缩，也不至于张力过高使气管皮肤缝合处坏死。将气管口周围适当游离向前拉出，以减少张力；并将气管附近部分甲状腺（尤其峡部）切除，半月形剪除胸骨舌骨肌及皮下组织，以减少周围组织对气管造口的压迫；将气管环断端与皮肤切缘断端吻合，确保气管断端被周围皮肤切缘覆盖，对减少气管软骨坏死、瘢痕形成，预防造口狭窄起到积极的作用。

（4）Z 字成形术。全喉切除术后，分离气管后壁与食管前壁，并轻微上提分离出的气管断端。以气管切开主切口中点为造口中心，以约 12 点处做纵向切口切开气管后壁，向左右牵拉开呈 V 形，V 角大小（以 α 表示）以 60°～70°为宜。气管断端上方做相同 V 形皮瓣，V 形边即为 Z 形臂长 L。修整造口周围皮瓣，使缝合后皮肤不致过分松弛而引起造口回缩，也不致因张力过高使气管皮肤缝合处坏死、愈合差而增加瘢痕形成的概率。造口后壁的处理：连续行 Z 字成形术，V 形皮瓣以嵌入方式与 V 形切口尖端相对嵌入缝合，使缝合后造口上半部缝合创缘呈 M 形。皮瓣另一侧边分别与气管断端左右侧壁缝合。修整气管前壁与造口下缘胸骨上窝处皮肤，对位缝合即可。Z 字成形术即对偶三角皮瓣，是利用组织的可移动性，把 2 个三角皮瓣相互交叉移位，这样既能延长轴线长度，又可改变瘢痕方向，松解挛缩，减小环形缩窄，达到改善功能与外形的目的。其广泛适用于蹼状挛缩畸形的松解，索状、条状瘢痕挛缩畸形，组织错位修复，前鼻孔、外耳道的环形狭窄等。Z 字成形术应用于皮肤美容缝合及头颈部部分手术中已取得了良好的整形美容效果。Z 字成形术应用于易环形狭窄的气管造口术中，首先应注意保留气管软骨环的完整，以便发挥其支撑作用，避免术后气管塌陷。其次采用嵌入式缝合处理造口后壁，增大了造口直径，然后利用 Z 字成形术的延长缩短效应，再次增加了造口周长。同时因 Z 形双臂侧向牵拉作用改变了瘢痕挛缩的方向，因此降低了术后造口回缩率。

（5）舌形皮瓣。常规行全喉切除术，在颈部 U 皮瓣的下方，做一舌形皮瓣，该舌形皮瓣的下方正好在设计好的气管切开的切口处。在喉全切除术切断气管时，对该舌形皮瓣应充分考虑到在气管造口时需要用到的皮瓣大小，当手术进行到切断气管时，不用在气管后壁留一段舌形黏膜片，不需过多游离气管后壁使气管与食管分离，而是稍加分离气管与食管，将舌形皮瓣向后翻与气管后壁黏膜缝合。气管断端前壁可切去少许，缝合于造口下方的皮肤。将颈部舌形皮瓣，应用于喉全切除术气管造口中，气管和食管之间只需稍加分离，就能将舌形皮瓣与气管后壁黏膜缝合，大大降低了出现无效腔的概率，减少了术后感染的机会，避免了瘢痕形成，取得了很好的效果。而且，术后不需佩戴喉套管，消除了对造口的刺激，护理方便，亦消除了患者对护理、清洗、反复插套管的恐惧感。

（6）镍钛合金支架。全喉切除后，分层缝合喉咽黏膜、关闭颈前皮肤切口。游离气管残端 15 ~ 20 mm，切除造口处的皮肤及皮下组织，形成直径约 20 mm 的圆形瘘口，将支架套于气管残端外面并略低于残端边缘，皮肤及皮下组织收缩时，可减少支架突出对皮肤的支撑及摩擦。用丝线在支架中部将支架与气管环间筋膜缝合固定，再将造口处皮肤全层、镍钛合金支架及气管残端全层“三位一体”间断缝合，使支架与气管残端、皮肤融合生长，形成一新的环状软骨，造口边缘有足够的张力，避免向心性的狭窄，注意皮肤应遮盖支架与气管残端相连。缝合时注意将支架与气管残端固定，防止支架移动，为镍钛合金支架与气管融合生长创造良好的条件。支架的网眼结构有利于气管外壁与其周围组织的密合，最终成为一体，确保气管造口的形态稳定。相比于马蹄形镍钛合金支架，环形支架效果更好。马蹄形支架在术时不能较好地控制造口的大小，术后对造口的支撑稳定性较差，仍受到个体差异的明显影响，在造口瘢痕增生及收缩时难以完全达到支撑的目的，术后可能造口过大或过小而出现狭窄。

19.3 气管造口狭窄

TSS 是喉全切除术后的严重并发症之一，术后发生 TSS 则须长期佩戴金属套管。套管刺激气管黏膜，引起咳嗽、痰多，痰液附在套管周围，易引起气管造口感染。术后护理清洗极其不便，且套管摩擦气管黏膜发生糜烂、溃疡、肉芽增生、血痰，更甚者长期戴管可损伤血管，发生致命出血。颈前佩戴套管，给患者身心带来不良刺激，影响正常生活。此外，患者若安装发音管，需要较大的空间发音，戴管则使发音效果差，甚至不能发音。因此，如何在操作过程中预防 TSS 的发生就显得尤为重要。

目前将 TSS 分为 3 型：①中心型，主要由气管造口周围瘢痕增生、挛缩引起；②垂直裂隙型，主要由胸锁乳突肌胸骨头的压迫造成气管软骨环的坏死和气管壁塌陷而引起；③皮肤遮盖型，由气管造口下方或上方皮瓣皮下脂肪过多堆积、垂入造口引起。

据 Yonkers 等报道 TSS 发生率为 22%～42%，其形成有多种因素。①瘢痕收缩：气管造口术术后一段时间造口均会逐渐缩小，一般在 3 个月左右逐渐稳定；②局部感染：肉芽组织增生，金属导管摩擦刺激使瘘口逐渐缩小；③局部皮肤松弛：皮下组织及脂肪过多，造成气管造口局部受压，气管周围游离不够，缝合后皮肤对气管造口起不到向外牵引作用；④气管断面未按最大截面切断，气管断端横截面积小致术后狭窄；⑤术后放疗造成局部动脉内膜炎，血管栓塞，组织缺血缺氧，使局部软骨及周围组织坏死感染，再进一步瘢痕收缩而狭窄；⑥甲状腺肥大，胸骨舌骨肌压迫等。外科手术因素在 TSS 的发生中起主要作用，气管造口成形术已成为预防和治疗 TSS 的最主要的方法。

参考文献

1. YONKERS A J, MERCURIO G A. Tracheostomal stenosis following total laryngectomy. Otolaryngol Clin North Am, 1983, 16(2): 391－405.

2. 胡连德，任树北，朱旭，等. 气管正中切开扩大气管造瘘口预防喉全切除术后颈部造瘘口狭窄. 中国耳鼻咽喉颅底外科杂志，2014，20(6)：538－539.

3. 祝佼，李文，袁莉清. “Z”成形术在喉全切除术气管造瘘中的应用. 华西医学，2015，30(12)：2276－2278.

4. 李永强，张文山. 颈部舌形皮瓣在喉全切除术气管造瘘中的应用. 中国耳鼻咽喉头颈外科，2009，16(4)：171－172.

5. 麻宁，陈付华，郭欣. 喉全切除术后气管造瘘口狭窄的预防及处理. 临床耳鼻咽喉头颈外科杂志，2012，26(4)：177 – 178.

6. 赵青，陈金湘，顾晓玲，等. 喉全切除后气管造口扩大术及 Blom-Singer 在发音重建中的应用. 中国眼耳鼻喉科杂志，2003，3(6)：379 – 380.

（张华　张庆泉）

20 气管胸部造口术

对于头颈部肿瘤，如声门下喉癌向下侵及颈段气管或甲状腺肿瘤累及气管，在手术中要过多切除颈段气管，这样就需行气管的胸部造口术，解决患者的呼吸困难问题，并可以经过气管的胸部造口行气管、支气管肿瘤的治疗。

曲福生最早在《中华耳鼻咽喉科杂志》报道了胸部气管造口的病例，开创了国内颈部肿瘤治疗在颈段气管切除后行胸部气管造口术的先河，给晚期肿瘤患者带来了希望。

郑宏良等报道了20 例晚期头颈部肿瘤的患者根治性手术后行胸骨柄上气管造口术，因为手术切除了全喉和颈段气管或因甲状腺癌切除了双侧甲状腺，以及累及的颈段气管，在切除胸骨头的部分以后，向胸部游离气管，在胸骨柄上行气管造口完成手术，一期愈合 15 例，延期愈合 3 例，二次修复 2 例。郑宏良认为胸骨柄上造口给晚期头颈部肿瘤累及颈段气管的患者提供了机会，在切除了颈段气管后行气管低位造口，但是该手术有一定的风险，术者应该有丰富的解剖知识和临床经验，并熟练掌握手术技巧才能完成。

对甲状腺肿瘤累及气管者，笔者在切除了双侧甲状腺，以及颈段气管的前壁后，在胸外科的配合下，切除了部分胸骨柄，对气管行低位造口，对保留喉部和部分气管后壁的患者，后来又分期实施了颈段气管的成形术，成功为2例保留喉部的患者重建了气管，恢复了经口呼吸。

典型病例：患者，女性，43岁。因为甲状腺癌累及气管住院治疗，在手术中发现肿瘤大部分累及了气管的前侧壁，向胸廓入口的气管前壁延伸，在切除了肿瘤及部分气管以后，在胸外科的配合下，咬除大部分胸骨柄，将皮肤拉入胸骨上窝处的下方，与胸段气管的前壁吻合，其他气管均与周围皮肤缝合，形成长条状的气管造口，下缘造口的部位在胸廓入口的下缘下方（图33）。在病情稳定后，因为保留了后部和气管后壁，分次行气管侧壁加高，分次修补前壁，最后成功地恢复了经口呼吸（图34）。此种情况不适合于颈段气管全部切除者，临床医师应该注意。

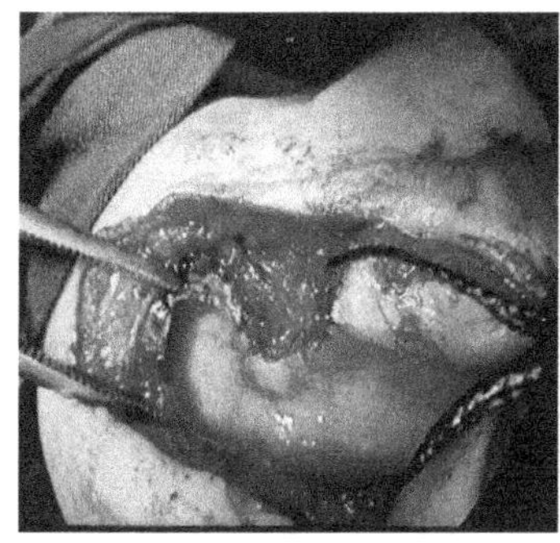

图33　气管胸骨柄部造口术
（彩图见彩插33）

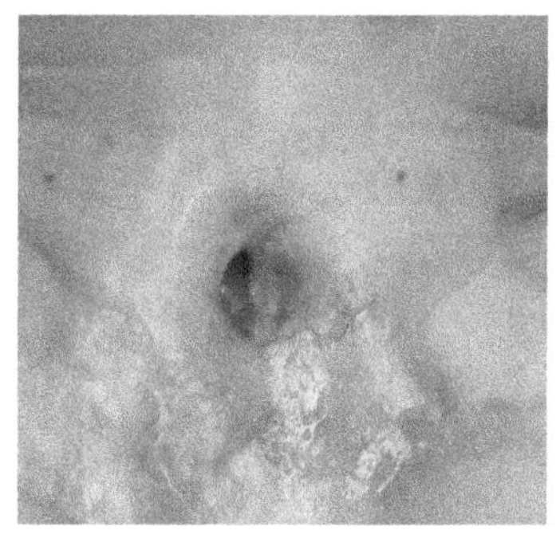

图34　气管胸部造口术后又再次进行手术，保留了部分气管后壁
（彩图见彩插34）

参考文献

1. VRIENS M R, SCHREINEMAKERS J M, SUH I, et al. Diagnostic markers and prognostic factors in thyroid cancer. Future Oncol, 2009, 5(8): 1283-1293.

2. CAVICCHI O, PICCIN O, CALICETI U, et al. Accuracy of PTH assay and corrected calcium in early prediction of hypoparathy-roidism after thyroid surgery. Otolaryngol Head Neck Surg, 2008, 138(5): 594-600.

3. NANCHEN D, GUSSEKLOO J, WESTENDORP R G, et al. Subclinical thyroid dysfunction and the risk of heart failure in older persons at high cardiovascular risk(3). J Clin Endocrinol Metab, 2012, 97: 852 – 861.

4. 曲福生. 胸骨“开窗”式上纵隔廓清术. 中华耳鼻咽喉科杂志, 1989, 24(6): 386.

5. 张才云, 郑宏良, 朱敏辉, 等. 胸骨柄上气管造口术. 第四届全国耳鼻咽喉科大会, 北京: 2014.

(姜绍红　张庆泉)

21 环甲膜切开术

环甲膜切开术（cricothyroidotomy）是迅速在环甲膜做切口，将插管穿过该切口以建立充气和通气气道的一种急救手术；用于紧急抢救的喉阻塞患者，是针对来不及做气管切开术的暂时性急救方法。

20 世纪之前，行气管切开术治疗喉阻塞的并发症发生率和死亡率高达 50%。20 世纪初，Jackson 首次报道气管切开术的入路，强调解剖关系的重要性，将行气管切开术的死亡率降至 3%。1921 年 Jackson 报道 200 例声门下狭窄患者，把这一并发症归因于行环甲膜切开术，此后环甲膜切开术一度被摒弃。但 20 世纪 70 年代后，国内外有研究发现环甲膜切开并非都引起声门下狭窄。Brantigan 行环甲膜切开术 655 例，发生手术并发症者仅占 6.1%。

（1）优点。①解剖标志明显，易操作。②不容易发生气胸。③颈椎病患者无须过伸颈部即可手术。④脱管后容易再次插入，无假道。⑤颈部过短者亦可快速切开。

（2）解剖位置。环甲膜的边界上为甲状软骨，下为环状软骨，可以通过该区域轻微凹陷来识别环甲间隙。环甲动脉是甲状腺上动脉的分支，沿着环甲膜的两侧行进，并在中线吻合，更靠近环甲膜的上缘。

21.1 适应证

①急性上呼吸道梗阻。②头面部严重外伤。③大量出血、呕吐、先天性畸形等气管插管有禁忌或病情紧急而需快速开放气道时。

21.2 禁忌证

①喉气管断裂、气管缩至胸腔者。②儿童喉腔狭小、环甲膜切开后易喉狭窄。③以嗓音为职业的工作人员。④声门下有炎症、新生物。

21.3 手术方法

首先摸清甲状软骨和环状软骨的位置，定位环甲膜，于甲状软骨、环状软骨间隙做一长 1 ~2 cm 的横向皮肤切口。分离颈前肌层，迅速行环甲膜处横切口，长约 1 cm 直至喉腔完全切通，手术时应避免损伤环状软骨，以免术后引起喉狭窄。用刀柄或止血钳撑开，插入气管套管。

情况十分紧急、来不及切开时，可用刀、粗穿刺针或其他任何锐器，迅速自环甲膜处刺入并使切口撑开。如遇环甲动脉损伤、有较明显的出血者，需将切口扩大，以便结扎止血。随后，可行气管插管，转为常规气管切开术。

注意事项：①手术时应避免切伤环状软骨，以免术后引起喉狭窄。②环甲膜切开术后的插管时间，以不超过 24 小时为宜，并避免选用金属套管，以防磨损环状软骨，导致喉狭窄。③情况十分紧急时，用一粗的注射针头，经环甲膜直接刺入声门下区，亦可暂时减轻喉阻塞症状。穿刺深度要掌握恰当，防止针头未进入声门下区或刺入气管后壁。若备有环甲膜穿刺器，可用其迅速缓解呼吸困难（图 35）。

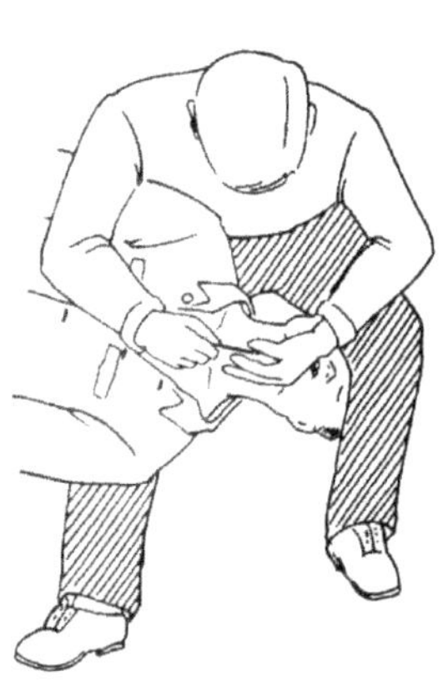

图 35 单人行紧急环甲膜切开术体位

21.4 并发症

①皮下气肿：最常见的并发症。②气胸及纵隔气肿。③出血：术中伤口少量出血或动静脉损伤出血。④拔管困难：术后感染、喉狭窄。⑤气管食管瘘。⑥甲状软骨、环状软骨或气管环撕裂。

为了解决快速气管切开的问题，于伟等又设计了经环甲膜快速穿刺器，使得环甲膜的切开更加快速、方便，极快地解决了呼吸困难，又提供了好的手术器械和技术方法。

参考文献

1. 黄迪炎，纪宏志，王学礼．环甲膜切开的临床观察．中华耳鼻咽喉科杂志，1999，34(4)：240.

2. 用文明．环甲膜切开术 165 例报告．中国耳鼻咽喉颅底外科杂志，2002，8(3)：200－201.

3. 邵承柱，雀东兴，译．环甲膜切开术．国外医学耳鼻咽喉科学分册，1979，2(1)：38－40.

（孙岩　于伟　张庆泉）

22 气管阻塞手术前后的重症监护

气管阻塞患者，特别是患有严重基础疾病，并伴有器官功能障碍或全身状态较差者，以及一部分虽然病情不重，但有较高的发生呼吸系统严重并发症的风险，特别是老年、肥胖、高血压、冠心病、有呼吸系统疾病者，术前要做全面检查。术者需要对患者的全身状况有足够了解，查出可能影响整个病程的潜在因素，包括心理和营养状态，心、肺、肝肾、内分泌、血液及免疫系统功能等。因此，除了要详细询问病史，进行常规检查外，还要进行涉及重要器官功能的检查评估，以便发现问题，在术前予以纠正，术中、术后加以防治。

气管阻塞手术后的患者一般可返回原病房。需要监护的患者可以送入重症医学科进行监测治疗。常规监测生命体征，包括体温、脉率、血压、呼吸频率，记录每小时尿量、出入量等。

术后患者管理涉及呼吸、循环、镇痛镇静、谵妄、躁动等及手术相关并发症的防治等。

22.1 呼吸功能管理

术后转入ICU的患者大部分是需要进行机械通气的，因此这部分患者的呼吸管理是ICU的重点工作。一方面，需要合理设置呼吸机模式和参数，使其比较理想地符合呼吸生理，改善患者的通气和换气功能；术后根据患者具体情况可给予机械通气模式：P-A/C、V-A/C、SIMV、PSV等，同时动态复查血气分析，根据血气分析调整呼吸机参数；另一方面，应尽快使患者脱离呼吸机，减少呼吸机产生的气压伤及其对循环的影响，降低呼吸机相关性肺炎的发生。若无禁忌，可适当加快输液速度或（和）应用小剂量利尿剂加快药物排泄；可适当给予呼吸兴奋剂或麻醉药物的拮抗剂，以促进患者自主呼吸功能尽快恢复。待神志清醒、生命体征稳定、肌松药物和镇静药物作用消失，即可考虑停机拔管。对于口、咽、颌、面、喉部位大手术后的患者，为保持气道通畅，应保留气管插管或进行气管切开，避免误吸及呼吸道梗阻等并发症的发生。颈部巨大肿块的患者，气管壁因受压软化，肿块切除术后可因气管塌陷而发生窒息，拔除气管前必须进行必要的检查和评估，同时由麻醉科、手术科及ICU医师共同完成，必要时快速建立人工气道。

术后呼吸系统并发症的诊治，包括气道阻塞、气管水肿、手术切口血肿、声带麻痹和气管塌陷、恶心呕吐等。

22.1.1　气道阻塞

发生气道阻塞的原因有舌后坠、分泌物、血液堵塞上呼吸道，喉头痉挛，全麻未醒。在气管切开术后，应注意口内血液流入气管内堵塞气道的危险。舌后坠多由患者未清醒，或肌松剂残余导致舌体落下，或咽腔肌肉失去肌张力，堆积在喉头，堵塞上呼吸道所致；血凝块、大量黏性痰堵住气道，特别是婴幼儿和高龄患者麻醉后咽部肌张力恢复慢，苏醒也慢，且苏醒后容易复睡，容易发生术后气管阻塞。喉痉挛诱因较多，如气道分泌物和置入口咽通气道力度过强、过于频繁的吸痰刺激；也可能是远处刺激，如术后伤口远处刺激（术后伤口疼痛及调整引流管）等。气道阻塞临床表现为深睡状态、鼾声明显、吸气困难，严重者出现三凹征，或呼吸频率较快，呼吸幅度较弱。监测发现患者：血气分析中血氧饱和度降低，二氧化碳分压增高；通气量明显减少，气道阻力增加。处理：面罩吸入纯氧，人工呼吸，清除气道分泌物，畅通呼吸道，托起下颌，或置入口咽通气道；严重喉痉挛可应用肌松剂，效果不佳者可行环甲膜穿刺置管，也可以行紧急气管切开术通气供氧。除了上述原因导致的气管阻塞外，还存在气管水肿和手术切口血肿及声带麻痹和气道塌陷导致的气管阻塞。

22.1.2　支气管痉挛

麻醉或手术中支气管痉挛均可发生，从而造成下呼吸道梗阻。原因常见于术前患者气道处于高反应状态，如有哮喘或慢性阻塞性肺疾病史，这类患者术中、术后气道处于应激状态，某些麻醉药物或肌松药物会促使组胺释放，以及浅麻醉手术、气管导管拔管刺激、吸痰刺激等都有可能引起气管痉挛、哮喘发作。处理：主要给予支气管扩张药物，解除支气管痉挛，如氨茶碱和糖皮质激素等。

22.1.3　呕吐误吸

全麻恢复期患者发生呕吐情况较多，如果患者全麻未醒或非气管内全麻时呕吐有发生误吸可能。一旦发生误吸可造成肺部严重损伤，有并发肺部感染可能。防治方法：术前有效禁食禁饮；术毕拔管前给予昂丹司琼4～8 mg静脉注射，可较好预防呕吐。对于术后预防发生呕吐，应在患者完全清醒后拔管。非气管内全麻患者，术后应将头颈部后仰，偏向一侧，且头低位，利于呕吐物流出口外；一旦发生呕吐立即清除呕吐物，还要考虑误吸可能。听诊双肺呼吸音是否清晰、对称。一旦有误吸，果断行气管插管进行气道冲洗，必要时给予纤维支气管镜检查，并给予抗生素预防感染，必要时应用机械通气。

22.1.4 声带麻痹和气管塌陷

凡是手术操作可能损伤喉返神经或可能术后发生气管塌陷者，拔管时做好气管阻塞预防。一旦发生气管塌陷立即通气供氧。做好紧急插管、环甲膜穿刺、气管切开准备。

22.1.5 手术切口血肿

对于颈部手术切口血肿压迫导致的上呼吸道梗阻，立即实施血肿引流是解除气道压迫最直接有效的方法。病情紧急情况下，可实施切口引流，必要时进行硬性钢丝支架气管导管插管或气管切开，解除气管阻塞。

22.1.6 气管水肿

以小儿多见，特别是术前存在上呼吸道感染者；反复多次插管；气道局部或毗邻部位手术者。术后应用面罩纯氧吸入，静脉或雾化吸入糖皮质激素，必要时应用抗生素。

22.2 血流动力学管理

手术的风险程度不仅仅取决于心脏病本身的性质和心功能状态，还与手术对循环功能的影响及术中术后对循环功能的有效管理有关。围术期的血容量变化、水电解质和酸碱平衡的改变、缺氧和高碳酸血症、低血压和血管活性药物等也会影响患者的心脏和循环功能。因此维持良好的循环功能是围术期特别是重症患者处理中的重要环节。术前要详细采集病史，尤其有心脏病患者，要注意其症状、疾病过程、并发症、用药情况，以及治疗反应情况。对于心功能不全、心律失常、高血压等术前应当给予积极处理。

22.3 重症患者术后循环系统监测

22.3.1 心电监测

心电监测测定心率并发现和诊断心律失常、心肌缺血，某些心电图改变提示电解质异常。对术后患者进行24小时连续床旁心电监测，警惕任何心率、心律和传导异常改变，及时发现各种心律失常和心搏骤停。成人心率波动于80～100次/分，超过130次/分或低于60次/分可能影响血流动力学。术后心率增快原因有血容量不足或存在出血、低钾血症、心功能不全、高热、药物不良反应及缺氧和疼痛等。而心率减慢见于深度麻醉或镇静、电解质紊乱及传导阻滞等。应积极针对病因治疗。

22.3.2 术后心律失常

可发生在任何时间，术后3天较常见。原因包括基础性心脏疾病、心肌缺血缺氧、电解质紊乱、代谢紊乱，以及药物作用等。影响血流动力学稳定的心律失常都要积极处理。

22.3.3 血压监测

无创血压监测是ICU常用的自动测压技术，虽然无创但有一定的局限性：心房颤动时可使测得值难以分析，患者活动时也影响测压结果；当血压过高、过低时可能与动脉血压结果不一致；反复测量可导致测压肢体输液中断和静脉淤血。有创血压监测是ICU常用的直接测压方法。对需要严格控制血压、血流动力学不稳定、频繁采集动脉标本患者给予有创血压监测。

22.3.4　液体管理

围术期患者输液治疗原则是稳定循环功能、保持体内水和电解质平衡。避免短时间内大量液体输注导致循环超负荷和组织水肿。同时成人24小时尿量应大于700 mL，每小时不应小于30 mL。

22.4　镇痛、谵妄、躁动管理

疼痛是疾病本身和手术创伤导致机体产生的一种复杂的生理反应，会加重患者已经存在的应激反应，使机体处于高代谢状态，增加耗氧量，而且还会引起疼痛部位肌肉紧张、广泛肌肉强直或痉挛，使胸壁和膈肌运动受到限制，从而造成呼吸功能障碍。因此，术后镇痛对患者呼吸功能的保护，以及对病情的恢复都十分重要。但多种镇痛药物都会对患者的呼吸功能造成抑制，故在合理选用镇痛药物及镇痛方式的基础上，应监测呼吸功能的各项指标，严格控制镇痛药物对呼吸的抑制。常用的术后药物：阿片类镇痛药物，如吗啡、芬太尼、瑞芬太尼、舒芬太尼；非阿片类中枢性镇痛药物，如曲马朵；非甾体类抗炎药，如对乙酰氨基酚等。术后患者一般为急性疼痛，而非甾体类抗炎药物由于对危重患者镇痛效果不确切，起效慢，且不良反应明显，如胃肠道出血等，故较少应用。阿片类药物使用方式有间断肌内注射法和持续静脉给药。持续静脉给药比肌内注射用药量少，对血流动力学影响小，需根据镇痛效果不断调整用药剂量。一般来讲，吗啡是血流动力学稳定患者的首选；芬太尼适用于血流动力学不稳定、肾功能不全的患者；曲马朵适用于轻中度疼痛，对呼吸抑制较轻。不管采用何种方式镇痛，都需要对患者的疼痛进行定期评估，包括疼痛的部位、特点、加重及减轻因素和强度，并借助多种评分方法来评估疼痛的程度，以及对治疗的反应。目前常用的评分方法包括语言评分法、视觉模拟法、数字评分法、面部表情评分法。这些方法都有很好的有效性和可靠性，可重复。根据患者的评分情况及时调整镇痛方式，以及药物剂量，与此同时，需严密监测患者有无由镇痛药物导致的呼吸抑制，尤其对于没有人工气道的患者应高度警惕，一旦发生呼吸抑制或低氧血症，需及时供氧通气，严重者建立人工气道，进行机械通气。

谵妄也是术后患者常见的并发症，其特点为兴奋与嗜睡交替，定向力障碍和不协调行为；可发生于任何年龄患者，老年人更常见。目前推荐使用 ICU 谵妄意识状态评估量表（CAM-ICU）进行谵妄诊断。对于诊断为谵妄的患者应维持呼吸道通畅，支持呼吸；进行血气分析、血糖、电解质等检查，以及疼痛评估等寻找引起谵妄的原因；氟哌啶醇曾经是治疗谵妄的常用药物，目前不推荐间断肌内注射或静脉注射，由于该药半衰期长，对急性发作者需给予负荷剂量，以快速起效；目前无有效的谵妄治疗药物，右美托咪定、奥氮平等药物可能有助于缩短谵妄持续时间。

躁动也是术后常见的并发症。躁动会增加耗氧量，并且存在意外拔管等风险，因此应明确躁动的原因，积极处理。躁动常见原因：年龄因素，多见于儿童和青少年；术前有脑功能障碍；膀胱过度充盈；呼吸道欠通畅，呼吸困难；精神过度紧张；镇静不够等。对于躁动的患者首先排除缺氧所致的躁动，千万不可盲目给予镇静药物，否则将加重气道阻塞和呼吸困难。在排除了与呼吸相关的原因后，若必须使用镇静剂，须在保持呼吸道通畅且有呼吸支持的准备下使用。对于气管插管机械通气患者常规镇静，常用的镇静药物：苯二氮䓬类和丙泊酚。在对患者进行镇静时需要对镇静进行评估。常用的评估方法包括 Ramsay 镇静评分、Ricker 镇静—躁动评分（SAS）。在避免躁动的同时避免镇静过深所致的严重药物不良反应。每日进行唤醒计划可减少药物剂量，减少机械通气时间和ICU停留时间。

22.5 术后相关并发症

22.5.1 术后出血

伤口出血可分为原发性和继发性两种。原发性出血多因术中止血不彻底，或术后患者剧烈咳嗽，局部小静脉扩张，使已止血的出血点再次出血，如切断的甲状腺峡部未做贯穿缝扎，结扎线脱落，可发生较多出血。原发性出血一般局部用凡士林纱条或碘仿纱布条压迫，并给予镇静、止咳、止血药物，多可止血；若不能止血，则需打开切口，找到出血血管予以结扎。继发性出血少见。气管切开术后继发性大出血的死亡率极高，死亡原因是气道阻塞和急性失血；所以应有效止血和保持气道通畅，同时积极输血、输液，保证有效的循环血量。可先将带有气囊的气管插管或套管插入并吹起气囊，这样可保证气道通畅，又有一定的压迫止血作用。如仍出血，可用敷料或手指按压出血处，予以暂时止血，并通知麻醉手术科准备手术。

22.5.2 套管脱出

套管常因咳嗽、挣扎、皮下气肿、套管过短、套管系带过松或患者自行将套管拔除等原因而脱出，故应严密观察，及时重新插入。经常检查气管套管位置，注意有无滑脱。其方法简单，即将一小片棉花丝置于套管口，观察棉花丝是否随呼吸气流上下飘动；若棉花丝不动，多表示套管已经滑出气管。此外，术后患者突然呼喊或啼哭出声音，也表示气管滑脱，应当重新插入。重新插管一般在床旁进行，对于气管切开术未及1周而发生脱落者，若情况许可，应在手术室中进行。因此，患者床旁应放有气管切开包，以备不时之需。

22.5.3 皮下气肿

皮下气肿是气管切开后常见的并发症。发生原因：①暴露气管时，分离气管前软组织过多。②气管切口过长，空气自切口两端进入皮下组织。③套管太短，容易从气管内脱出，气体进入软组织。④切开气管或插入套管后，因咳嗽可促使气肿形成。⑤缝合皮肤切口过紧。单纯皮下气肿一般不需特殊处理。轻者仅限于颈部切口附近，重者可延及枕、颌、面、胸、背及腹等处，甚至可波及大腿。皮下气肿本身无危险，但严重时可合并气胸、纵隔气肿，甚至心包内积气，危及生命。故对皮下气肿应严密观察其发展，并注意有无其他处气肿存在。皮下气肿可发生于手术当时，也可在术后 1 ~ 2 天出血，6 ~ 8 天完全吸收。气肿严重者，应及时拆除切口缝线，以利于气体逸出。

22.5.4　纵隔气肿和气胸

纵隔气肿和气胸是气管切开术后的严重并发症，小儿较多见，影响呼吸和循环，严重者可导致死亡。双侧气胸较单侧更为危险。小量气体进入纵隔多无明显症状。气体量大时，因压迫心包和上下腔静脉，可影响血液循环。症状和体征：①心前区或胸骨后疼痛，多因体位改变，呼吸、吞咽及颈部活动时加重。②呼吸困难。③心浊音界缩小或消失。④心音微弱遥远，心前区可听到爆裂音及气泡音。⑤常伴有颈部及较大范围的皮下气肿，也可伴有气胸；X 线检查见纵隔增宽及皮下气体影像。若气体量少，且无症状，不予以处理。若气体量逐渐增加，有明显症状时，应积极去除诱发因素，完全解除呼吸道阻塞，并请胸外科协助治疗。

22.5.5　急性肺水肿

多见于气管阻塞而发生呼吸困难较久的患者。气管切开术后肺内压力骤降，毛细血管壁通透性增高，液体渗出血管外，形成肺水肿。表现为呼吸困难、发绀，呼吸做功增加，肺部听诊可闻及湿啰音，甚至从气道内涌出大量泡沫样痰液。治疗原则包括维持气道通畅，充分供氧和机械通气治疗，纠正低氧血症；降低肺血管静水压，提高血浆胶体渗透压，改善非毛细血管通透性；保持患者镇静，预防和控制感染。

22.5.6　呼吸骤停

长期气道阻塞患者，气管切开术后可发生呼吸骤停，但并不常见。原因是长期呼吸道梗阻、二氧化碳蓄积和缺氧。血中二氧化碳增高者，开始时刺激呼吸中枢；但浓度继续增高后，反而对呼吸中枢气道有抑制作用。此时呼吸调节主要靠颈动脉体的化学感受器接受缺氧的刺激。一旦气管切开，血氧含量上升，颈动脉体的刺激消除，而二氧化碳对呼吸的抑制没有解除，就会发生呼吸骤停，甚至影响心跳。此时应立即给予人工呼吸，并给予呼吸兴奋剂，静脉注射碳酸氢钠溶液及高渗葡萄糖抢救。

22.5.7　其他

术后并发症还包括深静脉血栓形成、应激性溃疡、肺部感染等。对于深静脉血栓，所有进入 ICU 的患者应接受深静脉血栓形成风险评估，大多数患者应接受血栓预防治疗。对于深静脉血栓形成高危患者，建议给予治疗剂量低分子肝素预防。李忠伟建议给予患者预防剂量肝素或低分子肝素预防。对于有血栓形成风险且同时有出血高风险的患者，可采用机械性预防措施，如分级加压弹力袜和间断空气加压等。

参考文献

1. 刘大为，邱海波，许媛，等. 实用重症医学. 北京：人民卫生出版社，2017.

2. 管向东，陈德昌，严静. 中国重症医学科专科资质培训教材. 北京：人民卫生出版社，2019.

3. 黄选兆，汪吉宝，孔维佳. 实用耳鼻咽喉头颈外科学. 北京：人民卫生出版社，2011.

（杜宝青）

23 气管断端吻合术

气管断端吻合术是处理气管疾病有效的手术方法，适用于颈胸段气管的环形病变，如气管肿瘤、气管狭窄等。最早的气管断端吻合术主要是对平整的气管断端行吻合术，后来随着临床工作的开展，发现可以做其他方式的断端吻合，如楔形气管断端吻合，多年来耳鼻咽喉科医师涉足了颈段气管的断端吻合手术，在临床取得了一些成绩，也颇具特点。

23.1 颈段气管切段切除断端吻合术

23.1.1 适应证

适用于颈段气管的局限性环形病变，如肿瘤、狭窄。手术可以涉及胸廓入口，和胸科联合可以进入胸腔进行手术，一般认为占据气管5 cm左右均可实施该手术。

23.1.2 术前准备

嘱患者训练颈部过度前曲和后仰位，以适应术后张力缝合的体位。

23.1.3 手术方法

（1）从低位行气管切开术，从切口导入麻醉气管插管。

（2）颈部舌形切口，切开颈阔肌，分离颈前肌层，向两侧牵拉。分离和切断甲状腺峡部，并贯穿缝合。

（3）暴露颈段气管狭窄区，仔细保留气管旁两侧筋膜内血管和侧后区的喉返神经。做气管环间松弛切口，切断其环间韧带。切断舌骨上诸肌，于两侧小角处切断舌骨中间段，使喉部下降。

（4）仔细用手指做胸骨柄下游离，以增加颈段气管的长度。

（5）切除颈段气管的稀罕区或病变侵蚀区。

（6）以黏膜外间断缝合法做气管断端吻合。该缝合线从后至前，自气管上、下断端依次穿过，并将患者头部垫向前呈前屈位，然后一次结扎，以减少缝合时的张力。

（7）缝合颈阔肌及皮肤。

（8）以粗尼龙丝线自颈部颏下区至胸骨柄处做减少张力缝合，以保护气管吻合口，防止颈部突然后仰使吻合口脱离。

23.1.4　注意事项

（1）分离气管侧后壁时，注意勿损伤喉返神经。下降喉体时，勿损伤喉上神经。

（2）分离胸骨柄下气管时，宜以手指做钝性分离，勿损伤无名动脉。

（3）于吻合口缝合时，头部取前屈位，将喉拉向下方，并使气管上提，然后做一次性结扎，以防断离。

（4）吻合口缝线不能穿透气管黏膜，以防气管腔内生长肉芽组织。

23.1.5　术后处理

（1）术后患者宜取颈部前屈位，颏下至胸骨处张力缝线于2～3周后拆除。

（2）术后应用抗生素，防止感染。

（3）术后2周行颈部正位、侧位X线摄片，检查颈段气管吻合位置是否良好、有无肉芽组织生长，若有肉芽组织，尽早于纤维支气管镜或纤维喉镜下摘除。

（4）术后观察有无气胸或颈部气肿等并发症，尽早处理。

23.2　颈段气管楔形切除断端吻合术

23.2.1　适应证

颈段气管狭窄或肿瘤区2～3环，气管环的软骨大部分缺损，气管腔全部堵塞，无法使用气管裂开置扩张管者，不适合完整环形切除后的断端吻合手术。

23.2.2 术前准备

（1）喉、气管 X 线正、侧位拍片或 CT 扫描摄片，查明狭窄或肿瘤位置及喉有无病变。

（2）纤维喉、气管镜检查，明确狭窄或肿瘤的性质。

23.2.3 手术方法

（1）低位气管切开术，并由此导入麻醉插管。

（2）颈部横切口，向上、下分离皮肤、皮下组织和颈阔肌，向一侧牵拉颈前肌层，充分暴露狭窄或肿瘤区，并自狭窄或肿瘤区水平再向上、下各分离 2 个气管环。

（3）切除狭窄或肿瘤区气管环，保留后壁黏膜，清除瘢痕和肉芽组织。

（4）检查斜端创面相对应的部位缝合有无张力和组织缺损，然后将上、下斜端创缘拉拢，做斜面端端缝合，向周围加固缝合。

（5）抽去垫肩，使头部向前屈，以减少颈部吻合处的张力，依次结扎缝线。

（6）缝合颈阔肌和皮肤。

23.2.4 注意事项

同前。

23.2.5 术后处理

同前。

23.3 甲状软骨气管吻合术

甲状软骨气管吻合术或称气管甲状软骨吻合术。

23.3.1 适应证

（1）声门下瘢痕狭窄。

（2）急性喉气管断裂伤。

（3）环状软骨下缘，第 1、第 2 气管环的狭窄或肿瘤。

23.3.2 禁忌证

（1）狭窄长度超过 5 cm。

（2）环状软骨后板缺损。

（3）15 岁以下儿童。

（4）颈椎关节炎及颈部活动受限者。

23.3.3 术前准备

（1）详细了解病情，进行全面查体，包括心、肺、肝、肾功能等检查。

（2）行间接喉镜、直接喉镜及纤维支气管镜检查，以了解喉气管内瘢痕狭窄部位、损伤部位、范围、程度及软骨缺损情况。

（3）行喉正位、侧位 X 线或 CT 检查以了解瘢痕狭窄部位、损伤部位、程度、范围及软骨缺损情况。

（4）气管切开术：一般慢性喉狭窄多已行气管切开术，若未做者，可先做低位气管切开，然后再进行成形术。若气管切开位置高，宜先把切口移到第 4 ~5 气管环。

（5）做气管内分泌物培养及细菌药物敏感试验。

（6）颈部备皮。口腔用 1：1000 呋喃西林溶液漱口。

（7）按全麻术前准备，禁食、注射阿托品等。

（8）做好解释工作，使患者了解瘢痕狭窄治疗是困难的，可能发生并发症，以及可能需再次手术等。

23.3.4 麻醉和体位

已行气管切开者，自气管切口插入麻醉插管进行全身麻醉；未做气管切开者，先局部麻醉，做低位气管切开后，插入麻醉插管全身麻醉。

将麻醉插管气囊充气，用粗丝线缝合麻醉插管1针固定于胸前防止脱落。

仰卧位，肩下垫小圆枕，使头向后仰伸。

23.3.5 手术方法

（1）切口及分离颈前组织。①直切口：于颈前正中，上起舌骨下缘，下达胸骨上切迹上1～2 cm，垂直切开皮肤、皮下组织及颈阔肌，将皮肤向两侧分离。②U形切口：距胸骨上切迹上2 cm做U形切口，两侧到胸锁乳突肌内缘，甲状软骨平面，切开皮肤、皮下组织达颈阔肌，自颈阔肌向上分离达舌骨，然后连同颈阔肌向上固定于舌骨上。

（2）切断甲状腺峡部及切开甲状软骨。颈前组织分离后，可见甲状腺峡部覆盖于第2、第3气管环前壁，用血管钳自气管前壁将甲状腺峡部游离。钳夹峡部，正中切开峡部，用丝线缝合结扎，向两侧分离，暴露第2、第3气管环。横向切开环甲膜探查。

（3）切除瘢痕狭窄。自第2、第3气管环筋膜切开，将第2气管环提起，仔细分离瘢痕狭窄区与周围组织粘连部分。分离后壁时注意勿损伤食管前壁，将瘢痕狭窄的第1、第2气管环及环状软骨前壁的瘢痕一起切除，保留环状软骨后板。

（4）游离气管。将气管断端提起，做钝性分离气管与周围组织，直到胸骨后，使断端气管完全游离。要注意保护两侧气管旁血管。若喉返神经未损伤，应仔细分离喉返神经，以免损伤。

（5）分离甲状软骨。自甲状软骨上缘切断甲状舌骨肌和两侧甲状软骨上角。自甲状舌骨膜中部做横向切口直至会厌前间隙，分离会厌前间隙，使甲状软骨向下降，同时将气管断端向上提，直至甲状软骨与气管环能对合止。

（6）甲状软骨与气管。用3-0肠线先将气管后壁与环状软骨板间断缝合。然后将气管与甲状软骨用3-0肠线自后向前间断缝合，每针缝线要在气管软骨环黏膜下穿过，不穿透黏膜，待缝线完全穿好，用组织钳将气管与甲状软骨拉拢对位后，缝线同时一一结扎。上、下加固缝合甲状软骨和气管环。

（7）缝合切口。用3-0肠线间断缝合两侧甲状软骨膜及颈前带状肌，冲洗伤口后放引流条，缝合皮下组织和皮肤。无菌敷料包扎切口。缝合下颏皮肤与颈前皮肤，使头固定于前倾位，减少甲状软骨与气管吻合的张力。

（8）拔除麻醉插管，放入气管套管。

23.3.6 术中注意要点

（1）分离切除喉气管瘢痕组织时，避免损伤食管前壁。

（2）分离气管断端时，注意保护气管旁血管及喉返神经，当分离到胸骨后时应特别注意避免损伤胸骨后大血管、纵隔及两侧肺尖。

（3）分离喉时可将两侧喉上动脉结扎切断，尽量保护喉上神经，避免损伤。

（4）吻合喉气管时应将垫肩取出，头前倾，同时助手将喉与气管用组织钳或皮钩拉拢，以减少缝合张力。

23.3.7 术后处理

（1）特级护理。观察呼吸、脉搏、血压至麻醉清醒。

（2）气管切开术后护理。

（3）全身应用抗生素。

（4）换药。

23.3.8 并发症处理

（1）切口出血。术后吸痰时反复有鲜血吸出，应打开切口找到出血点止血。

（2）皮下气肿。若发生皮下气肿，宜将颈部皮肤缝线拆去并使呼吸道畅通及给镇咳药。

（3）喉气管再狭窄。喉气管形成术缝合口处，若发现有肉芽可用咬钳咬除。

（4）吻合口狭窄或移位，手术形成的呼吸道不够大，形成新的瘢痕狭窄等均可导致再狭窄，使手术失败。

（5）喉气管旁组织分离过深时容易损伤喉上、下神经，若为新鲜损伤可以行神经修补。

（6）切除气管后壁瘢痕组织过深时易造成气管食管瘘。术中对后壁瘢痕尽量少切除。

（7）肺部感染。术后及时吸痰，气管内滴药及全身应用抗生素。

（8）纵隔炎。少数情况下气管旁组织游离过多、术中无菌操作不严、抵抗力低等因素均可并发纵隔炎。若已发生则应使伤口引流通畅，加大抗生素剂量。

23.3.9 典型病例

患者，女性，58岁。因右侧甲状腺结节而行微波消融术，术闭即可感觉声音嘶哑，有呼吸道内灼热感，术后6天早上突然发生剧烈咳嗽，憋气，到医院就诊，行急诊CT检查发现右侧甲状腺区域肿胀，相应气道腔隙变小且不规则，在一次剧烈咳嗽后，咳出约2.0 mm×1.5 mm×1.5 mm的不规则带软骨的坏死物，咳后呼吸困难缓解，再行CT检查发现右侧甲状腺区域部分缺损，相应的气管壁消失（图36）。术

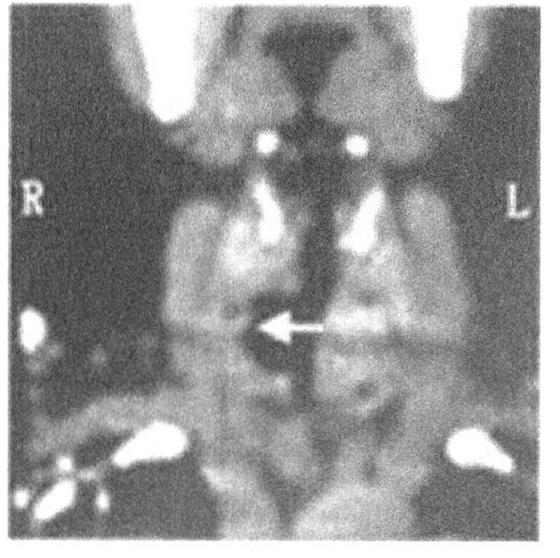

图36 甲状腺消融后显示甲状腺及相应的气管壁缺损（彩图见彩插35）

后第8天行气管切开，术后2个月行局部切除、断端吻合术，术后3个月渐有呼吸困难发生，纤维喉镜检查发现右侧声带麻痹，气管吻合处狭窄，有缝线（图37），于2011年9月又行局部切除瘢痕、T形管置入术，术后半年多拔除T形管，吻合处良好（图38），但是在下端有肉芽发生，再次行肉芽处理后恢复。

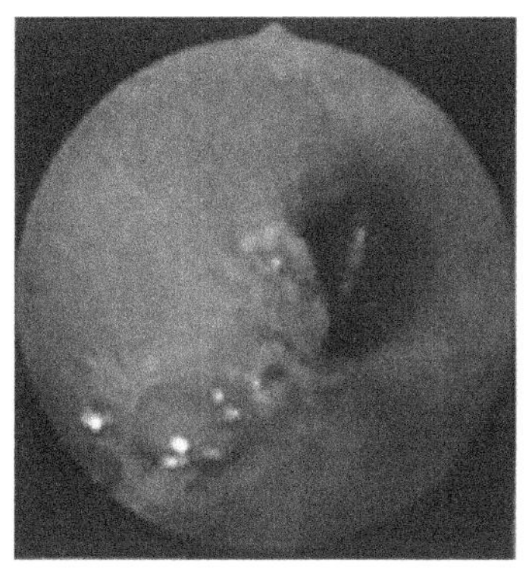

图37　断端吻合术后局部狭窄，有缝线（彩图见彩插36）

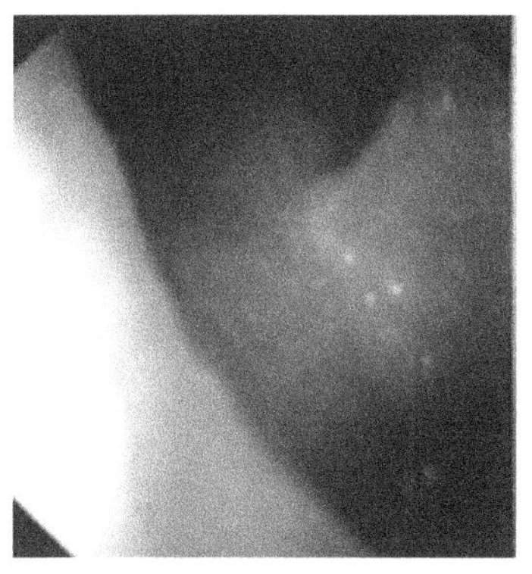

图38　T形管扩张半年后局部无狭窄（彩图见彩插37）

参考文献

1. 宋业勋，谢骏，谭国林，等. 气管袖状切除及端端吻合治疗颈段气管重度气管狭窄临床分析. 中国耳鼻咽喉头颈外科，2018，25(7)：389－392.

2. 叶进，胡燕明，刘慧，等. 气管袖状切除及断端一期吻合手术治疗良性颈段气管狭窄. 中华耳鼻咽喉头颈外科杂志，2013，48(7)：568－572.

3. 李奕萱，邓勧鑫，卢仲明，等. 小儿气管插管后喉气管狭窄临床分析. 中国耳鼻咽喉头颈外科，2018，25(1)：51－52.

4. 张庆泉，姜绍红，王强，等. 甲状腺微波消融后发生喉返神经麻痹和气管软骨坏死1例. 中华耳鼻咽喉头颈外科杂志，2012，47(9)：773－774.

（张庆泉　芦永胜　李翠军　高巾程　隋鹏飞）

24 气管侧壁及前壁的修补术

气管侧壁和前壁的修复，是气管成形的关键所在，是手术成功与否的关键，其重点是侧壁的重建，又在于侧壁重建后可否支撑得起侧壁的功能，既要有高度，又要有向外的牵拉作用，起到扩大气管管腔的作用，这很重要。

侧壁的重建主要是硬性管壁的重建，但是在气管肿瘤切除时一定将皮肤与气管残端的边缘缝合，以利于很好地形成气管内黏膜上皮或皮肤上皮的覆盖。

侧壁硬性管壁的重建一般使用游离的或带蒂的舌骨，或使用肋骨，也可使用髂骨。笔者一般使用游离的舌骨，根据侧壁缺损的大小取材。

游离舌骨埋置入皮下，在置入时不强求形成直立的状态，但是内侧所处的位置很重要，一定要根据需要的位置埋置。在二期扶起舌骨时，该骨皮瓣还要有一个向外牵拉的作用，即不仅要有高度，还要有一个向外的拉力，以保证管腔的形成。

前壁的覆盖修补相对简单，但是如果缺损较大，可以实施两次前壁修补，尽量使用两个皮瓣联合使用，确保修补成功，还要保证管腔不塌陷。

典型病例：针对我院收治患者的气管缺损的具体情况，结合1例患者的病情及治疗情况，简要叙述如下。

患者，女，55岁，因“甲状腺癌气管转移”，于2008年11月行甲状腺全切+胸骨柄劈开+气管前壁肿块切除+气管旁淋巴清扫术，术后局部气管造口，予60 Gy颈部放疗1个月，并继续口服甲状腺素片100 μg，每日1次，控制病情。之后分2次手术取鼻中隔软骨行气管前壁重建术，定期随访观察。2017 年 6 月 8 日因甲状腺癌术后 11 年，憋气、咳嗽 1 个月，咯血 2 周再次入烟台毓璜顶医院，查体见气管居中，前壁软骨缺失，表面被覆皮肤组织软，颈部见长约 10 cm 不规则瘢痕，锁骨上窝皮肤可见血管性搏动。纤维喉镜检查见环状软骨平面以下至气管前左侧壁红色肿块。完善术前相关检查，排除手术禁忌后，于 2017 年 6 月 12 日在气管插管全身麻醉下行气管切开 + 气管前壁肿块切除术，切除范围包括气管前壁、左侧壁、部分后壁，术后将气管切除处边缘与皮肤直接缝合造口，气管缺损达到 5.0 cm × 2.5 cm，周径缺损达到 60%（图 39）。术后病理检查示乳头状腺癌，浸润气管全层。患者术后戴气管套管出院。

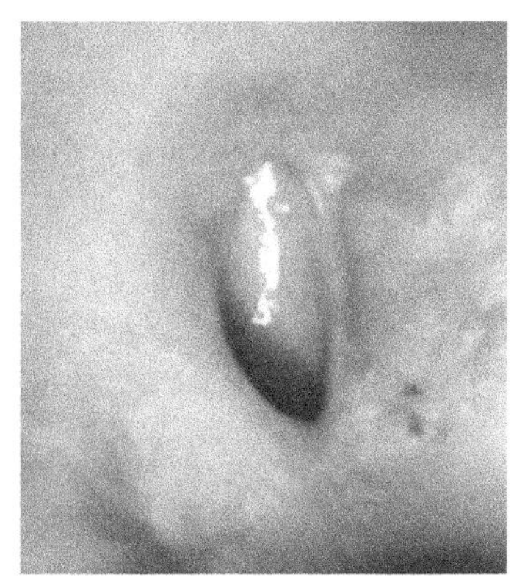

图 39　术中切除肿块后见气管前壁及左侧壁、部分后壁缺损（彩图见彩插 38）

2017 年 9 月 16 日患者再次入院，经气管造口行气管插管，全身麻醉下行舌骨部分切除 + 气管侧壁重建术，术中自气管瘘左侧外部 3 cm 处做纵向切口，向气管瘘边缘分离，取约 2.5 cm × 1.5 cm 的游离舌骨，将游离舌骨埋置于气管缺失的左侧壁的皮肤之下，并对位缝合外侧皮肤切口，形成气管左侧壁支架。术后 7 天拆线出院，并拔除气管套管。

2017 年 12 月 11 日在静脉复合麻醉下，行气管瘘口部分成形术，术中见气管前壁及皮肤缺损 5.0 cm × 2.0 cm，应用气管瘘口周围皮肤先做成左大右小的以瘘口边缘为蒂的双侧皮瓣内翻对位缝合，然后从下方做成旋转皮瓣，转位置于内侧翻转皮瓣形成的创面之上，对位缝合，形成复合皮瓣修补，闭合气管瘘口下 2/3，并于瘘口上端用无菌吸引管支撑，防止气管狭窄。术后 7 天拆线出院（图 40 ~ 图 42）。

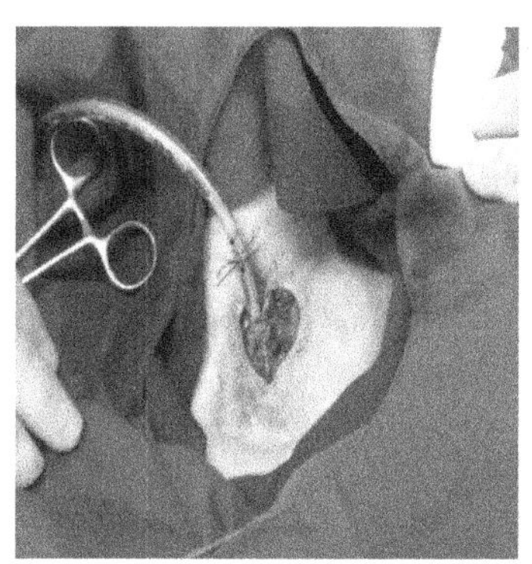

图 40　气管左侧壁游离舌骨重建后 3 个月第 1 次气管瘘口修补，左右翻转皮瓣形成内层修补（彩图见彩插 39）

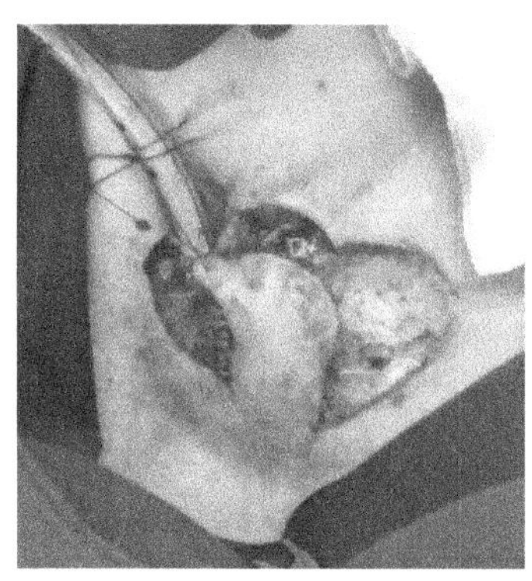

图 41　下方旋转皮瓣形成外层修补（彩图见彩插 40）

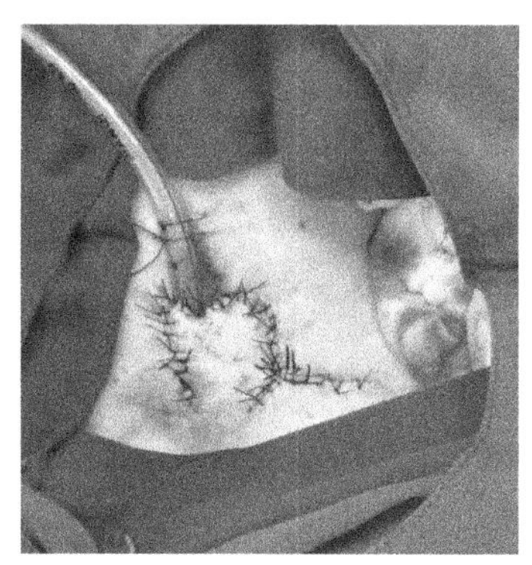

图 42　第 1 次翻转 + 旋转皮瓣修补术后 5 天（彩图见彩插 41）

2018 年 3 月 10 日在局麻下行复合瓣剩余气管瘘口修补术，仍然做成左大右小的蒂部位于气管瘘边缘的皮瓣，翻转对位缝合，封闭气管瘘口，然后在瘘口右侧做矩形皮瓣，转位于翻转皮瓣形成的创面之上，完全封闭气管瘘口（图 43 ~ 图 46）。术后 7 天间断拆线，10 天完全拆线（图 47）。切口愈合良好，呼吸通畅出院。手术后 13 个月皮肤恢复较好，随访至今患者呼吸通畅，活动无憋气及呼吸困难等情况（图 48）。

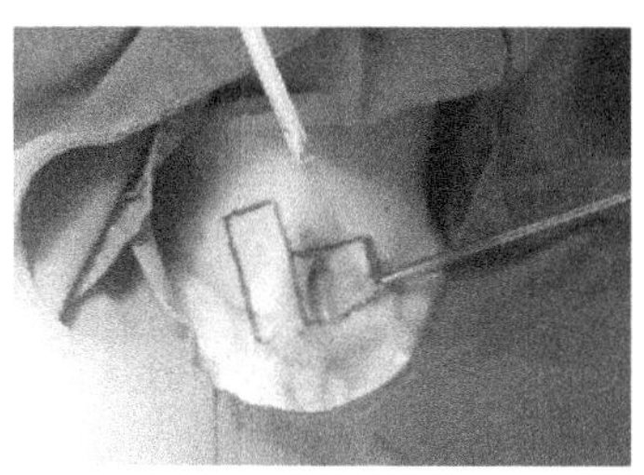

图 43　第 2 次翻转 + 旋转皮瓣气管瘘修补术，设计翻转 + 旋转复合瓣（彩图见彩插 42）

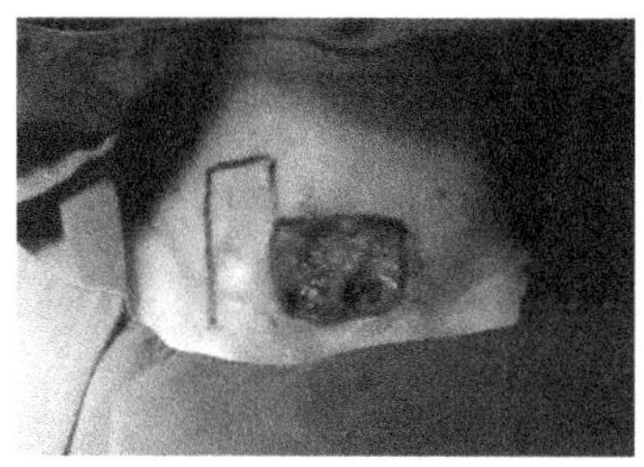

图 44　第 2 次翻转 + 旋转皮瓣气管瘘修补术，翻转皮瓣形成内侧修补（彩图见彩插 43）

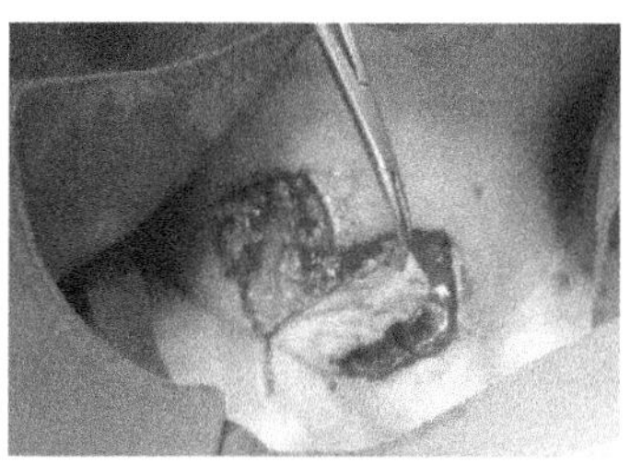

图 45　第 2 次翻转 + 旋转皮瓣气管瘘修补术，旋转外侧皮瓣（彩图见彩插 44）

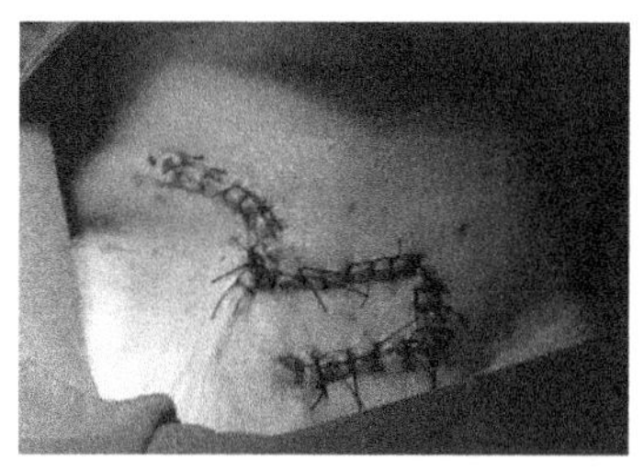

图 46　第 2 次翻转 + 旋转皮瓣修补术缝合后（彩图见彩插 45）

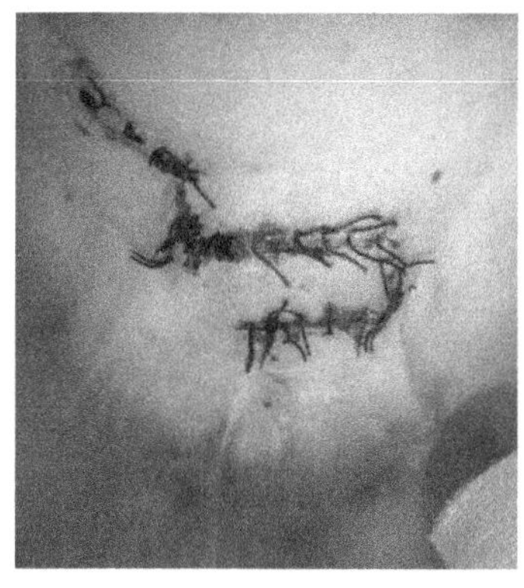

图 47　第 2 次翻转 + 旋转皮瓣修补术后 7 天（彩图见彩插 46）

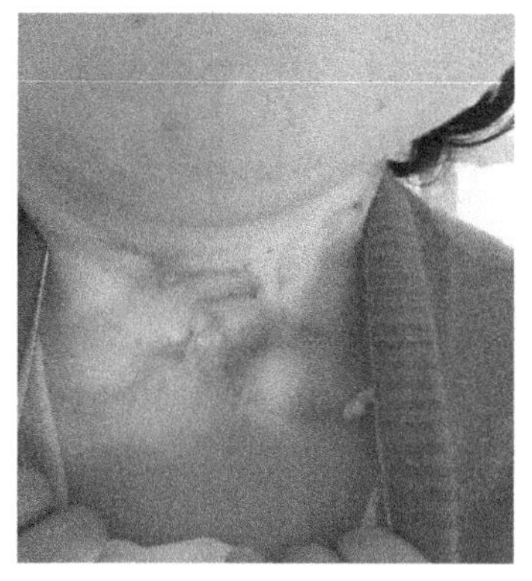

图 48　术后 13 个月（彩图见彩插 47）

当肿瘤侵及或破坏气管软骨时，需考虑气管窗形切除或气管环形切除等广泛的切除方案。气管窗形切除适用于气管前壁、侧壁的局部受累，缺损不超过气管周径的一半，可用带状肌或游离软骨片修复关闭。刘非等认为胸锁乳突肌肌骨膜瓣修复气管窗形缺损也是一种好的修复方法。部分学者认为理想的喉气管重建材料应具有良好的生物相容性，质地坚韧而富有弹性，可无张力地与周围气管壁紧密缝合，并能抵抗呼吸道压力变化，不塌陷，能提供永久性支架作用，材料的气道面有正常黏膜覆盖。国内的部分专家推崇肌筋膜瓣修复，取得了较好的临床效果。

本例患者在第3次手术切除后，气管前壁、左侧壁及部分后壁缺损，缺损达到5.0 cm×2.5 cm，周径缺损达到60%，所以笔者首先切取部分游离舌骨作为支架，重建左侧气管侧壁，重建后周径约在40%。因为上下缺损在5 cm，所以之后又分2次用复合皮瓣进行了气管巨大瘘口的修复。自体支架材料可选择舌骨、甲状软骨、锁骨或肋软骨，笔者认为游离舌骨比较合适，其局部血运良好，成活没有问题，无须带蒂舌骨瓣。气管壁分期重建时应注意根据缺损的范围，选择自体骨的位置和大小。气管封闭时间以3～6个月为最佳，防止瘢痕挛缩引起气管瘘口上下端的狭窄。术后注意定期复查，观察肿瘤有无复发。

参考文献

1. 中华医学会内分泌学分会，中华医学会外科学分会，中国抗癌协会头颈肿瘤专业委员会，等. 甲状腺结节和分化型甲状腺癌诊治指南. 中国肿瘤临床，2012，39(17)：1249－1272.

2. SCHULLER D E, PARRISH R T. Reconstruction of the larynx and trachea. Arch Otolaryngol Head Neck Surg, 1988, 114(3): 278－286.

3. FRIEDMAN M, MAYER A D. Laryngotracheal reconstruction in adults with the sternocleidomastoid myoperiosteal flap. Ann Otol Rhinol Laryngol, 1992, 101(11): 897－908.

4. 刘月辉，文三立. 胸锁乳突肌肌骨膜瓣喉气管重建术动物实验与临床应用. 中华耳鼻咽喉科杂志，1997，32(4)：239－241.

5. 唐平章，祁永发. 带蒂肌骨膜瓣修复气管壁缺损. 中华耳鼻咽喉科杂志，1994，29(4)：238－239.

6. 徐伟，唐平章. 高分化甲状腺癌侵犯喉气管的治疗. 中华医学杂志，2001，81(21)：1298－1300.

7. 张芬，张庆泉，于伟，等. 甲状腺乳头状腺癌手术切除气管重建一例. 中华耳鼻咽喉头颈外科杂志，2019，54(9)：702－703.

8. 宫向荣，张庆泉. 甲状腺神经鞘瘤侵犯气管一例. 中华耳鼻咽喉头颈外科杂志，2022，57(4)：待发表.

（张芬　宫向荣　于伟　张庆泉）

25 气管套管的临床应用

公元前 3500 年就有埃及人做过气管切开的手术，有文字记载的气管切开术式是 Brassavola 在 1546 年报道的，患者因扁桃体周围脓肿且病情严重而行气管切开后恢复健康。

气管套管是行气管切开术时经颈部置入的人工气道辅助装置，早期气管套管是 Fabricius 最早应用的，但是当时的气管套管只是一个管，是直的、短的，有两个翼来防止套管进入气管太深。1730 年 Martin 介绍了一种带内管的管，可以清理痰液，不需要去除外管，限于当时的科学技术水平，气管套管短、粗、平直，导致发生大量的气管损伤、气管食管瘘等并发症。1883 年 Trousseau 将 Martin 介绍的带内管的管做了改进，而后在学者们不断完善下形成了现在临床上应用的标准弯度的双重气管套管。后期随着医学及科技的进步，气管套管也有了长足的发展和多样化。

在气管切开术中需要根据临床需求及患者病情特点，选择合适的气管套管。

25.1 气管套管的类型

25.1.1 不同材质气管套管

（1）金属气管套管。多为钛合金和不锈钢材质，管壁较薄，引起的气道阻力增加相对较小。金属套管成本较低、耐用，并带有内套管，可随时拆卸，便于清洗护理，不易堵管，常用于喉部手术后的患者或拔管前试堵管时使用。但金属套管无气囊，不能阻止分泌物进入下呼吸道，不能连接机械通气，对于需要机械通气的患者多数不能适用。

（2）非金属气管套管。常用的非金属气管套管由聚氯乙烯、硅酮或聚氨酯材料制成。聚氯乙烯材质较轻，在体温即可稍软化而有所弯曲，顺应贴合气管的解剖结构，价格适中，在临床上普遍使用。

25.1.2 气囊型和无气囊气管套管

（1）气囊型气管套管。导管气管端有气囊，囊管一体，外端有卡口，可直接连接机械通气，气囊充气后，可防止分泌物进入下呼吸道。适用于需要呼吸机辅助通气的患者。但是，采取此类套管时应注意，拔管时抽出气囊气体，抽尽后气囊形成皱褶，可使气流不畅或导致分泌物滞留，因此带气囊的气管套管做试堵管时，一定要先吸除气囊气体，但即使是皱褶的气囊，仍有可能使气管内分泌物潴留于气囊之上，导致试验性堵管患者存在窒息的风险，在临床中应加以注意。

（2）无气囊气管套管。气管套管内无充气的气囊，一般用于不需要机械通气和误吸风险较小的患者。金属型气管套管多为此种类型。另外，对于需要 X 光检查及放射治疗的患者，因金属套管可导致检查伪影及热损伤，无套囊型非金属套管可以作为金属套管的临时替代品。

25.1.3 单腔和双腔气管套管

单腔管结构简单，首次和紧急插管时作为首选，但如果管腔内有分泌物黏附则不易去除。双腔套管的内套管可以取出清洗以保持通畅，但放置内套管后导管内径变小，会增加气道阻力，应予注意。

25.1.4 特殊人群使用气管套管

（1）加长型气管套管。适于体型肥胖、颈部软组织肥大者。另外，对部分声门下喉及气管上段肿瘤者，若普通气管套管无法达到开放气道的目的，可采用加长型气管套管。在临床中应用普通气管插管改良也是一个可取的方式。

（2）儿童、新生儿气管套管。使用柔软可弯曲的聚氯乙烯材质，使得在保持其形状的同时可根据人体体温有所弯曲，符合气管的解剖结构。新生儿型号一般为内径。

（3）全喉切除患者发音钮套管。针对全喉切除患者，可通过此种套管利用套管特制功能达到发声效果（语音效果较差）。

25.2 气管套管的未来趋势

伴随着科学技术的发展，气管套管肯定已不再作为一个简单的旁气道，仅为了患者的生存而使用。气管套管更应该是为了提高患者的生活质量而存在。伴随飞速进展的科技，如3D打印技术、人工智能技术，气管套管后期有望根据个人病情、体型、气道形态等参数，实现个体化定制。抛弃工业化的标准量产，达成人性化的个体适配，这应该是气管套管后期发展的方向。从人工智能辅助下的辅助发声，直至智能语音、智能通气等，应该都在不久的未来可实现。

参考文献

1. 李春雨，贾晋太. 气管切开技术微创化发展历程. 中华医史志，2005，35(2)：110 - 113.

2. 李春华，黄忠华，黎黎，等. 气管切开手术进展. 临床耳鼻咽喉科杂志，2005，19(18)：862 - 864.

3. OLSZEWSKI J, MIŁOŃSKI J. Historia tracheotomii History of tracheotomy. Otolaryngol Pol, 2007, 61(3): 349 –352.

（马国伟　张庆泉）

26 不同支架植入体在气管狭窄中的应用

气管狭窄或气管肿瘤严重影响人们的生命安全和生存质量。近年来由于科技的进步，不同的气管内植入体也应时而生，其中包括一次性使用的记忆合金支架、一次性临时使用的球囊、不同材质的T形管或直的扩张管，均可在气管不同原因的狭窄中使用。因为病情不同，性质不同，针对的患者也不同，所以各有所长，介绍如下。

26.1 气管狭窄的内支架成形术

气管狭窄或气管肿瘤是一种严重危害人民健康的病症，也常常继发于肺癌、食管癌。气管内支架成形术这一较新的介入诊疗技术（内支架指不同金属的记忆合金支架），通过即刻解除气管阻塞，给患者和家属带来了福音。

26.1.1 适应证

气管内支架成形术是一种姑息性治疗方法，主要应用于晚期肿瘤合并气管狭窄病例，在内科、外科、放疗均无较好的对策时采用。此方法创伤小、安全、有效，尤其对改善严重呼吸困难立竿见影。支架留置后，不但恢复了通气，而且恢复了语言功能，从根本上提高了患者的生存质量。

26.1.2 禁忌证

一般无特殊禁忌证，相对禁忌证有：①严重的气管黏膜炎症。②婴幼儿的气管狭窄。③良性的气管狭窄慎重应用。

26.1.3 术前准备

(1) 向患者说明手术过程，做好患者工作，以获得良好的配合，告知患者在术前知情同意书上签字。

(2) 向患者家属交代病情，告知其在重症气管狭窄术前也应签字，这一点在法律意识越来越强的今天，显得尤为重要。

(3) 患者禁食 4 小时。抗感染、支持、对症治疗；术前查血气分析；对于紧张焦虑患者给予地西泮 5 ~ 10 mg，可明显减轻患者症状；术前可给予地塞米松 10 mg 静脉注射，有良好的扩张支气管和抗过敏作用；阿托品 1 mg 肌内注射，可减少呼吸道分泌物。

(4) 检查急救设备，包括吸氧设备、吸痰器、抢救药品、气管切开包、心电图机等。

(5) 根据 CT、胸透、体外标记气管狭窄段长度及直径，选择设计合适的支架。绝大多数患者通过这种方法可以明确气管狭窄段长度和直径，必要时可经导管注入少量水溶性造影剂进行气道造影，但呼吸困难严重患者要尽量减少刺激，以免加重呼吸困难。

(6) 所用器械包括直径 14 F 前端部带有不透 X 线标记的支架释放鞘、支架推进器、导丝、导管等。根据病变的长度来决定支架的长短，原则是支架要长出狭窄段两端不少于 10 mm。为了防止支架的移位，原则上支架的直径应是所留置气道直径的 1.2 倍。对于某些患者，为了防止肿瘤向腔内生长，选用部分覆膜或全覆膜的支架进行留置。

26.1.4 手术方法

(1) 1% 丁卡因行咽喉部喷雾麻醉。

(2) 环甲膜下穿刺，用 1% 丁卡因 3 mL 对上段主气道黏膜进行表面麻醉。

(3) 患者去掉义齿，然后放上牙托，患者仰卧或侧卧于导管床上，头尽可能后仰。

（4）支架类型：不锈钢 Z 形自张式支架、镍钛温度记忆合金网状支架、菱形网状支架、Strecker 支架等。

（5）透视监视下：①经口、咽喉将 0.89 mm（0.035 英寸）或 0.96 mm（0.038 英寸）(1 英寸 =25.4 mm）的导丝通过气管狭窄段置于Ⅱ～Ⅲ级支气管；②沿导丝将 14 F（1 F =0.33 mm）扩张鞘（其前端部带有不透 X 线的标记）及 14 F 聚四氟乙烯扩张器置于气管狭窄段下端，保留导丝，迅速撤出扩张器；③将支架沿导丝放入长鞘内，并用 14 F 平头推送器将支架快捷地送至狭窄段，固定推进器，后撤长鞘以释放支架，然后撤出长鞘及导丝。

（6）术毕行 X 线检查。

（7）在气管支气管镜下置入支架，先行插入支气管镜，达到病变部位上部，充分给氧后，置入释放支架。

（8）在气管切开下置入支架，如果已经行气管切开术或其他的原因不能通过影像或支气管镜下置入支架，则可以通过气管切开处将支气管镜插入，然后将支架置入病变部位。

26.1.5 术后注意事项及处理

（1）至少留院观察 3 天，继续抗感染、支持、对症治疗，气管切开者延长留院时间。

（2）可给予止痛、止血、祛痰镇咳治疗。

（3）术后 24 小时复查血气分析。

（4）治疗原发病。肿瘤患者可给予动静脉化疗、放疗等。

26.2 气管狭窄的球囊扩张术

气管球囊扩张术是针对良性气管狭窄患者的一种介入治疗方法，即借助气管、支气管镜将各种不同的球囊，送入狭窄的病变部位，然后充入空气，使球囊扩张，借助充气的力量，使狭窄部位得以扩大，从而恢复通气功能。

26.2.1　适应证

（1）气管、支气管结核性狭窄。临床上随着结核病发病率逐渐上升，肺结核患者逐渐增多。肺结核后期由于结核菌的破坏作用，使气道瘢痕性挛缩，导致气管狭窄。为了改善患者呼吸功能，需进行气管狭窄治疗。

（2）医源性气管狭窄。如气管切开、气管插管后或肺部肿瘤经过放射治疗后，肺部手术（如肺移植、袖状切除）和气管切除术后，导致气管良性狭窄。

（3）炎症性疾病累及气道。最常见的如肺部结节病、Wegner 肉芽肿。

（4）外伤后气管狭窄。如患者车祸或坠落伤导致肺部创伤后引起外伤性气管狭窄。

（5）先天性气管狭窄。最常见于婴幼儿时期。

（6）辅助支架或其他介入器具置入。若患者发生气管狭窄后需放置支架，放置支架前需要将狭窄气管进行扩张。

（7）恶性气管狭窄。如肺部原发性肿瘤、转移性肿瘤引起气管外压性、内生性或混合性狭窄，需进行扩张，以利于支架置入。

26.2.2　手术方法

手术大多数在黏膜麻醉下进行，使用 1% 的丁卡因溶液雾化吸入进行咽喉、气管的黏膜麻醉。

患者去枕仰卧位，在手术过程当中处于清醒状态，首先插入气管、支气管镜，达到病变部位的上部，然后将塑料球囊经过气管镜，送入病变部位，通过短时间的充气加压让球囊扩张撑开狭窄的气道，从而恢复气道开放，达到缓解症状的目的。

如果常规的方法不能将球囊送入狭窄部位，那就要通过气管切开的通道，插入支气管镜或鼻内镜将球囊送入狭窄部位进行扩张。

26.2.3 术后病情的恢复及观察处理

对于初次做气管、支气管球囊扩张术的患者，术后应该住院密切观察24小时以上；对于多次做的患者，术后应该留院观察4小时，无明显不适方可离院。

气管狭窄所导致的咳嗽、气喘和反复感染，药物治疗效果不理想，通过支气管球囊扩张术进行物理性治疗，往往可以达到很好的疗效。

纤维性狭窄球囊扩张术治疗的效果很好，往往通过2～3次的治疗，气道就能持久扩张。

26.2.4 气管镜下球囊扩张术的优缺点

（1）优点。①可控、安全：支气管镜下球囊扩张术中，球囊扩张压力和范围可以控制，安全性相对也较高。经过适当的扩张治疗，可有效改善气管狭窄与通气功能。②简便性：相对于大手术或气管重建，球囊扩张术较简单，且对麻醉要求相对不高，适合在部分条件一般的医院开展。③费用合理：球囊扩张术的花销较小。

（2）缺点。①治疗局限：如肿瘤或顽固性瘢痕引起的狭窄，球囊扩张术的治疗效果较为有限。②严重并发症：如果操作过程中压力或范围控制不好，可能会引起狭窄部位破裂，引起支气管胸膜瘘或支气管出血等较致命的并发症。因此支气管球囊扩张术，需要根据不同患者的特点，采取不同的方法。

26.3 T形管气管狭窄扩张术

气管狭窄扩张术是利用T形管或直的不同塑质的含有管腔的置入管，通过不同的方式，置入狭窄部位进行治疗的技术方法。

T 形管的置入一般需要通过气管切开置入，如果合并喉气管狭窄，在切除狭窄部位后，置入 T 形管，封闭其他切口。

笔者针对不同的情况，有时先用球囊将狭窄部位进行扩张，然后置入 T 形管。

T 形管的置入时间较长，患者有一定的痛苦，但是临床效果可靠持久，相较于记忆合金支架笔者认为是有临床价值的。

以上 3 种治疗气管狭窄的支架或扩张器材，在临床可以根据病情、狭窄的原因、医师和医院的条件具体选择。

26.4 气管食管瘘

气管和食管支架的置入会发生气管食管瘘，部分患者经临时处理可好转，但大部分效果不佳；所以不论是气管狭窄还是食管狭窄置入记忆合金支架时，都要和患者家属交代清楚。

典型病例：食管气管支架的联合置入。1 例 60 岁的女性患者患有纵隔弥漫性大 B 细胞淋巴瘤，在其接受第 1 个化疗周期中出现症状，检查提示气管食管瘘。CT 扫描显示在气管和食管之间有一个较大的通道。支气管镜和食管镜证实在气管中远端的左后外侧存在一个 5 cm 的缺口。在食管内置入一个自行膨胀的塑料支架封住了瘘口，但影响了气管，随后用一个硅胶支架置入气管解决了问题。随访 CT 扫描可显示不透 X 射线的气管支架、可透 X 射线的食管支架和纵隔内的残余空气。纤维喉镜检查可通过喉看见气管支架的上端。支架置入术后恢复情况良好，在无并发症发生的情况下完成化疗。

参考文献

1. 梁莺，黄魏宁，张永春，等. 用钛镍记忆合金撑模治疗气管狭窄 1 例. 耳鼻咽喉头颈外科，1999，6(2)：106.

2. 鲍善芬，王海鹰，赵霖，等. 镍钛形状记忆合金生物安全度的研究. 军医进修学院学报，1997，18(2)：96.

3. 刘阳，孙玉鹗，黄孝迈，等. 镍钛记忆合金气管内植入的基础研究. 军医进修学院学报，1996，17(3)：200.

4. 彭解人，宋新汉，郑亿庆. 镍钛记忆合金支架治疗喉气管狭窄. 中华耳鼻咽喉科杂志，1999，34(6)：368.

5. 张耀亭，陈美琴，邱跃灵，等. 镍钛记忆合金支架治疗癌性肺不张. 中华结核和呼吸杂志，1999，22(8)：492.

6. 韩建霞，用文明，乔泰峰，等. 气管狭窄放置镍钛记忆合金支架1例. 山西医学杂志，2013，42(4)：339.

7. 张庆泉，朱宇宏，张天振，等. 胸段气管狭窄1例. 中华耳鼻咽喉头颈外科杂志，2012，47(1)：66－67.

8. 张庆泉，宋西成，王强，等. 经气管切开置入T形管治疗胸段气管狭窄(附3例报告). 中华损伤与修复杂志(电子版)，2010，5(5)：678－681.

9. 刘乾中，李秋根. 支气管镜球囊扩张治疗气道良性狭窄12例临床观察. 中国防痨杂志，2007，29(1)：87－88.

10. 曾谊，冯枭，宋梅梅，等. 支气管镜下球囊扩张术治疗支气管狭窄的疗效分析. 临床肺科杂志，2012，17(11)：2106－2108.

（张庆泉　王春雨　孙岩　张华　陈秀梅　姜绍红　王强）

27 影像技术在气管相关疾病诊断中的应用

27.1 概述

近年来，医学影像技术的发展十分迅速，已形成了X线、CT、MRI、超声和核素显像等多种成像技术的检查体系。对于不同系统和解剖部位，各种成像技术的适用范围和诊断效果有很大的差异，因此，针对某一疾病，合理、有序、有效地选用一种或综合应用几种成像技术和检查方法至关重要。

在气管疾病的术前诊断中，CT 技术，特别是后处理技术在临床上被广泛采用。由于螺旋 CT 可采用薄层扫描及小的间距重建重叠影像而不增加 X 线曝光量，因此其不仅可获得高质量的轴位图像，还能使病灶中心成像，减少了部分容积效应，故能准确测量病灶密度，提高了病灶检出率和鉴别能力。采用 1 ~ 3 mm 层厚及 1 ~ 3 mm 间距重建，可在连续的横断面图像上观察到气管、支气管的形态、轮廓，利用高质量的薄层图像还可得到多平面重建图像和逼真的 CT 仿真内镜（CTVB）图像。利用高质量的薄层图像后处理技术可以得到立体气管、支气管树，也能重建出气管、肺动脉、肺静脉的融合图像（图 49，图 50）。

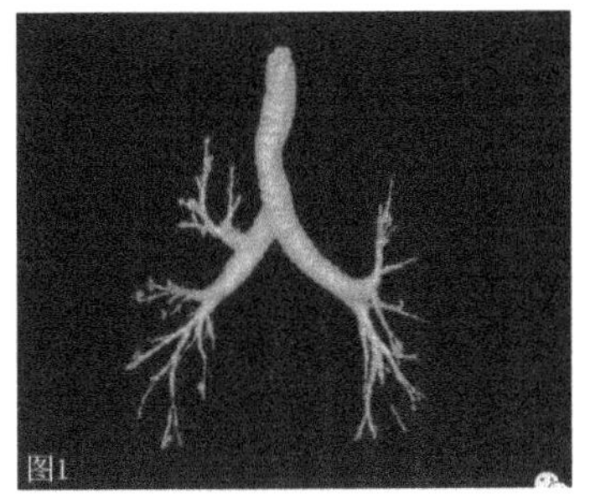

图 49　CTVB 气管重建
（彩图见彩插 48）

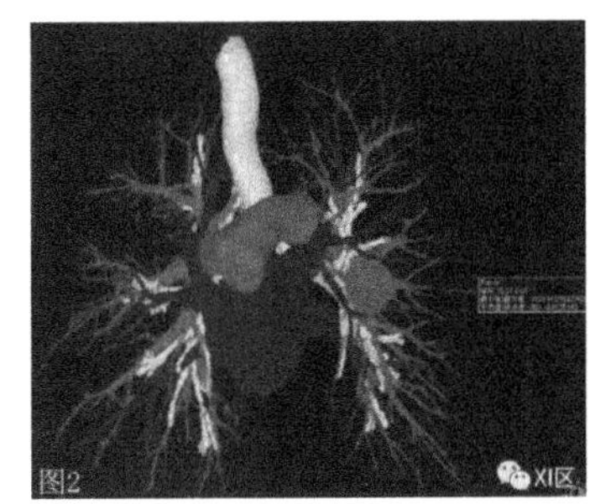

图 50　CTVB 气管和血管重建
（彩图见彩插 49）

27.2　应用

影像技术在临床手术中已经得到广泛的应用，以下就几种常见的气管手术中影像技术的临床应用分别说明。

27.2.1　气管肿瘤

原发性气管肿瘤是指原发于气管环状软骨以下、气管隆嵴以上的肿瘤。本病多见于成人，由于发病率低，早期缺乏典型症状，误诊率和漏诊率都很高。原发性气管肿瘤的诊断主要依靠胸部影像和支气管镜。最有用的影像检查是胸部CT。尽管CT不能准确判定肿瘤与黏膜及黏膜下层的关系，但能够评估气管狭窄的边界、病变累及范围及进行治疗前规划。组织病理诊断中多使用纤维支气管镜，但对于肿瘤较大的患者，其管腔较狭窄，行支气管镜检查时容易造成患者窒息，而且只能显示局部情况，不能全面诊断肿瘤与其他脏器之间的关系。CT可以相对清晰地显示肿瘤浸润、位置、管腔狭窄程度，以及肿瘤生长情况、形状、大小等，有助于制定更科学、准确、完善的治疗方案，也有助于判定预后。

（1）疾病的影像发现与诊断。腺样囊性癌是最常发生于气管的肿瘤，CT上表现为沿气管黏膜下延伸，呈腔内息肉样或宽基底的软组织肿块，无蒂，表面可光滑或不光滑，长径一般大于横径，多有管壁增厚伴管腔狭窄，容易向腔外侵犯。平扫密度均匀，增强呈均匀或不均匀强化。

（2）手术中的辅助及手术后的评估与转归。对于气管肿瘤的手术，气管镜下切除气管肿瘤和（或）气管支架置入术则可解除气管阻塞、改善患者的通气功能。另外，对于术后肿瘤的残余，以及狭窄程度的监测也要定期进行CT复查。

27.2.2 气管异物

气管异物是一种较为严重的呼吸道疾病，该病患者群体主要为1～3岁的幼儿，多是由各种不良的生活习惯将一些细小的物体吸入气管中所致，若异物长期处在气管中将会引发一系列的并发症如气管炎、发热等。

（1）疾病的影像发现与诊断。对于气管异物影响的检查，常见的方法如下。胸部正位片结合透视检查，但仅作为平片检查不能明确的补充方法；可对纵隔呼吸状态移位、横膈的矛盾运动等做出准确判断，有利于气管、支气管异物的诊断。胸部CT＋多平面重建（MPR）重建及气管、支气管内镜模拟技术的应用，对胸片不能明确者，可提高检出率，或进一步明确异物大小、位置。

（2）手术中的辅助及手术后的评估与转归。对于气管异物的治疗，在确定异物的位置、大小、形状后就要迅速采用手术的方式将异物取出，在取出后对患者进行抗感染治疗。绝大部分气管异物均可以通过支气管镜经口取出，但是气管、支气管异物手术也会导致常见的并发症，如肺部感染、阻塞性肺气肿、肺不张、急性喉水肿、气胸及纵隔皮下气肿、气管支气管狭窄等，其中气胸及纵隔皮下气肿、急性喉水肿最容易导致危象的发生。术后也需做好胸片、CT 的评估工作。

27.2.3 气管狭窄

气管狭窄是气管及其周围良、恶性病变逐渐进展的严重并发症，预后差、病死率高。因此气管狭窄的诊断对患者的预后及生存状况十分重要。

（1）疾病的影像发现与诊断。诊断气管狭窄并不困难，但是，介入治疗前还是有必要行气管镜和 CT 检查，这样不仅可以了解狭窄的原因，还可以观察气管腔内情况和显示气管、支气管树的三维结构，测量气管直径，评价狭窄远端气管情况，同时能显示病灶或病变气管远端肺组织充气情况。

（2）手术中的辅助及手术后的评估与转归。对于气管狭窄患者，可行 X 线透视监控下和纤维支气管镜辅助下的气管支架置入术。支架置入术后 3 ~ 7 天及 3 ~ 12 个月分别行 2 次 64 排多层螺旋 CT 检查，以 VR、MPR 及 CTVE 多种方式重组，能够清晰地看到支架的形态、位置、范围、通畅程度，邻近气道的状况，以及各种支架特有的并发症。

27.2.4 气管破裂伤

气管、支气管破裂是胸部少见的急症，成功治疗气管、支气管损伤需要快速和正确的诊断评价，早期诊断、早期治疗是减少并发症、降低病死率的关键，影像诊断作为首选检查方法，对该病的早期正确诊断具有重要意义。目前常用的术前诊断方法主要有X线、CT及纤维镜检查。

（1）疾病的影像发现与诊断。对于早期破裂的诊断，胸部X线片见“垂肺征”。行纤维支气管镜检查对早期诊断至关重要，既可确诊、定位，同时又可吸引出支气管腔内积血和分泌物。对于晚期破裂，胸部X线、CT检查可见肺实变、不张，如继发感染可见胸腔积液。一些后处理技术，如CTVE模拟纤维内镜检查直观反映气管破口腔内部分的大小、形态，在管腔闭塞的情况下，还能从远端向近端观察，结合实时显示的横轴面、冠状面和矢状面图像，有助于更好地进行空间定位。另外，虚拟VR的伪彩图也能立体展现气管内溢出的气体在组织内的分布情况，以及气管整体形态，从而有利于临床医师对病情的把握。纤维支气管镜检查对气管狭窄的早期诊断也有重要意义。

（2）手术中的辅助及手术后的评估与转归。对于气管破裂的手术主要行气管破裂的覆膜气管支架治疗，进行支架置入成功后可于3天内行胸片检查皮下气肿的状况，并进一步评估预后情况。

27.2.5 儿童塑形性支气管炎

塑形性支气管炎（plastic bronchitis，PB）是一种可危及患者生命的急症，可以发生在任何年龄段，既往认为儿童发病较少，但近年发现儿童发病有逐渐增多趋势。PB可在患者气管、支气管树中形成大的橡胶状支气管管型样分泌物，可以部分或完全阻塞气道，通常起病急骤，出现急性、爆发性呼吸困难，患者以气管阻塞及缺氧症状为主，如果患者存在基础性疾病，且未完全纠正，症状容易反复出现。临床评估首选无创性检查，如高分辨CT检查、支气管镜检查等。

（1）疾病的影像发现与诊。当行CT检查发现患者一侧为白肺，纵隔移位或叶不张、段不张，经常规治疗症状无改善时，或反复性肺炎、肺不张及疑似支气管异物患者，尤其是病情进展迅速，出现无法解释的喘息、呼吸困难、顽固性低氧血症，经气管插管后常规通气仍不能改善肺通气时，都需要考虑 PB 的可能，应及时进行支气管镜检查。

（2）手术中的辅助及手术后的评估与转归。另外利用支气管镜清理气道是 PB 患者最常用的有效治疗方法，既可以用于诊断，也可以同时进行移除塑型物治疗。对于预后的观察，也需要利用 CT 检查等。

27.2.6 气管食管瘘

气管食管瘘是食管发育异常或病变导致气管与食管之间出现瘘管。可为先天性或后天性，并可分为气管—食管瘘和支气管—食管瘘。先天性者多合并有食管的其他畸形。后天性多见于晚期食管癌、食管异物、气管切开损伤气管后壁、胸外伤、器械损伤（食管镜手术）及食管腐蚀伤等。特异性感染等均可引起。CT 检查、支气管镜、食管镜，支气管造影（碘油）及食管造影（碘油、钡）可以帮助明确瘘管部位和形态。治疗主要依赖手术（包括微创），无法耐受外科手术者，可试用医用胶封闭治疗。

（1）疾病的影像发现与诊断。气管食管瘘的影像学表现是气管与食管之间可见瘘管相通，检查方法首选非离子型碘造影剂进行消化道造影，避免使用硫酸钡作为造影剂；对于上消化道造影难以显示的细小瘘管，可以采用具有较高敏感性的 CT 检查；胃镜和气管镜在显示瘘管位置和瘘管周围情况有优势，必要时可以进行活检。临床工作中可以根据实际情况选择相应的检查手段进行诊断。

（2）手术中的辅助及手术后的评估与转归。一般来说患者无法再次耐受手术或外科手术亦无法根治时，带膜支架置入应作为首选，特别是同时伴有气管狭窄患者。在置入过程中可利用纤维支气管镜引导结合 X 线透视下完成。支架置入后 1 ~ 2 天常规拍摄 X 线胸片，以了解支架的位置和肺膨胀情况。

27.2.7 气管切开术

气管切开术是切开颈段气管，放入金属气管套管和硅胶套管，以解除喉源性呼吸困难、呼吸功能失常或下呼吸道分泌物潴留所致呼吸困难的常见手术。

（1）疾病的影像发现与诊断。本手术常因喉阻塞、下呼吸道分泌物潴留、预防性气管切开、取气管异物等紧急情况下开展，以解除喉阻塞，挽救生命。诊断上常根据临床医师判断，很少依靠影像检查手段诊断。

（2）手术中的辅助及手术后的评估与转归。本手术后常依靠影像检查明确术后情况是否合并肺炎等并发症（图51）。

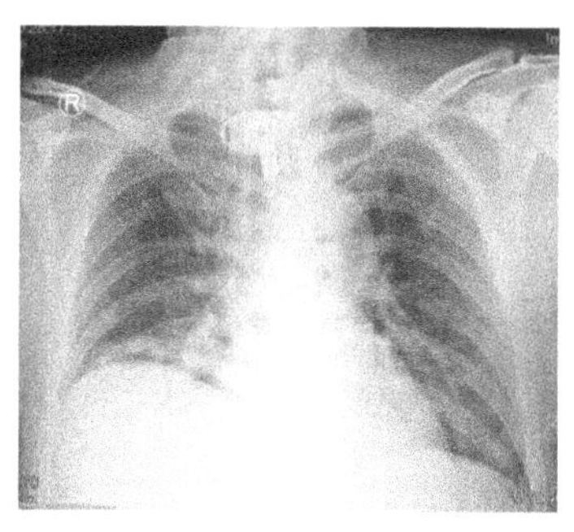

图51 气管切开术后合并右侧肺炎

总之，影像技术对诊断气管、支气管疾病（如气管、支气管狭窄及腔内肿瘤），了解纵隔及肺肿瘤对气管、支气管的侵犯，肿瘤术后支气管残端改变及术后复发等有极大的帮助。因此以螺旋 CT 薄层图像为诊断基础，结合 MPR 及 CTVB 图像是诊断和评价气管、支气管病变最有效的方法之一。综合运用多种重建方法，能更精确地显示解剖结构和病变的毗邻关系，提供更多的诊断信息。除了疾病的诊断，影像技术在手术的指导和应用中也日益发挥着越来越大的作用。

参考文献

1. 朱巧洪，曾庆思，关玉宝. 原发性气管肿瘤的多层螺旋 CT 诊断. 中国医学影像学杂志，2006，14(2)：97－100.

2. 赖清，蔡超达. 原发性气管腺样囊性癌的影像诊断. 影像诊断与介入放射学，2003，12(2)：89－91.

3. 陈方，杨复宾，周珉. 螺旋CT多平面重建技术在小儿气管异物诊断中的价值. 中国临床医学影像杂志，2008，19(2)：128－129.

4. 张渝华，石浩，赵维彬. MSCT对于鉴别诊断小儿气道异物的特征及价值. 中国CT和MRI杂志，2018，16(10)：65－67.

5. 吴主强，曹婷，余杨红，等. 螺旋CT三维重建在先天性心脏病合并气道狭窄中的应用评价. 江西医药，2020，55(10)：1389－1391，1403.

6. 魏宁，徐浩，祖茂衡，等. 螺旋CT及气管三维重建技术观察气管支架置入术的疗效和并发症的临床应用. 介入放射学杂志，2012，21(1)：50－53.

7. 杨鸿，杨文，蒋洪春，等. MSCT重组技术对气管破裂的诊断价值. 放射学实践，2012，27(8)：844－846.

8. 朱彩华，孙文武，屈会霞. 儿童原发塑型性支气管炎的临床及影像学分析. 中国CT和MRI杂志，2019，17(4)：35－37，55.

9. 刘大波，曾其毅，罗仁忠，等. 儿童塑形性支气管炎的临床特征及手术治疗. 中华耳鼻咽喉头颈外科杂志，2006，41(9)：683－686.

10. 李如迅，王亚宁，蔡晓嘉，等. 成人先天性气管食管瘘1例的影像学表现. 湖北医药学院学报，2021，40(1)：80－81.

11. 干芸根，孙洁，荣远新，等. 螺旋CT及后处理技术对食管闭锁并气管食管瘘的诊断价值. 中华放射学杂志，2004，38(9)：979－981.

（马厚升　郑甜甜　谢海柱　迟作强）

28 内镜技术在气管相关疾病诊疗中的应用

我们把所有通过人体的腔道进入人体进行检查的仪器统称为内镜，临床常见的内镜有食管镜、胃镜、肠镜、胆道镜、支气管镜、膀胱镜、腹腔镜、子宫镜等，适用于不同的脏器。

内镜技术的应用，显著提高了疾病诊断的准确率，并能发现较早期肿瘤。降低恶性肿瘤死亡率的关键之一在于早期诊断，而目前开展的生化、免疫、基因等检查方法，对恶性肿瘤的敏感性和特异性均不高，难以早期确诊。内镜的出现，使早期发现肿瘤成为可能。

通过内镜，医师可以直接进行观察，一旦发现异常，可钳取可疑病变组织做病理检查；或用染色的方法，将某些染料直接喷洒于组织表面或经血管注入人体内，利用正常细胞对不同染料的不同反应，为早期鉴别良、恶性病变提供重要线索。从 20 世纪 80 年代起，我国呼吸内镜专业人员和部分耳鼻咽喉科的专业人员不断探索出包括经不同的气管镜来进行活检、刷检、支气管肺泡灌洗、经支气管针吸活检、自荧光支气管镜、支气管内超声等诊断技术，以及激光、微波、高频电、氩气刀、冷冻、球囊扩张、支架、近距离放疗、光动力治疗等治疗技术。这些技术为呼吸系统常见疾病，如气管肿瘤、气管狭窄、气管异物，肺癌、肺结核、肺部感染的病理、病因诊断和治疗，以及各种气管、支气管腔内病变的诊断和治疗提供了强有力的支撑。

28.1 内镜技术

在呼吸病学领域，几乎所有疾病都涉及内镜的使用，如最早的硬质支气管镜、纤维支气管镜、电子纤维支气管镜、荧光支气管镜、窄谱支气管镜、共聚焦内窥镜等，对气管、支气管及肺内疾病的诊断和治疗起到了很好的推进作用。近些年，内镜技术有了长足的发展，使我们对呼吸系统疾病的诊治有了极大的进步。具体体现在以下几个方面。

28.1.1 肺内病变显示技术

内镜技术目前能在肺癌早期诊断和肺癌临床分期中发挥较大作用。如荧光支气管镜、窄谱支气管镜，可更早地发现肿瘤，更精确地界定肿瘤的边缘及手术范围；共聚焦内窥镜技术，优势是能把病变放大很多倍，利用自身的荧光来观察细胞的形态，能第一时间确定患者有没有肿瘤，此技术目前正在研发阶段，具有很好的发展前景。

28.1.2 支气管镜下导航技术

这是近年来发展较快的一类技术，主要用于腔内看不到的肺脏外周或腔外病变的诊断和治疗。

（1）虚拟支气管技术。通过 CT 重建虚拟支气管图像并指示出到达病变的路径。医师在操作时，可以参照这些图像，达到和模拟图像同步行进的效果，指导医师找到病变部位。

（2）电磁导航技术。通过电磁感应的原理来进行定位。先行 CT 检查并将图像信息输入到计算机中，就像 GPS 定位系统的电子地图；然后在地图上找到病变的位置。活检钳或治疗器具头端有个电子导航的线圈，通过感应线圈可感应到其在磁场中的位置，再和计算机中的电子图像进行比对，可以确定活检或治疗器具到达的位置。

（3）超声支气管镜技术。也属于导航技术的一种。通过超声可深入到腔外的病变，通过针吸活检来获取病变组织。对腔外淋巴结的病变，目前可采用超声支气管镜对常规气管镜无法看到的病灶进行穿刺检查，可使以前需进行开胸或纵隔镜等创伤较大的手术才能获得明确诊断的患者通过创伤较小的方法获得诊断结果，能对肿瘤进行诊断和精确分析，指导外科手术。

（4）超细支气管镜技术。可到达很小的支气管观察病变，检查时患者痛苦极少，且能进入到第 8 级支气管。

28.1.3 气管病变的介入技术

肿瘤或其他病变侵犯或压迫气管，引起患者呼吸困难。要解除梗阻，需要把管腔撑开或切除。

气管狭窄分为两类技术：一类是消减组织容积技术；另一类是扩张或支撑气管技术。

（1）消减组织容积技术。①硬质支气管镜：硬质支气管镜插入后直接切除肿瘤组织，非常迅速。由于对气管的控制较好，安全性很高。国内开展得还远远不够，在国外这是必备技术，因为它既安全，对治疗复杂性的气管病变也很有价值。②冷冻技术：从冷冻到复温，使肿瘤组织坏死，还可以通过冷冻探头切除肿瘤。③热消减技术：包括电切、氩等离子体凝固术、电凝激光、微波等手段，通过加热组织，使组织发生汽化来消减容积。比较冷、热两项技术，冷冻治疗适合良性病变，不会穿透到腔外，安全性高，用于处理靠近管壁的病变，避免穿孔；热的疗法切割速度快，适用于需要紧急解除梗阻的情况，治疗出血少。④光化学消减：向体内打入光敏剂让肿瘤组织吸收，用激光照射后使肿瘤产生光化学反应令肿瘤坏死，这一技术比较成熟，但药物容易引起患者不良反应、光过敏及费用昂贵等，也容易发生一些并发症。⑤放射性消减：将放射粒子置入或将放射源引入气管内进行照射，使肿瘤体积缩小，这一技术目前开展尚少，需要精确计算照射剂量，需要放疗科医师的配合。⑥化学消减：将化疗药注射入肿瘤组织进行消减，这一方法的疗效还有待评价。

（2）扩张气管技术。使管腔扩张的技术，大体包括通过硬质支气管镜下的扩张、球囊和支架的使用3种技术进行治疗。硬质支气管镜只用于手术中，使狭窄部位扩张。长期的治疗主要通过球囊和支架的方法。球囊扩张要求支撑结构完整，当支撑结构不完整时，只能用支架。目前在良性病变时放入支架是个大问题，记忆合金支架近期效果好，远期效果差；硅胶等T形管的扩张效果不错，但是置入的时间较长，患者痛苦较大，这些在临床上需要进一步规范。

28.2 针对慢性呼吸道疾病的治疗方法

这是近年来进展较快的领域。主要体现在两方面：一是慢性阻塞性肺疾病（COPD）；二是哮喘。这本来不属于本书探讨的范围，但是笔者团队成员提议这是近几年发展较好的对慢性肺病治疗的技术，故罗列如下，供耳鼻咽喉科及相关的胸外科、呼吸内科医师参考。

（1）COPD。肺气肿是其主要表现之一，可通过两种手段治疗。

1）肺减容方法。目前采用该方法取得了较好效果。通过切除或折叠过度充气、无功能的靶区肺组织，减少肺容量，就可以让剩余的功能较好的肺组织恢复肺顺应性，降低气道阻力，缓解肺气肿患者呼吸困难症状，提高生存质量。①支气管镜下的单项活瓣肺减容：目前对选择恰当的患者效果不错，有些患者 FEV_1 改善达 25% 以上，远远超过药物疗效，可显著提高患者生存质量。但目前的关键是选择合适患者及治疗靶位。②其他减容方法：包括使用弹簧丝使肺脏收缩、热蒸汽治疗使一些肺气肿严重的肺组织坏死、生物胶堵塞远端过度气肿的肺脏和支气管，使这些部位塌陷减容。这些技术都有一定的潜力，但都没有正式临床应用，目前还处在研究评价这些不同方法的适应证、禁忌证的阶段。

2）旁路治疗。在正常渠道气流阻塞情况下，建立一个人工通道，在支气管壁上打孔，放支架，形成人工通道以达到减轻肺气肿的目的，但有一定手术风险。目前研发这一技术的公司已经倒闭，其前景堪忧。欧洲目前研究的旁路方法，通过胸壁开一个口，放一个单向的活瓣，让气体只能出不能进，这一技术也在探讨中。

（2）支气管哮喘。目前通过射频的方法，治疗药物治疗效果不好的哮喘患者，临床试验结果已经证明有效。

28.3 内科胸腔镜进展

目前不需要局部麻醉，只需打一个孔，早期使用硬镜，现在有头端可弯曲的特制的胸腔镜可供选用，这样一来视野广，患者痛苦小，诊断阳性率高。

通过胸腔镜，可治疗胸膜疾病，特别是顽固性的胸腔积液（恶性或良性或反复发作的气胸），经内科胸腔镜喷洒粘连剂，使胸膜粘连，减少胸腔积液或气胸发生，这一技术很实用，效果不错。

28.4 活检技术进展

支气管的针吸活检技术已比较成熟，能明显提高肿瘤的诊断率并有助于分期。但如果病变较小，则阳性率低。

近来有人采用冷冻活检技术，获取的组织较大，可提高诊断的阳性率。

参考文献

1. 杨金福，廖达光，安如俊，等. 纤维支气管镜下支气管肺泡冲洗在气管切开患者中的临床应用. 中国内镜杂志，2007，13(1)：39－42.

2. 陈正贤，郭纪全，李静，等. 硬质支气管镜临床应用182例分析. 中国实用内科杂志，2005，25(2)：123－124.

3. 张春雨，徐岩，董汝臣，等. 应用纤维支气管镜支气管肺泡灌洗治疗重症哮喘的临床. 临床肺科杂志，2005，10(3)：278，280.

4. 王国安，吴宏成. 支气管镜在临床应用上的新进展. 国际呼吸杂志，2009，29(9)：573－576.

5. 张庆泉，郭泉. 纤支镜的变通应用. 内镜，1991，8(3)：173－174.

6. 张庆泉，郭泉，张洪昌. 纤支镜在鼻咽部的应用. 内镜，1996，13(2)：124.

（张庆泉　栾强　李然　都基亮　毛琦善）

29 电子纤维支气管镜在气管相关疾病诊疗中的应用

纤维支气管镜适用于做气管、支气管、亚段支气管、肺段支气管及肺叶病变的观察、活检采样、细菌学及细胞学检查等，配合 TV 系统可进行摄影，以示教和动态记录。该支气管镜附有活检取样器械，能帮助

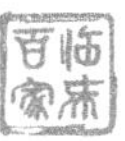

发现早期病变，能开展息肉摘除等内外科手术，结合微波、激光等设备，可以诊治部分的气管支气管肿瘤、狭窄；也可以去除亚段支气管的细小异物；其对于支气管、肺疾病术后检查等亦是一种良好的精密仪器。

29.1 适应证

适用于气管、支气管、亚段支气管、肺段支气管、肺叶病变的检查和治疗。

29.2 配套设备和器械

常用的有 OLYMPUS BF-P30 及 P40 型；还有便携的 LF-GP/TP/DP，外径为4.8～4.9 mm，属成人纤维支气管镜中管径较细的一种，也可用于6月龄以上患儿；6月龄以下者，以上各型均难以插入与通过气管。纤维支气管镜还有PENTAX FB-15P、FB-15BS（后一种是便携式纤维支气管镜），以及PENTAX FB-10P型、OLYMPUS BF-3C30型，它们的外径为3.5 mm，并有活检孔，可用于新生儿的检查及摘取异物。由于异物种类繁多，有金属异物、植物、动物骨头等，在摘取时，要选择合适的异物钳（如鳄齿钳、鼠咬钳、刮匙或带金属篮网的钳子等）。病情危重时，特别是7岁以下患儿要在手术室内全麻下进行，并有 SaO_2 监测才可。

29.3 取出亚段支气管异物

进入细末支气管的细小异物、金属异物，如大头针跌到段支气管、亚段支气管以下时，要在X线或TV引导下进行摘除。手术中，操作要求小心、迅速，防止出血、纵隔气肿、外伤性气胸、窒息及心脏停搏。术后观察有无继发呼吸道及肺部感染或出血，小儿要观察气道是否通畅。由于手术过程中可引起气管、支气管黏膜破损出血、炎性分泌物渗出等，要经常吸痰并用血氧仪监护，防止气管分泌物过多或声带水肿而发生窒息。

29.4 吸出呼吸道分泌物

慢性呼吸衰竭伴呼吸道、肺部感染未控制者，由于大量分泌物阻塞气道使病情加重，加上患者咳嗽无力，从鼻或口腔吸痰不能达到彻底清除分泌物目的，这时要在纤维支气管镜直视下把气道分泌物抽吸干净。

各种原因引起呼吸衰竭的患者，气管插管人工通气后，由于湿化不够，气道干燥，气道分泌物黏稠，引流不畅阻塞气道，使气道阻力加大，人工通气效果不好，这时要定期用纤维支气管镜吸痰，加强气道湿化管理等。

肺部手术后患者由于渗血、出血与气道内分泌物集聚阻塞患侧或健侧气道，可造成肺不张，若不及时清除气道分泌物，可使病情加重，直接威胁患者生命，这时要立即用纤维支气管镜清除气道分泌物，进行抗感染治疗并加强气道管理。

29.5 支气管肺泡灌洗

（1）治疗呼吸衰竭。在国内已有多家医院采用支气管肺泡灌洗（bronchoalveolar lavage，BAL）对呼吸衰竭进行治疗，在常规方法治疗不能奏效时采用此法治疗，病情可得到改善。灌洗用的液体通常用灭菌消毒的生理盐水加入对气道无刺激的抗生素或皮质激素，每次 30 ~ 50 mL，注入后再以 13.3 ~ 26.6 kPa 压力抽吸，重复数次，左右侧交替灌洗、抽吸，然后注入抗生素。多数医院通过 BAL 治疗后患者 $PaCO_2$ 下降，神志清醒。

（2）治疗肺部感染性疾病。严重肺部感染，如支气管扩张症、肺化脓症、肺炎等由于支气管黏膜充血、肿胀及脓性分泌物增加，引流支气管被阻塞，全身用药局部难以达到有效药物浓度，感染往往难以控制，采用 BAL 治疗使传统方法难以治愈的患者经治疗后大多数获得满意效果，但严重感染者慎用。在抗生素方面，根据细菌培养的药敏检查报告，选用青霉素、头孢唑林钠、头孢呋辛及妥布霉素等，此外加入适量地塞米松。每周予以 2 ~ 3 次 BAL 治疗为宜。

（3）治疗肺结核。国内有学者对痰中找到结核菌确诊的各型活动肺结核的初治病例和复治病例进行全身抗结核治疗，局部 BAL 治疗（每周 1 次，共 4 次）。1 个月后，X 线显示吸收为 60% 以上，比口服化疗药治疗 3 个月、6 个月的疗效要好，痰菌阴转率达到了口服化疗药治疗的效果，其中复治病例的病灶吸收显效率明显高于文献中口服半年化疗药的复治病例组。

（4）治疗支气管哮喘。有人对哮喘持续状态达 1 个月以上者，以大量肝素行 BAL 治疗，有效率达 90% 以上；有人用生理盐水进行 BAL 治疗，也取得一定效果。不少学者认为哮喘持续状态患者由于黏液栓和大范围通气不足易引起严重的低氧血症，此种黏液栓可通过生理盐水经支气管吸出。但也有学者认为此法有一定危险性，对治疗的患者要有条件地进行选择，通常在监护病房内，由训练有素的医师进行操作。

（5）治疗肺不张。肺不张多发生在右中叶及左舌叶，也发生在其他肺叶。对于右中叶炎性引起肺不张，时间在 2 个月以内者用 BAL 治疗多可奏效（包括儿童）；时间超过 2 个月以上者仅部分有效。抽吸之后向局部注入抗生素，如阿米卡星 0.2 g 或头孢呋辛 0.75 g。右中叶炎性肺不张，时间在 2 个月之内者，每周进行 BAL 治疗 2 ~ 3 次，6 ~ 8 次后多可治愈。

（6）治疗肺尘埃沉着病。通过 BAL 中的全肺灌洗（whole lung lavage，WLL）来对肺尘埃沉着病急性期进行治疗，国内已有数家医院在进行此项治疗研究，有很好的成功经验。

（7）治疗肺泡蛋白沉着症。早在 1963 年 Ramirez 首次给肺泡蛋白沉着症患者用大量液体进行 WLL，其在全麻下进行，灌入液体量大。经 WLL 治疗后能改善患者症状，但至今为止尚未制定出统一标准。

（8）治疗吸入放射性微粒及其他疾病。应用 BAL 中的 WLL 进行清除肺内放射性物质，在狗和狒的研究中，确定了 WLL 的清除效果。

29.6 注药治疗肿瘤

（1）治疗鼻咽癌。对鼻咽癌（NPC）放射治疗后复发的患者，经纤维支气管镜直视下，对鼻咽顶部复发病灶用纤维支气管镜注射针向 NPC 病灶内注入 5-氟尿嘧啶，每周注射 2～3 次，共注射 6 次，2 个月后鼻咽顶部的癌性病灶完全消失。如果是新患者，用此法加上放射治疗，效果较好。

（2）治疗中央型肺癌。对于不能手术的患者，经纤维支气管镜直视下，向肿瘤组织中注射 5-氟尿嘧啶，每周 2～3 次，并加用放射治疗，可使肿瘤缩小，使气道阻塞好转，通气功能改善。还有人通过纤维支气管镜进入气道，对中心型肺癌、良性疾病进行切割治疗，类似高频电刀作用，切割面碳化程度比微型电刀小。

（3）治疗肺泡细胞癌。对于肺泡细胞癌患者，特别是双肺罹患此症者，除进行全身化疗外，还可局部使用大剂量 5-氟尿嘧啶或顺铂（DDP）灌注治疗，尤其当患者全身情况差、不能耐受全身化疗时可用此方法治疗。常规纤维支气管镜检查，若气道内有大量分泌物时，可抽吸，必要时用类似 BAL 方法灌洗抽吸后，向一侧肺各叶支气管注入抗癌药物，每周 2～3 次（两肺轮流注药），每次注入药物剂量为全身化疗每次用量的 1～2 倍，注药后应用止呕剂及镇静剂。

（4）治疗食管瘘。瘘孔非肿瘤引起，孔洞约 0.3 cm 以下多可“修

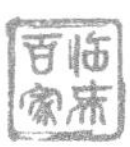

补”成功。有人用过的药物有10%硝酸银、黏合剂、小牛血去蛋白提取物眼用凝胶（速高捷）、纤维蛋白胶等。

（5）治疗咯血。有人曾用无水乙醇注射至出血部位；常用药物，如血凝酶（立止血）可注射到出血部位，也可静脉推注，止血效果肯定；可用高频电刀通过纤维支气管镜止血；可用导管气囊止血；还可将气管插管插入气管打胀气囊起到止血作用。

29.7 其他应用

（1）治疗不同原因的气管阻塞。现常用钇铝石榴石（YAG）激光和掺钕钇铝石榴石（Nd-YAG）激光治疗中心型肺癌，也可以治疗良性肿瘤、炎性肉芽肿、气管狭窄等。

（2）冷冻治疗肺癌。多通过金属气管镜治疗气管或左右主支气管的恶性肿瘤，同时加用放射治疗，降温时用 CO_2 气体，低温的气体连接探头可伸入气管对恶性肿瘤进行治疗。

（3）治疗结核。在应用全身化疗外，局部应用在病灶处注药（异烟肼）、微型电刀切割治疗及“支架置放”多种方法（视具体情况）进行治疗。

29.8 气管插管

常用于协助麻醉插管、呼吸衰竭患者的人工通气，以及对支气管哮喘的哮喘持续状态的治疗。

29.9 置放胃管

常用于神志不清患者，全身或较大面积烧伤患者，许多内、外科危重患者，不能进食而需胃肠道补给营养者，常规方法置放胃管失败者采用此法可奏效。笔者创此法，从1986年以来共对50余例患者应用，全部获得成功。

参考文献

1. 浙江医科大学. 纤维支气管镜图谱. 北京：人民卫生出版社，1983：1－60.

2. 杨金福，廖达光，安如俊，等. 纤维支气管镜下支气管肺泡冲洗在气管切开患者中的临床应用. 中国内镜杂志，2007，13(1)：39－42.

3. 陈正贤，郭纪全，李静，等. 硬质支气管镜临床应用182例分析. 中国实用内科杂志，2005，25(2)：123－124.

4. 张春雨，徐岩，董汝臣. 应用纤维支气管镜支气管肺泡灌洗治疗重症哮喘的临床. 临床肺科杂志，2005，10(3)：278，280.

5. 王国安，吴宏成. 支气管镜在临床应用上的新进展. 国际呼吸杂志，2009，29(9)：573－576.

6. 张庆泉，郭泉. 纤支镜的变通应用. 内镜，1991，8(3)：173－174.

7. 张庆泉，郭泉，张洪昌. 纤支镜在鼻咽部的应用. 内镜，1996，13(2)：124.

(张庆泉　朱宇宏　王锡温　王艳华　许玲　李航)

30 硬质支气管镜在气管相关疾病中的应用

硬质支气管镜是一个年代久远但至今仍然适用于临床的古老器械，自问世以来历经多年的风雨变换，耳鼻咽喉科及呼吸内科医师使用该技术为众多的患者解除了疾苦。现代科技的发展，造就了呼吸系统内镜的蓬勃发展，纤维支气管镜、电子纤维支气管镜相继问世，现在其他类型的支气管镜也如雨后春笋般发展起来，但是由于纤维支气管镜、电子纤维支气管镜缺乏通气管腔，故尚不能取代硬质支气管镜在临床疾病的诊断和处理的地位。

30.1 适应证

硬质气管支气管镜检查法适用于：①咯血原因不明或部位不详者。②原因不明的咳嗽。③有气管或支气管阻塞症状或体征，如肺不张、肺萎陷等，需要寻找病灶部位及明确其性质者。④肺结核已临床治愈，但痰中结核菌仍阳性，疑有气管、支气管结核者。⑤疑有气管食管瘘者。⑥气管切开术后长期不能堵管须寻找原因者。⑦吸取支气管分泌液做培养或涂片检查。⑧对气管、支气管内行活组织检查法以诊断肿瘤或其他疾病。⑨部分支气管造影术，须在支气管镜下正确导入显影剂。⑩气管、支气管内取异物、脓痂或血块。⑪吸引气管、支气管或肺脓肿内脓性分泌物，亦可做下呼吸道灌洗或局部注药治疗。⑫气管、支气管内擦用药物。⑬摘除或电灼气管、支气管内肉芽增生或良性肿瘤。⑭扩张气管或支气管狭窄。⑮气管切开前行支气管镜检查并留置，可减轻呼吸困难，以利于手术安全进行。⑯支气管镜检查留置下行气管旁巨大肿瘤切除术，以防术中气管受压塌陷。

30.2 禁忌证

对气管、支气管异物，须迅速手术抢救患者，无绝对手术禁忌证。硬质气管、支气管镜检查的相对禁忌证：①颈椎病头颈不能后仰者，仅适用纤维气管、支气管镜检查。②主动脉弓瘤。③喉结核、活动性肺结核或近期有大量咯血者。④有较严重的心脏病、高血压者。⑤呼吸道急性炎症者。⑥体力过于衰弱者。

30.3 手术步骤

（1）间接插入法。通过直接喉镜插入支气管镜，婴幼儿一般多用此法。术者左手握直接喉镜暴露声门后，右手持支气管镜插入喉镜内，同时将视线从直接喉镜移到支气管镜内，看清声门后，将支气管镜的柄倒向右侧，远端镜口斜面向左方，看清左声带。当受检者吸气声门开大时，镜口尖端于声门裂中心滑入气管，当镜口进入第 3 ~4 气管环时，直接喉镜柄倒向左侧，从右侧取下喉镜滑板，在不带出支气管镜的情况下撤出喉镜，将支气管镜徐徐送进。

（2）直接插入法。直接将支气管镜经口腔、喉部插入气管、支气管。术者右手持支气管镜，如执笔状，其柄向前，无须执握，左手以纱布块保护上切牙及上唇，环指及小指勾住上切牙，拇、示、中指持镜管下端，以便固定并帮助推进。将支气管镜插至舌根处，向前推移可见会厌上缘，将镜口移于会厌喉面，深入1 cm，向前推托会厌，即可暴露声门，顺势将支气管镜插入。

（3）经气管切开创口插入法。在紧急情况下需做气管内吸引或钳取痂膜，夹取较大的或带尖刺的异物等，可通过颈部气管切开创口插入小号支气管镜进行检查、诊断及治疗。

（4）检查气管。当支气管镜进入气管后，助手须慢慢降低患者头部。此时术者左手固定支气管镜于上切牙处，右手执行其他操作，如取吸引管及手术钳等，内镜的深入主要靠左手各手指助其下移，右手把握方向，使之稳定地缓慢向下推进，并稍加左右、上下移动，以求窥清气管腔各壁。气管后壁较扁平，黏膜润滑，各软骨环呈白色，软骨环间黏膜则呈红色，咳嗽时后壁膜部突入气管中，管内呈半月形，气流冲击甚剧。当支气管镜达气管下端时，可见一淡红色垂直的锐嵴，为气管隆嵴，其位置：成人位于第2肋软骨水平，小儿位于第3肋软骨水平。其两侧有左、右主支气管开口，但因两主支气管斜度关系，气管隆嵴位于中线偏左，故左主支气管口不易全部查看，若欲观其全貌，应将支气管镜口部转向左侧，稍压于气管左侧壁，同时将患者头部移向右侧。

（5）检查支气管。一般先检查健侧支气管，然后再查患侧，旨在防止将患侧传染物带到健侧而继发感染，但支气管异物则相反。若病变不明时，多先检查右侧再检查左侧。在未将支气管镜插入主支气管以前，应先将支气管镜柄转向检查侧，同时令抱头助手将患者头部向检查侧的相反方向移动，直到支气管镜纵轴与受检支气管的纵轴一致。在窥镜内部可看到支气管腔的周径后，再徐徐送入支气管镜。

支气管内软骨环不如气管内明显，黏膜湿润呈淡红色，与口腔黏膜相似，吸气时支气管稍增长扩大，呼气时缩短收窄，正常可感到心脏及大血管搏动的传导，若搏动感消失，则可能有管壁受肿瘤浸润或外力压迫。

各分叶支气管开口正常外观如下。

右上叶支气管口：位于气管隆嵴平面，或在此平面下 1 ~ 2 cm 处。右主支气管外侧壁可见一垂直嵴，嵴的外方近侧为右上叶支气管开口，由于此支气管与右主支气管成 90°，故欲观其开口的全貌应将患者头部徐徐向左侧移动至相当程度，甚至可将镜柄转向左侧，使镜端斜口向右，使上叶开口的视野增大，射入开口的亮度较为充足。若欲进一步看清右上叶支气管内的分段开口，宜插入 90°放大镜观察，开口有 2 ~ 4 个。

右中叶支气管口：位于右主支气管前壁，距气管隆嵴 3 ~ 5 cm 处，可见一水平嵴，嵴的上方近侧可见扁圆形，即右中叶支气管开口。欲看清此孔，须将患者头部保持轻微左斜，并略降低，支气管镜口转向支气管前壁并稍施压力。中叶支气管的 2 个分段支气管开口有半数可在支气管镜内看到，但多数病例开口位置是上下位，而不是水平位。

右下叶支气管口：位于中叶支气管口平面下，在检查完中叶支气管口之后，将患者头部略升高，即可见下叶各个分段支气管口，后壁的尖支与内壁的内基底支（心支）很易看到，而且很少有变异；前壁的前基底支、后外壁的外基底支、后内壁的后基底支亦可看到，常呈三角形。

左上叶支气管口：左主支气管较细，与气管所成的角度较大，所以支气管不像右侧容易送入，须将患者头部用力右偏右转，使支气管镜与左主支气管在一条直线上。在距气管隆嵴约 5 cm 处的左主支气管外侧壁上有斜形嵴，相当于8点至12点的方位。其外方近侧即为左上叶支气管口。当患者头部极度右偏时，亦可窥见上叶支气管口内的下支（舌支）开口处。若插入90°放大镜，则可见到各分段开口。

左下叶支气管口：位于左上叶支气管口平面下，其各分段支气管开口与右侧相似，但缺内基底支，故仅有4个开口可辨。

支气管镜检查时，在一般情况下不需吸氧，若患者有缺氧发绀、烦躁不安症状时，则可在镜后端侧管上接氧气管，少量吸氧。若检查时一律给予大量吸氧，某些患者会出现谵妄或呼吸暂停。

30.4 术中注意要点

（1）气管长轴沿颈椎及胸椎的曲线下行，故在检查时应使患者的头部抬高，超过手术台平面15 cm；头部后伸，使口腔、颈椎、胸椎构成一直线，以便暴露喉头，才易插入支气管镜。在任何情形下，术者必须看清镜前的腔隙才能引镜前进。这是很重要的原则，必须严格遵守。

（2）为使手术顺利进行，术者应从思想上、技术上和器械上做好充分准备，每件手术器械都应该事先仔细检查，手术时能够得心应手。

（3）术者若经验不足，有可能误将支气管镜插入食管，故在未能确定插入气管之前，不应急于将输氧管接通支气管镜，以免氧气吹入胃内。

（4）若在支气管镜检查过程中，突然发生照明故障，不要轻易撤出支气管镜，应迅速取出灯杆进行检查修整。最好经常保持有备用的照明灯杆。

（5）术中应密切注意患者的全身情况，对年老体弱者应配有心电监护。麻醉必须安全、完善，当患者出现呛咳时应分次喷入表面麻醉药液，但应注意麻药浓度、控制总量以防麻药中毒。

（6）避免任何无意义的动作或拖延，保证整个手术以最快的速度，限时完成。

30.5 术后处理

（1）术后禁食2～4小时，待吞咽反射恢复后进食，以防食物误入气管。

（2）术后应注意呼吸，严密观察有无喉水肿，并应准备好气管切开术器械，以备急用。儿童可于术后应用地塞米松或泼尼松和抗生素，防止喉阻塞。

（3）术后应注意有无咯血，尤其是做新生物活检术后，应卧床休息，防止出血。

（4）蒸汽吸入或雾化吸入，每日2～3次，共2～3日。

（5）咽部疼痛可对症处理。

30.6 并发症

硬质气管支气管镜检查术，若能做到麻醉满意、操作熟练轻巧，则比较安全；但若鲁莽从事、忽视要领，亦可发生各种并发症。

（1）窒息。在支气管镜插入声门前因喉部受刺激引起喉痉挛可致窒息。遇此情况应力求迅速将支气管镜插入声门，窒息即可解除。为此，应强调对婴幼儿采用间接插入法，使声门暴露良好，易于插入。在支气管镜下夹取较大的异物，当支气管镜及异物钳撤出声门时异物被声门卡住亦可致窒息，故异物钳退出时应注意转向，使异物的长径与声门轴一致，减少卡住的机会。婴幼儿在行支气管镜检查术后，不久有可能发生呼吸困难甚至窒息，乃因喉部受刺激后水肿引起。因此为婴儿施行此术不应超过15分钟，幼儿不应超过30分钟；选用的支气管镜应合适，忌过粗。术中动作要准确、轻柔、迅速，力求避免不必要的喉部刺激。在撤出支气管镜前应将气管支气管内的黏液等分泌物吸除干净。

（2）喉、气管、支气管损伤。若操作不熟练，支气管镜未与检查部位同一直轴，患者头部位置不正或剧烈咳嗽、挣扎乱动，可引起杓状软骨移位、声带损伤、气管或支气管破裂等。后者将导致颈部、纵隔气肿或气胸，后果严重，常致死亡；若出现此种并发症，应立即吸氧，行胸腔闭锁引流、纵隔切开及气管切开术等抢救治疗。

（3）切牙损伤或脱落。尤其易发生于未换恒牙的儿童，故术中除用纱布垫于切牙与支气管镜之间外，术者左手拇指应始终向上托抬镜管，避免镜管压住切牙，使切牙成为支点。

（4）低氧血症和高碳酸血症。梗阻性呼吸困难患儿和支气管镜检查时间过长时，可引起本症，因此行小儿支气管镜检查时，给予高频喷氧有时是必要的。

（5）麻药过敏或中毒反应。

参考文献

1. 陈正贤，郭纪全，李静，等. 硬质支气管镜临床应用182例分析. 中国实用内科杂志，2005，25(2)：123－124.

2. 王国安，吴宏成. 支气管镜在临床应用上的新进展. 国际呼吸杂志，2009，29(9)：573－576.

3. 张庆泉，郭泉. 纤支镜的变通应用. 内镜，1991，8(3)：173－174.

4. 张庆泉，郭泉，张洪昌. 纤支镜在鼻咽部的应用. 内镜，1996，13(2)：124.

（张庆泉　朱宇宏　王锡温　宋西成　孙岩　陈秀梅）

31 改良喉罩及相关器械在气管异物手术中的应用

小儿气道异物取出术是耳鼻咽喉科常见的急诊手术，而小儿独特的解剖生理特点使得手术麻醉具有特殊性和危险性。小儿气道异物取出术是一项刺激性很强的侵入性操作，患儿常常由于刺激剧烈而出现咳嗽、咳痰，甚至产生缺氧发绀乃至危及生命。正是由于麻醉和操作的高风险，目前实施该手术的医院越来越少。随着喉罩的不断改进和更新，以及人们对气道管理观念和习惯的改变，其作为一种操作简单、效果确切的维持通气的手段在我国临床上的应用日渐广泛。笔者团队在 2011 年 1 月—2013 年 10 月采用自行设计的纤维支气管镜检查型喉罩及配套专用异物钳，并在全身麻醉下行小儿气道异物取出术取得满意效果，现将方法介绍如下。

31.1 资料与方法

（1）一般资料。经伦理委员会批准，收集我院 2011 年 1 月—2013 年 10 月实施气道异物取出术的患儿 92 例，其中男 53 例，女 39 例，年龄 8 月龄 ~5 岁，体重 8 ~40 kg，美国麻醉医师协会（American Society of Anesthesiologists，ASA）分级 Ⅰ ~ Ⅱ 级，术前均无明显心血管疾病史、肺部器质性疾病史及肝肾疾病史。异物误吸时间为 1 小时 ~27 天，中位时间为 2.9 天，异物为花生、瓜子、豆类、果核等。

（2）应用设备。我们设计了一种纤维支气管镜检查型喉罩（专利号 ZL 2011 2 0463005.X，图 52）及配套异物钳（专利号 ZL 2012 2 0134331.0，图 53），纤维支气管镜检查型喉罩通气管的一端连接喉罩体，另一端是一个 Y 型结构，一侧为标准接口连接麻醉机呼吸回路，一侧套有密封圈带单向阀为纤维支气管镜及异物钳操作孔口。配套异物钳结构简单，钳夹牢靠，与纤维支气管镜一起配合使用。

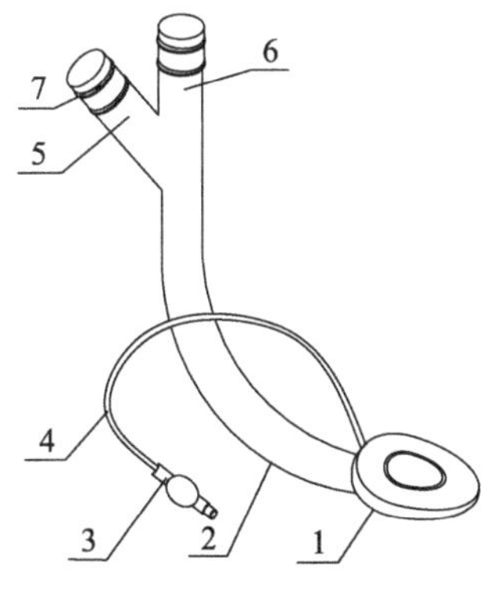

1. 套囊；2. 喉罩插管；3. 充气阀；4. 充气管；5. 左分支管；6. 右分支管；7. 管箍。

图 52 纤维支气管镜检查型喉罩

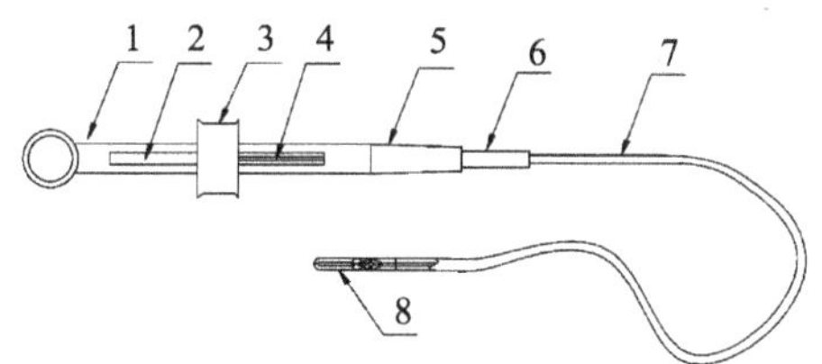

1. 固定杆；2. 通槽；3. 活动块；4. 牵引绳；5. 保护杆；
6. 加强杆；7. 可弯曲护套管；8. 钳头。

图 53 纤维支气管镜检查型喉罩配套异物钳

（3）操作方法。患儿术前禁食 6 小时，禁饮 3 小时，进入手术室前均肌内注射阿托品 0.02 mg/kg，采用 Drager 麻醉机面罩吸入 8% 七氟烷，氧气流量 8 L/min。待患儿睫毛反射消失后给予顺阿曲库铵 0.1 mg/kg，根据患儿体重徒手置入相应大小的纤维支气管镜检查型喉罩。经观察呼气末二氧化碳波形及听诊确定喉罩位置后固定，停止七氟烷吸入，术中注射泵静脉输注丙泊酚 6 ~ 10 mg/(kg · h) 和瑞芬太尼 0.3 ~ 0.5 μg/(kg · min)，术者将纤维支气管镜从喉罩 Y 形接头有密封圈的一端插入气道并配合使用气管异物钳进行异物取出，喉罩有标准接头的一端经螺纹管衔接麻醉机，在整个手术过程中应控制呼吸。通过纤维支气管镜侧孔弯曲伸入气管内的配套气管异物钳夹取气管异物，对留存时间长的气管异物及局部形成的炎性肉芽给予生理盐水局部冲洗，并给予布地奈德混悬液 0.25 ~ 0.5 mg 局部喷入。用迈瑞 PM9000 监测仪无创监测右上臂收缩压和舒张压，并监测 Ⅱ 导联心电图、心率、脉搏氧饱和度及呼气末二氧化碳分压。术毕待患儿呼吸、意识恢复后拔除喉罩。

（4）观察指标。麻醉前基础值（T1）、插喉罩后即刻（T2）、喉罩置入后 3 分钟（T3）、支气管镜进入声门即刻（T4）、拔喉罩后即刻（T5）的 HR、BP、SpO_2、$PETCO_2$。

（5）统计学分析。采用 SPSS13.0 统计软件统计分析，计量资料均以均数±标准差（$x \pm s$）表示，采用 t 检验。$P < 0.05$ 为差异有统计学意义。

31.2 结果

82 例患儿的喉罩 1 次置入到位，10 例为 2 次置入成功，效果满意。与麻醉前基础值（T1）比较，插喉罩后即刻（T2）、喉罩置入后 3 分钟（T3）、支气管镜进入声门即刻（T4）、拔喉罩后即刻（T5）时 HR、BP、$PETCO_2$ 差异无统计学意义（$P > 0.05$），在喉罩置入后 SpO_2 有明显提高，见表 1。全部患儿的气道异物均被顺利取出，手术时间为 3 ~ 40 分钟，在术后 9 ~ 20 分钟内清醒并拔除喉罩，无误吸，无明显胃肠充气，无咽喉部水肿及损伤。两例患儿苏醒期有短期轻度躁动。

31.3 讨论

小儿气管异物常常合并缺氧、发绀，病情危急时往往需要实施紧急异物取出术。患儿在手术时不能合作，以往的方法是在表面麻醉或浅全麻下保持患儿自主呼吸，辅以高频喷射通气，采用直接喉镜或硬质支气管镜取出气管异物。由于这种方法存在手术和麻醉共用一个通道、呼吸通气不为麻醉医师所控制等缺点，手术难度大，风险高，在手术操作过程中常出现通气不足、SpO_2 降低、气道痉挛等并发症，进而导致严重缺氧，甚至危及生命。小儿头部及舌体所占的比例较大，且喉头位置高，易发生舌后坠。另外，小儿分泌物较多，增加了气道敏感性，易发生喉痉挛及气管支气管平滑肌痉挛。而采用气管插管控制呼吸安全性高，但无法避免气管插管反应，无法实施异物取出。

随着耳鼻咽喉科及麻醉学的不断进步，喉罩通气用于全麻纤维支气管镜诊疗的可行性及安全性得到了肯定，喉罩与气管插管相比，在置入时对体位要求不高，无须暴露声门，刺激性较小，操作简便而快捷，避免了气管插管导致的呼吸系统并发症。喉罩通气具有易于操作、易调控、创伤小、并发症少等特点。普通喉罩的插管只有一个插口，在插入纤维支气管镜时无法给患者继续供氧，患者易出现缺氧，使诊疗操作中断，此时需先拔出纤维支气管镜对患者进行辅助通气，而如此反复增加了诊疗风险和患者的痛苦。我们采用的纤维支气管镜检查型喉罩是在对传统喉罩改良的基础上增加了类似三通的功能，一端口连接喉罩体，一端口覆盖密封帽（可由此插入纤维支气管镜），一端为标准接口连接麻醉机，施行纤维支气管镜检查时，其中一个分支管插入纤维支气管镜，另一个分支管连接麻醉机，这样既能够保证纤维支气管镜检查和治疗的顺利进行，又能够保证在麻醉状态下有足够的通气，且一旦发生缺氧，无须拔出纤维支气管镜就可以立即控制呼吸，迅速抢救，而镜检仍可从容进行，本研究最大的优点就是通过纤维支气管镜检查型喉罩解决了麻醉供氧和手术医师共用呼吸道的难题，用小儿纤维支气管镜从容地进行操作，提高了气道异物取出的成功率。术中复合应用镇静、镇痛、肌松药，较深的全身麻醉不仅可使肌肉松弛，咽喉、心血管反应也明显减少。

传统的气管异物取出采用硬质直杆的气管异物钳直接伸入气管中夹取异物，其缺点：①由于硬质直杆的气管异物钳直接插入气管及直接夹取，不方便医师持钳操作，容易造成牙齿脱落及损伤气管组织，造成不必要的损伤；②使用传统气管异物钳伸入气管中夹取，气管异物的具体位置和状态不能被观测到，存在盲夹的情况，会导致气管黏膜组织损伤等；③3 级支气管异物及局部炎性肉芽取出困难，此种情况通过传统硬质支气管镜基本看不到，即使偶尔看到也无法取出。与纤维支气管镜配合使用的气管异物钳设计更合理，操作更方便，纤维支气管镜弯曲部的外径纤细，有利于插入、观察和诊断，不会损伤患者的气管；此外对于有颈椎病或后仰困难及声门暴露困难的患者来说，在操作时不需要仰头，医师所持的气管异物钳便可准确到达气管内异物的位置，然后轻松夹取。

另外，我们对异物存留时间长的患儿给予局部生理盐水冲洗，并局部喷入布地奈德混悬液0.25～0.5 mg后，术后呼吸道并发症明显减少，术后恢复快；另一方面也避免了异物长期存留导致炎症和肉芽增生，以及硬质支气管镜在操作过程中因出现出血而影响操作的弊端，是一种可行且优良的治疗方法。纤维支气管镜检查型喉罩配合配套异物钳用于小儿气道异物取出术是一种安全、可靠、有效的方法，值得临床推广应用。

参考文献

1. 白伟良，陈晓秋，李国栋. 气管、支气管内特殊异物取出术的临床研究. 中国内镜杂志，2007(10)：1076－1078.

2. 刘红梅，顾庆贵. 全麻高频喷射通气辅助下小儿气管、支气管异物取出术的体会. 解剖与临床，2007，12(2)：129－130.

3. 刘继，李明星. 新型改良喉罩用于无痛纤维支气管镜检查的效果. 山东医学，2009，49(20)：65－67.

4. COOK T M，MACDOUGALL-DAVIS S R. Complications and failure of airway management. Br J Anaesth，2012，109(Suppl 1)：i68－i85.

5. TEKSAN L，BARIS S，KARAKAYA D，et al. A dose study of remifentanil in combination with propofol during tracheobronchial foreign body removal in children. J Clin Anesth，2013，25(3)：198－201.

（王部　田明　马加海）

32 体外循环在严重气管阻塞手术中的应用

严重的气管阻塞常见原因有气管肿瘤、气管异物、气管断裂、气管受压、气管移位等。一般来说，在对气管阻塞患者的抢救时，由于多种原因而造成无法常规气管切开的病例中，临床上一般应用在纤维支气管镜直视下进行气管插管，而对于部分气管严重阻塞的患者，麻醉诱导的风险极大，特别是对于部分极度缺氧的患者，由于呼吸肌疲劳、低氧血症和高碳酸血症，心肺功能都处于极度代偿状态，因此不管采取常规的麻醉插管或气管切开还是纤维支气管镜操作，都非常容易发生气管完全阻塞、呼吸及心搏骤停。临床可见医师刚开始麻醉，患者就已出现呼吸及心搏骤停，部分患者甚至因此出现脑昏迷或死亡，所以，临床上要求对气管严重阻塞的患者采取更为安全可靠的医疗措施，以保证患者在麻醉和手术过程中的安全。最近几年，心肺转流术（cardiopulmonary bypass，CPB）作为被应用于心脏及大血管手术的常规支持技术，日渐发展并被应用于多个领域，同时也被应用于严重气管狭窄相关的耳鼻咽喉科外科治疗中，并取得良好效果，尤其是近年来由 CPB 发展出来的体外膜肺氧合（extracorporeal membrane oxygenation，ECMO）技术可以为复杂的外科手术患者提供有效气体交换。因此应用 ECMO 技术的手术早期可代替呼吸机进行氧气交换，而在手术解除气管阻塞后再行气管插管建立呼吸通道，已经作为一种有效治疗策略被多家医院采用。

最早在 1961 年，Woods 等首次报道在体外循环辅助下耳鼻咽喉科医师切除复发性支气管腺瘤。此后，国内外广泛报道了在麻醉诱导前应用体外循环转流治疗多种气管严重阻塞的病例，以及其他病因导致患者通气严重障碍的病例。应用于气管手术的 CPB 不同于心血管手术的完全 CPB，大多数患者是通过股股转流实现部分 CPB，患者心脏不停跳，依然保留其循环功能。而目前耳鼻咽喉科医师在临床上常用的 ECMO 技术与常规 CPB 相比，ECMO 的优势主要是以下方面：①在血流动力学得到保障的基础上手术视野更为清晰；②肝素应用少，术中及术后出血风险降低；③对全身各脏器的功能影响较小。不过因为 ECMO 早期是为长期进行心肺支持而设计，并且国内没有生产，费用比普通 CPB 高得多，目前在国内大城市的应用较多，在经济欠发达地区尚未得到普遍应用。

由于绝大部分医院 CPB 的操作均由心外科医师完成，因此如果有时间在术前应尽可能行多学科讨论，包括耳鼻咽喉科、麻醉科、手术室、心外科、体外循环科等，要明确手术方案、操作顺序等。一般手术步骤为先在局麻下切开股动脉、股静脉插管连接体外循环机行股静脉—股动脉的转流，以氧合器部分代替肺进行气体交换，维持生命安全为麻醉和手术创造条件。这样就有充分的保障进行全麻气管插管，再行气管操作。当气管手术操作完毕，恢复正常双肺通气后，逐渐减流量并停止 CPB。拔除动静脉引流管并修补缝合股动静脉，中和肝素，结束整个操作。

需要注意的是，由于 CPB 期间需肝素抗凝，术野渗血较多，不易止血，停机后需及时中和肝素并比正常情况更仔细地止血，可适当应用止血药物。术后还需监测全血激活凝固时间（activated clotting time of whole blood，ACT)，防止肝素反跳并及时补充鱼精蛋白或钙剂，必要时应输血小板、纤维蛋白原、冷沉淀等。预防术后渗血是减少术后并发症的重要环节。

参考文献

1. 龙村. 体外循环学. 北京：人民军医出版社，2004.

2. 程邦昌，涂仲凡. 气管外科与体外循环. 湖北医科大学学报，1994，15(4)：354－357.

3. 伍治强，肖熙，李明，等. 体外循环技术在严重气管狭窄手术治疗中的应用. 临床外科杂志，2020，28(9)：845－847.

4. 陈崇伟，陆辉辉，周恕，等. 低气管极度阻塞术中部分心肺转流的应用. 中国胸心血管外科临床杂志，2000，7(1)：65－66.

（赖永峰　陈秀梅　魏振宇）

33 人工膜肺技术在气管阻塞手术中的应用

针对严重气管狭窄、气管阻塞的患者，任何气管操作均可能加重缺氧程度而导致窒息，如果盲目进行麻醉诱导、强行气管插管可能会进一步加重气管阻塞程度，甚至造成气管完全阻塞，患者若出现严重缺氧可导致呼吸和心搏骤停。因此，如何进行安全高效的气体交换是治疗气管阻塞的关键。GOYAL 等研究表明，在气管狭窄较严重而无法实施气管插管且无高频通气设备时，在体外膜式氧合（extracorporeal membrane oxygenation，ECMO）支持下进行紧急手术是比较安全的选择，这样可及时维持患者呼吸功能，顺利度过麻醉诱导期。ECMO 的优点：首先，术前可避免气管插管的风险，为安全麻醉创造条件；其次，可保障患者术中的血氧饱和度处于参考范围内，提供清晰的术野和手术空间，利于操作，失血可回输（肿瘤病变患者除外），避免因缺氧而出现窒息、心搏骤停及脑水肿，提高了气管插管手术成功率；最后对于肺功能严重受损患者，术后可对其进行长期的肺脏支持。

33.1 ECMO 的基本原理

ECMO 是将静脉血从体内引流到体外，经膜式氧合器氧合后再用血泵将血液灌注回体内。临床上主要用于对重症呼吸功能不全和心脏功能不全患者的支持；ECMO 能够进行有效的血液气体交换和组织灌注，可通过肺保护性通气，减少呼吸机对肺的损伤；通过应用降低前后负荷和正性肌力血管活性药，使心脏和肺脏得到充分休息。目前主要用于保障组织灌注、等待心肺功能恢复、等待心肺移植、供体捐献。随着 ECMO 技术的进步，并发症越来越少，实施、管理越发简单，适应证也越来越广。目前 ECMO 开始被应用于气管阻塞手术中，保证手术的安全进行。

33.2 ECMO 模式

ECMO 是将静脉血引流至体外，经过氧合器氧合并排出二氧化碳，使静脉血变成动脉血，最终泵入人体静脉或动脉系统。

（1）静脉—动脉（vein artery，VA）模式。VA 模式对患者的心脏和肺都有支持作用，在主动脉内 ECMO 灌注血流和左心室射出的血流混合，所以患者动脉血的氧含量和二氧化碳含量是两种来源的血流混合的结果。ECMO 血流是否足够，可通过监测患者的混合静脉血氧饱和度来判断，一般维持 SvO_2 在 65%～75%。

（2）静脉—静脉（vein vein，VV）模式。VV 模式仅对患者的肺有支持作用，经氧合器氧合后的动脉血泵入患者静脉系统，与体循环回流的静脉血混合，提高右心房血液的氧分压，降低二氧化碳分压。有一部分混合后的血液又进入 ECMO 管路，被称为“再循环”，另一部分进入右心室经过肺进入体循环。因为静脉回流的血液量与进入静脉系统的血液量相等，故对中心静脉压、左右心室充盈度和血流动力学没有影响。体循环灌注血流量是心脏自身的输出量。进行 VV 模式后静脉和动脉血氧饱和度均有改善，达到 80% 以上。

（3）动脉—静脉（artery vein，AV）模式。近年来 AV 模式逐步在临床上使用，采用动、静脉压力差来驱动血液流经低阻力膜肺，完成气体交换，使肺得到充分的休息。主要用于呼吸支持，患者需要能耐受动静脉分流和心排血量的增加，AV 模式使血流经过氧合器，可以增加二氧化碳的排出，降低机械通气条件。AV-ECMO 能快速改善血液动脉氧分压和有效地排出体内二氧化碳。

目前应用 ECMO 进行呼吸支持时常用 VA 模式及 VV 模式。因 VA-ECMO 的供氧量比 VV-ECMO 高，其可将 80% 静脉血引流出并进行体外氧合，基本可以满足组织的氧供。VA-ECMO 在术中能同时对患者进行循环支持，在气管阻塞术中多选择 ECMO 的 VA 模式。

33.3 ECMO 建立

（1）ECMO 建立前的准备工作。①准备好 ECMO 的设备包括血液驱动装置（血泵）、气体交换装置（氧合器）、动静脉管路及插管、空气氧气混合调节器、变温器、各种血液参数监测仪、各种安全监测仪及各种应急装置等。②了解患者既往史，全面熟悉现病史。③判断患者自身的心肺功能、心功能分级、心脏节律、有无心律失常病史，以及心脏形态、大小。④签署知情同意书。

（2）动静脉置管。ECMO 动静脉置管需要在高级别的无菌环境下完成，通常手术室是首选的安装场所，置管需要血管外科医师或心脏外科医师的参与，经皮穿刺通常由熟练的麻醉科医师或 ICU 医师完成。手术器械包及所需消耗材料应该由外科手术室护士准备好，以便紧急之需。通常两位器械护士可以满足紧急 ECMO 建立期间的需求，为外科医师的手术操作提供服务与保障。

（3）ECMO 建立过程中的麻醉及呼吸循环管理。为患者安装 ECMO 的过程需在全身麻醉及呼吸机辅助呼吸的方式下完成，需要建立必要的有创动脉血压监测和快速输血、输液通路，为行 ECMO 期间患者的生命体征监测做好准备。训练有素的麻醉医师或急救医务人员可以通过快速气管插管以达到有效的呼吸支持而缩短患者的抢救时间，为后续治疗奠定良好基础。

（4）ECMO 系统的管理。通常需要 1 ~ 2 名经验丰富的体外循环医师或接受过 ECMO 培训的专业人员来负责并完成，具体包括以下内容。

1）ECMO 辅助通路的选择。确定 ECMO 辅助支持后选择辅助类型，VA-ECMO 通常选择右心房—升主动脉、股静脉—股动脉、颈静脉—无名动脉等通路；VV-ECMO 常选择在颈内静脉与股静脉之间建立连接，也可选择双腔管经颈内静脉到达右心房。

2）设备物品准备。根据患者体重及病变情况选择 ECMO 插管类型及型号大小。在右心房—升主动脉建立的 VA-ECMO 需要选择较粗的动静脉插管，以保证充分的静脉引流和较低的动脉插管阻力，达到减少血液破坏的目的。

3）ECMO 系统安装及预充。ECMO 系统通常为已经配置完整的成套系统，根据患者需要或临床经验可做适当调整，安装完成并确认无误后需要迅速预充，充分排气并试运行，针对低体重患儿及术前贫血的患者需要考虑适当预充库存血液。

4）ECMO 系统管理配合。外科医师连接好动静脉插管，确认管路连接无误后即可开始 ECMO 辅助支持。通常 ECMO 启动初期由于容量置换、血液稀释、温度变化等因素的影响，血流动力学可能发生较大波动，要引起 ECMO 管理者的注意。

5）ECMO 期间的镇痛、镇静管理。一般情况下，ECMO 期间始终使患者处于麻醉状态，应用镇静、镇痛及肌松药三联麻醉，以保证患者安静地接受治疗，避免患者发生躁动而将管道意外拔出，减少对患者的精神刺激。适度的镇静和肌松是插管顺利进行的重要保证。但对于部分意识清楚、肺功能明显改善、血流动力学稳定的患者也可在清醒状态下进行 ECMO 支持，必要时可用少量镇静止痛剂。

6）氧合状况监测。ECMO 开始时应严密监测氧合器的氧合性能。先启动驱动泵，再开通气源；而停机时则步骤相反，即关闭气源后停驱动泵，始终保持转流过程中膜肺的血象压力大于气相压力。要严密观察

SVO_2 和动静脉管道内血液的颜色，判断氧合器的工作情况，若为氧合器质量问题，一般在此阶段即出现氧合不佳。首先要排除气源和气体通路的问题，保证气流通畅。若气血比值已达该氧合器的高限而氧合仍不满意，则确认为氧合器质量较差，需及时更换。

7）流量管理。ECMO 开始后应逐渐提升流量，并注意观察整个系统运行情况。ECMO 初始阶段，在允许的情况下尽可能维持高流量辅助，使机体尽快改善缺氧状况。此后根据心率、血压、中心静脉压等调节流量。

8）温度管理。ECMO 期间温度过高，机体氧耗增加，不利于内环境紊乱的纠正；温度太低，又容易发生凝血机制和血流动力学的紊乱，应根据患者具体病情维持合适的温度，一般保持体温在 35～37 ℃。

9）血气和电解质管理。维持酸碱平衡的正常，保持水、电解质的平衡，维持内环境的稳定是 ECMO 管理的关键工作。维持正常的酸碱平衡和血气有利于保持机体内环境的相对稳定，提供良好的组织氧供。ECMO 期间要注意监测水、电解质，尽量保持其在正常范围内。

10）抗凝管理。ECMO 期间抗凝不足时，会有血栓形成的风险；而抗凝过度又常引起致命的出血并发症，因此维持机体合适的抗凝状态尤显重要。ECMO 期间需全身肝素化，通过持续输注肝素维持其血药浓度。ECMO 运行过程中一般维持 ACT 在 140～180 秒，但 ACT 仪的稳定性和患者对抗凝的个体差异常使不同患者 ACT 的安全范围变化较大。在临床实际工作中应密切观察并定时监测 ACT。如抗凝不足时，肝素追加量应视 ACT 监测结果而决定，追加应先从少量开始，不断监测 ACT，直至达到要求。ECMO 期间血小板的消耗较为严重，辅助时间过长时，注意补充新鲜血浆、凝血因子及血小板，ECMO 期间血小板维持在 $>50\times10^9/L$ 的水平，低于该水平应及时补充。

11）ECMO 系统的监测管理。静脉管路的负压监测反映引流是否通畅，要注意及时监测。还需监测氧合器前、后压力，当跨膜压差显著增高时，应怀疑氧合器内有血栓形成的可能。离心泵若长时间使用，其底座会因发热而易出现血栓，当转数与流量不相符、出现血红蛋白尿等情况时，提示可能有血栓产生。氧合器发生血浆渗漏可导致氧合功能下降，血浆渗漏量大时，可造成低蛋白血症而增加水肿的可能。股动脉插管常对下肢血流造成不同程度的影响，应定期检查下肢的血供情况。当 ECMO 期间出现特殊情况（如需更换氧合器和管道等），需停止循环并紧急处理，此时，首先应钳夹动静脉管路；将呼吸机设置增加到全支持；排除或更换故障部位；快速评估是否需要重新开始 ECMO 支持。更换膜式氧合器和管道的操作流程应事先设计好方案，循环管道上应预留排气的循环通路，以便在最短的时间内安全完成氧合器的更换（图 54）。

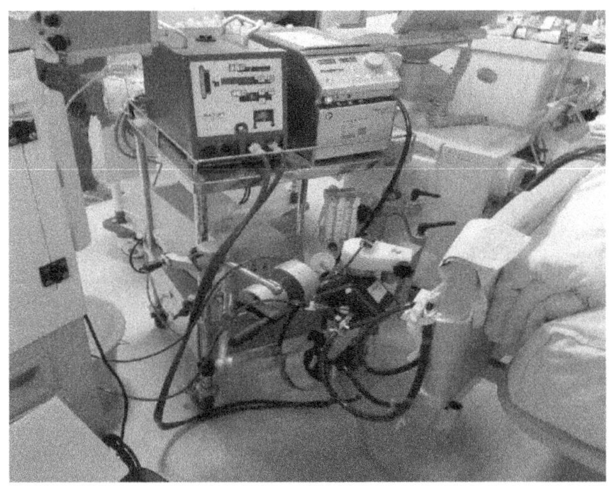

图 54　ECMO 在运转中（彩图见彩插 50）

33.4 ECMO 的撤除

（1）若患者病情比较稳定，手术结束时，呼吸功能基本恢复，可考虑术后即刻撤除 ECMO。如果患者术中或术后呼吸循环不稳定，可带 ECMO 转入 ICU 继续治疗。待患者心肺功能恢复，可以逐渐减少 ECMO 的流量，进入撤机程序。

（2）ECMO 撤除的步骤。

1）ECMO 流量逐渐降低，减少氧合器的气体流量，VA-ECMO 流量减少至 10 ~ 20 mL/(kg · min)，VV-ECMO 流量减少至 40 ~ 50 mL/(kg · min)。

2）调整机械通气参数和血管活性药的用量，使血流动力学和血气保持稳定。

3）稳定肺脏和心脏功能，此时大部分气体交换由患者的肺脏完成。

4）体内适量追加肝素，维持一定的抗凝状态。

5）如果情况稳定，可停止 ECMO 治疗。

6）病情较重的患者，可先通过侧路持续循环。在终止 ECMO 1 ~ 3 小时后需继续观察患者恢复情况，若病情稳定才可拔除插管，撤离机器。

7）应对插管部位认真清创，缝合血管易产生气栓，因此需仔细修复。

33.5 ECMO 主要并发症的预防及处理

ECMO 技术目前仍存在一定局限性，如需要专业的设备及医护人员、医疗费用高等，并且可能出现出血或血栓形成、溶血、感染、肾功能不全、肢体缺血坏死及神经系统插管并发症等并发症。因此 ECMO 并发症的预防及处理尤为重要。

（1）出血的预防及处理。①对手术部位电凝止血、分离出血管后再全身肝素化、插管后对局部彻底止血。ECMO 动静脉插管用双股丝线结扎以防滑脱。②规范抗凝监测（ACT-LR 和 APTT 同时测）；应用肝素涂层的 ECMO 管道和配套三通、猪尾引流套管等。③变温水箱维持适宜温度（35.5 ~ 36.0 ℃），部分需“亚低温”治疗者也尽量不低于 34 ℃。④适当补充血小板，避免组织缺氧。⑤HT 患者血小板计数 > 50×10^9/L，如无出血，不必治疗；若从血中检测到肝素诱导的抗血小板抗体则必须停用肝素，停输血小板，改用其他抗凝剂，如低分子肝素、阿加曲班、重组水蛭素。⑥尽量避免新的有创操作，进行护理操作（如吸痰、放置鼻胃管和口腔护理）时注意保护黏膜，避免损伤出血。⑦出血处理原则的关键是判断出血部位和出血量。

（2）溶血的预防及处理。①避免高剪切力，如管路打折、超滤时钳夹管路控制流速，VAV-ECMO 选择适合口径的插管而非钳夹管路控制流速避免气血直接接触；静脉进气者积极排气。②避免长期高流量，以 Maquet 公司离心泵为例，避免长期超过 3500 rpm，常用转速区间为 2000 ~ 3500 rpm（推荐 2500 ~ 3000 rpm）。③严密监测抗凝，避免血栓形成。④静脉引流负压 ECMO 中静脉负压过高有 2 个因素：机械梗阻（插管位置漂移、管道打折）；容量不足（静脉管抖动、静脉负压 > 40 mmHg，可适当补液，控制静脉压不低于 − 30 mmHg）。⑤维持适当的血细胞比容（HCT 0.30 ~ 0.35）。⑥通过外科方法彻底进行畸形矫正。⑦使用肝素化材料，如 ECMO 套包内的三通、猪尾引流套管等。⑧处理：出现血红蛋白尿时，碱化尿液，维持尿量 > 3 mL/(kg · h)；更换 ECMO 装置；缩短 ECMO 时间（VA-ECMO 3 ~ 7 天、VV-ECMO 10 天左右考虑撤机）。

（3）血栓的预防及处理。①调整肝素用量，规范抗凝监测。使用适合低浓度的 ACT 片，以及适合中低浓度的 APTT 同时监测；一般 2 ~ 3 小时/次，ACT-LR 和 APTT 同时测，如遇特殊，按需增加监测频率。

②避免长期低流量，在 ECMO 系统中抽完血，用晶体液置换三通中的血。③使用肝素化的氧合器及管道则在预充排气前安装好套包中肝素化的三通、猪尾引流套管。④定期检查建议：每天交班时按照管路检查清单做完整的系统管路检查，使用高亮度光源检查管路，重点检查膜肺、离心泵头、各接头、三通等部位。⑤推荐：ACT 控制在 160 ~ 220 秒，有出血倾向时缩短 10% ~ 15%，ACT 值低于目标值，从小剂量开始微量泵持续供给肝素。

（4）感染的预防及处理。①局部无菌操作，对局部血肿和感染灶及时行外科处理。②减少不必要的操作。③加强肺部护理：定时吸痰，必要时使用纤维支气管镜吸痰；条件允许者行清醒 ECMO。一方面可减少肺部感染机会；另一方面可帮助患者尽快恢复经消化道进食。对于清醒状态的患者，经口进食是预防胃肠道感染最有效的方式。④全身性抗感染措施。⑤改善患者全身营养支持状况，根据情况补充全血、新鲜血浆、人血白蛋白和免疫球蛋白等。控制糖尿病患者的血糖水平和及时纠正酮症酸中毒。⑥缩短 ECMO 时间，根据情况见好就收，适时终止 ECMO 辅助治疗。

参考文献

1. GOYAL A, TYAGI I, TEWARI P, et al. Management of difficult airway in intratracheal tumor surgery. BMC Ear Nose Throat Disord, 2005, 5: 4.

2. 王宏伟，费悦，祝继洪，等. 体外膜肺氧合用于重度气管狭窄患者气道重建术的效果. 中华麻醉学杂志, 2012, 32(6): 765 – 766.

3. 马丽娟，郭庆凤，崔建，等. 体外循环在胸外科手术中的应用. 中国体外循环杂志, 2010, 8(2): 106 – 108.

4. 蒲虹，黄晓波，黎嘉嘉，等. 体外膜肺氧合支持在气道重建中的应用体会. 中国呼吸与危重监护杂志, 2016, 15(2): 161 – 165.

5. 龙村，侯晓彤. ECMO 体外膜肺氧合. 北京：人民卫生出版社，2010：115 - 120.
6. 龙村，赵举. ECMO 手册. 北京：人民卫生出版社，2019：203 - 208，277 - 291.

（邹广美　汤义军　彭笑怒　张庆泉）

34 气管恶性肿瘤的放射治疗

34.1 目的及意义

放疗作为原发性气管恶性肿瘤术后补充治疗或根治性治疗具有一定的地位，但单纯放疗效果比手术治疗效果差。由于多数患者在初诊时已失去根治性手术治疗机会而行姑息手术治疗，还有部分患者因肿瘤分期太晚或合并其他基础疾病而不能行手术治疗，在这种情况下，放射治疗尤为重要，放射治疗可控制症状，延长生命，甚至使部分患者达到根治效果。2012 年蒋国梁报道了 258 例气管恶性肿瘤患者的生存状况，通过对患者匹配分组再对比分析得出结论，无论是否接受手术治疗，放射治疗都增加了气管恶性肿瘤患者的生存获益。冉军涛等回顾分析了近年来国内外发表的文献中共 1252 例原发气管腺样囊性癌患者的临床特征、治疗及结局，结果发现行单纯手术治疗的患者 5 年存活率 86.4%，10 年存活率 55.6%；行手术 + 术后放疗的患者 5 年存活率 97.3%，10 年存活率 44.4%；对于分期晚、体质差且只能行单纯放疗的患者，其 5 年和 10 年生存率也可以分别达到 34.9% 和 16.1%。

34.2 适应证

（1）肿瘤近切缘或切缘不净。

（2）淋巴结转移。

（3）局部复发。

（4）因肿瘤分期太晚而不能手术或患者拒绝手术治疗。

34.3 靶区及剂量

原发气管恶性肿瘤最常见病理类型为鳞癌和腺样囊性癌，其他病理类型罕见。其中鳞癌发生淋巴结转移概率较大，需做颈部及上纵隔淋巴引流区预防照射；腺样囊性癌较少发生淋巴结转移，因此不做常规预防照射，仅在发生淋巴结转移时行预防照射。

20 世纪 80—90 年代多采用二维放疗技术，现已全部采用三维适形或调强放疗技术，更精准的放疗技术使得放疗后周围正常组织受量下降，但由于气管自身耐受有限，气管恶性肿瘤的根治性放疗剂量并未改变，1996 年 Jeremic 报道气管鳞癌患者接受常规放疗 60 ~ 70 Gy 后中位生存时间为 24 个月，5 年生存率为 27%，70 Gy 较 60 Gy 稍好，但差异无显著性。Chow 的报道也证实肿瘤局部控制与放疗剂量有关，放疗剂量≥60 Gy 效果明显好于 <60 Gy。

目前推荐原发性气管恶性肿瘤术后辅助放疗剂量为 50 ~ 60 Gy，术后明显肿瘤残留或无法手术患者的根治性放疗剂量为 60 ~ 70 Gy，常规分割每次 1.8 ~ 2.0 Gy，每周 5 次。

2000 年 Saito 等报道了 64 例气管恶性肿瘤患者接受标准的外照射 40 Gy + 低剂量率腔内放疗 25 Gy，患者的 5 年肿瘤相关生存率、总生存率和无瘤生存率分别为 96.1%、72.3%、87.3%。2005 年 Heloisa 等也证实高剂量率后装治疗可作为气管恶性肿瘤外照射放疗的局部加量治疗。若肿瘤局限于气管腔内，包括切缘不净者，可适当加用腔内放射治疗，建议参考点剂量为 6 ~ 8 Gy/(10 mm/次 ×2 ~ 3 次)，总剂量为 12 ~ 24 Gy/(2 ~ 3 次 · 2 ~ 3 周)。

病例 1：男，56 岁，中段气管鳞癌术后 1 个月，行术后辅助放疗，采用调强放疗技术，靶区包括气管、食管及双侧下颈深淋巴引流区，瘤床同步加量，GTVtb 60 Gy/30 次，CTV 54 Gy/30 次（图 55）。

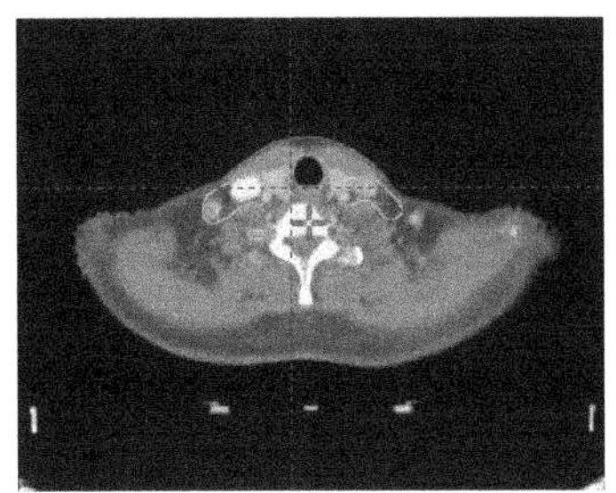

A：最上层 CTV（绿线）位于环状软骨下缘水平，包括双侧下颈深淋巴引流区

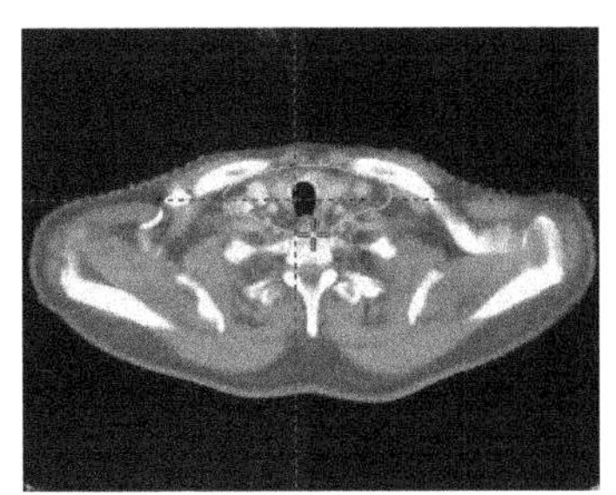

B：气管、气管食管沟及双侧下颈深淋巴引流区

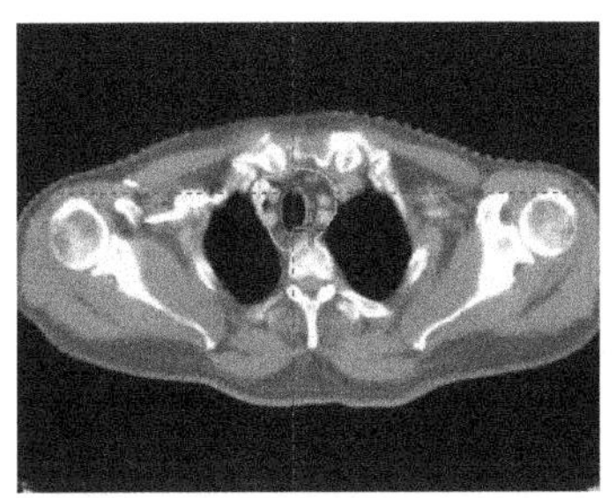

C：包括气管、气管食管沟及周围纵隔淋巴引流区，GTVtb（红线）包括肿瘤术前侵及范围

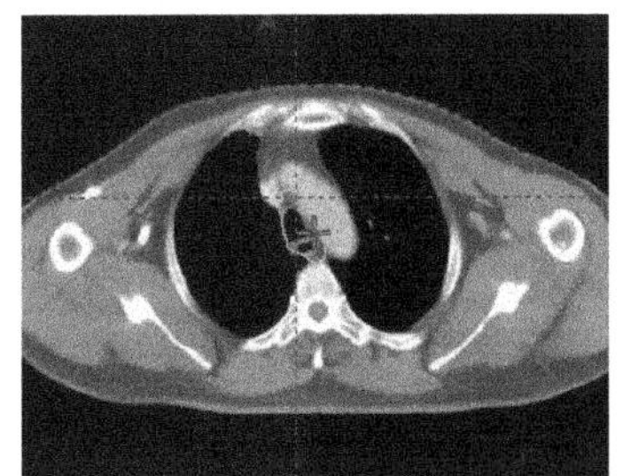

D：最下层为瘤床下 1 cm 的气管及周围纵隔淋巴引流区

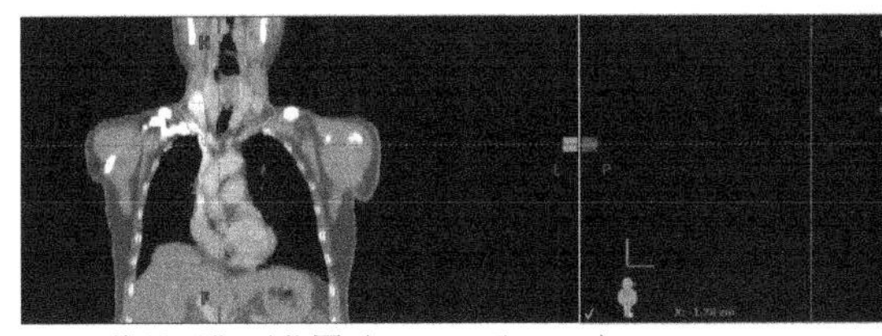

E：三维显示靶区范围（GTVtb 及 CTV）

图 55　不同层面靶区图及三维显示靶区（彩图见彩插 51）

病例 2：女，47 岁，上段气管腺样囊性癌术后 1 个月，行术后辅助放疗，采用调强放疗技术，靶区包括病变气管及周围 0.5 ~ 1 cm 的正常组织，上下界以术前肿瘤上下缘各外扩 3 cm，总剂量为 60 Gy/30 次，每周 5 次（图 56）。

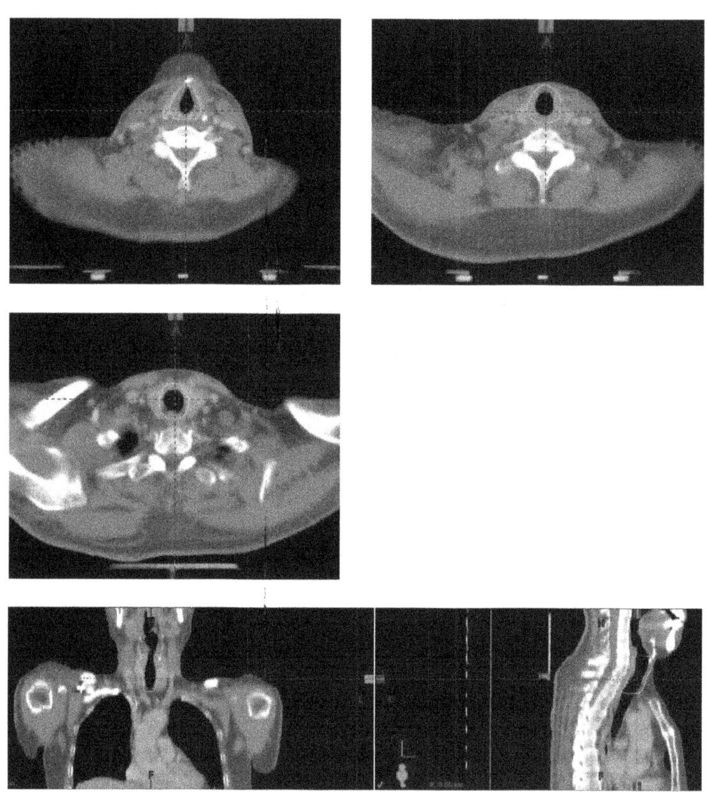

图 56 不同层面靶区图及三维显示靶区（彩图见彩插 52）

34.4 并发症及处理

（1）气管反应。急性期反应多数表现为刺激性干咳或痰不易被咳出，轻症可无须处理或对症处理（如雾化治疗促进排痰）。迟发反应多发生在放疗结束半年后，多在数年后发生，其发生率与放疗剂量有关，表现为气管狭窄及气管塌陷，当发生气管狭窄时可行气管内支架置入术。近年来气管支架愈来愈多地被应用于临床并取得了明显的效果，已成为治疗气管恶性狭窄的重要手段之一。

（2）放射性食管损伤。多表现为急性食管黏膜反应，如进食阻挡感、咽痛，一般无须治疗，待放疗结束可自行缓解。

（3）皮肤反应。多表现为急性期皮肤色素沉着，少数严重者可出现皮肤破溃。放疗期间保持皮肤干燥，避免阳光直射，减少摩擦可减轻皮肤反应，放疗结束可自愈。

（4）甲状腺功能下降。放疗期间少数患者可出现甲状腺功能轻度下降，放疗结束可自愈。

参考文献

1. XIE L, FAN M, SHEETS N C, et al. The Use of radiation therapy appears to improve outcome in patients with malignant primary tracheal tumors: a SEER-Based analysis. Int J Radiation Oncol Biol Phys, 2012, 84(2): 464 –470.

2. RAN J, QU G, CHEN X, et al. Clinical features, treatment and outcomes in patients with tracheal adenoid cystic carcinoma: a systematic literature review. Radiat Oncol, 2021, 16 (1): 38.

3. JEREMIC B, SHIBAMOTO Y, ACIMOVIC L, et al. Radiotherapy for primary squamous cell carcinoma of the trachea. Radiother Oncol, 1996, 41(2): 135 –138.

4. CHOW D C, KOMAKI R, LIBSHITZ H I, et al. Treatment of primary neoplasms of the trachea. The role of radiation therapy. Cancer, 1993, 71(10): 2946 –2952.

5. SAITO M, YOKOYAMA A, KURITA Y, et al. Treatment of roentgenographically occult endobronchial carcinoma with external beam radiotherapy and intraluminal low-dose-rate brachytherapy: second report. Int J Radiation Oncology Biol. Phys, 2000, 47(3): 673 –680.

6. CARVALHO H D A, FIGUEIREDO V, PEDREIRA W L J R, et al. High dose-rate brachytherapy as a treatment option in primary tracheal tumors. clinics, 2005, 60(4): 299 –304.

7. CONFORTI S, DURKOVIC S, RINALDO A, et al. Self-expandingy stent for the treatment of malignant tracheobronchial stenosis. Retrospective study. Arch Bronconeumol, 2016, 52(11): 5 –7.

8. 刘巍，李龙芸，张福泉，等. 金属支架治疗恶性肿瘤引起的气管狭窄(附30例分析). 中华放射学杂志，2000，34，(10)：680 –683.

（宋铁鹏　胡善亮）

35 气管恶性肿瘤的化学治疗

35.1 概述

气管恶性肿瘤分为原发性和继发性。90% 的原发性气管肿瘤属于恶性肿瘤，多见于成人，儿童原发性气管肿瘤以良性居多（高达 90%）。但原发性气管恶性肿瘤临床非常少见，在所有恶性肿瘤中所占比例为 0.5%～1%，年发病率为 0.1/10 万。气管恶性肿瘤 5 年生存率低，仅 27%。国际上暂无明确的分期标准，也缺少大样本的临床研究。

鳞状细胞癌和腺样囊性癌是原发性气管恶性肿瘤最常见的类型，两者约占所有病理类型的 60% 以上，以鳞状细胞癌为主。受气管的解剖结构和肿瘤侵犯范围的影响，外科技术手段有限；其他治疗方式，如化疗、放疗和支气管镜技术等可提供姑息治疗，但三种治疗措施均无法达到治愈目的。目前，新兴瘤内注射剂的应用已获得初步成功；人造气管和气管移植等方面也取得了一定的进展，但是尚无充分证据支持这些治疗手段可应用于临床。

继发性气管恶性肿瘤是指起源于相邻器官（如肺脏、甲状腺、食管等）的原发性肿瘤直接侵犯气管，或原发性肿瘤通过淋巴转移或血行播散转移至气管的肿瘤。继发性气管恶性肿瘤虽然发病率不明确，但人们普遍认为其发病率高于原发性气管肿瘤。一项纳入 1978—2017 年的 2242 例继发性气管恶性肿瘤患者的回顾性分析发现，83% 的继发性气管恶性肿瘤是肿瘤直接侵犯气管，17% 是源于淋巴转移或血行播散。肺、食管和甲状腺是原发性肿瘤最常见的部位。66%～77.9% 的患者接受了手术切除，21.7% 的患者接受了支气管镜干预，32.2% 的患者接受放射治疗，接受手术治疗的患者和原发性甲状腺癌气管转移患者中位生存期更长。

由于气管恶性肿瘤早期缺乏特异性临床表现和阳性体征，易被误诊为慢性阻塞性肺疾病及哮喘等。临床医师对气管肿瘤的认识不足，很多患者确诊时已属于肿瘤晚期，错失了最佳治疗时机。

35.2 方案及进展

气管恶性肿瘤的相关研究有限。目前尚无前瞻性的临床随机对照研究评估全身化疗在晚期气管恶性肿瘤或术后辅助治疗中的作用和地位。有关文献多为个案报道、单中心的回顾性研究，以及流行病学调查。

(1) 无法手术切除的气管恶性肿瘤的化疗。对于已发生远处转移及无法手术切除的患者，治疗手段主要包括气道再通、全身治疗（化学治疗）和局部治疗（放射治疗）。各种支气管内技术的使用，如机械肿瘤减灭术、热消融疗法、气道支架等起到减轻气管阻塞和控制肿瘤出血的作用，结合化疗和（或）放射治疗，可以达到疾病控制的目的。

近期有部分病例报道提示对于无法手术切除的患者，可选择同步放化疗的治疗模式。Hararah 等在美国外科学院癌症委员会的联合项目国家癌症数据库（national cancer database，NCDB）中查询了 2004—2012 年 18 岁以上新诊断的气管鳞状细胞癌患者，筛选出拥有 5 年随访数据的病例，最终确定了 532 例原发性气管鳞状细胞癌患者，并进行了人口流行病学、临床病理和治疗变量等方面的统计学分析，其中 26% 的患者接受了同步放化疗；20% 的患者接受了手术切除 + 辅助治疗；20% 的患者仅接受了手术切除；17% 的患者仅接受了放射治疗。结果提示整体人群总生存率为 25%，接受同步放化疗的患者与接受限制性手术切除 + 辅助治疗的患者具有相似的生存率（28%）。预后不良因素包括年龄≥65 岁、>1 个合并症和接受过姑息治疗。在该回顾性研究中，对于局灶性气管恶性肿瘤患者（T1～3，M0）（T：T1 <20 mm，20 mm≤T2 <39 mm，T3≥40 mm，T4 为侵袭邻近结缔组织或器官的局部晚期肿瘤；

T分期是根据解剖学知识和生存曲线的统计学差异定义的），接受根治性手术切除的患者与接受根治性手术切除联合辅助治疗的患者，较未接受治疗的患者，死亡风险均降低60%，而同步放化疗可降低45%的死亡风险；对于局部进展期患者（T4，M0），根治性手术联合辅助治疗可降低死亡风险约68%，与同步放化疗组、根治性切除组结果相似；对于远处转移的患者，Kaplan-Meier生存分析和COX回归分析显示各个治疗组之间的总生存时间无统计学差异，但是同步放化疗组的总生存时间最长。该回顾性研究明确了同步放化疗可作为原发性气管鳞状细胞癌的初始治疗或辅助治疗的一种有效治疗手段。

化疗方案可考虑一些常见的方案，如卡铂联合紫杉醇、顺铂联合5-氟尿嘧啶和依托泊苷，以及顺铂联合长春瑞滨的方案，患者可获得较好的局部控制率和生存期，各种方案的应用时机和配伍仍在研究中，但目前尚缺乏大样本的临床研究。

（2）可切除气管恶性肿瘤的辅助化疗。在恶性肿瘤根治术后通常给予患者术后辅助治疗以改善其生存质量。有关气管恶性肿瘤化疗的研究数据十分有限。鉴于头颈部鳞状细胞癌和气管鳞状细胞癌病理组织的相似性，以一项晚期头颈部鳞状细胞癌术后放疗联合或不联合化疗的随机对照研究作为参考，该研究结果显示术后同步放化疗可改善患者生存率，降低局部复发率，但不良反应发生率较仅接受术后放疗的患者要高，Hararah等在NCDB中的回顾性研究也得到了相似的结论，证实了气管鳞状细胞癌术后同步放化疗的作用。在化疗方案中顺铂是首选化疗药物之一。但一项有关原发性气管腺样囊性癌的回顾性研究显示，对于肿瘤未达到完全切除的患者，术后同步放化疗相比术后单纯放疗，患者无疾病进展时间和总生存时间均无明显获益，提示化疗似乎在气管腺样囊性癌中疗效有限，对该种类型的化疗方案仍需进一步探索。

35.3 常见不良反应及处置

不良反应包括药物不良反应、过量或高剂量导致的毒性、过敏和药品导致的其他意外事件。所有细胞毒类抗肿瘤药物都应当被谨慎、合理应用，以免给患者带来不必要的损失。

（1）骨髓抑制。是化疗最常见的限制性不良反应。粒细胞半衰期最短，为6～8小时，因此骨髓抑制最先表现为白细胞下降；血小板半衰期为5～7天，其下降较晚；红细胞半衰期为120天，受化疗影响较小，通常表现为进行性下降。白细胞减少至$<1.0\times10^9/L$，特别是粒细胞$<0.5\times10^9/L$且持续5天以上，患者发生严重细菌、霉菌或病毒感染机会大大增加，可达90%以上，且病情危重。血小板$<50.0\times10^9/L$，特别是$<20\times10^9/L$则易出现出血风险，可发生脑出血、胃肠道及妇女月经期大出血等。在预防方面，根据化疗后发生粒细胞缺乏伴发热的风险度分级，结合患者自身相关因素，选择是否预防性应用升白细胞治疗；在治疗方面，通常白细胞$<3.5\times10^9/L$、血小板$<80\times10^9/L$不宜行化疗（急性白血病除外）；白细胞$<2.0\times10^9/L$或粒细胞$<1.0\times10^9/L$，应给予粒细胞集落刺激因子治疗；一旦白细胞$<1.0\times10^9/L$或粒细胞$<0.5\times10^9/L$，可考虑给予抗生素预防感染，一旦出现发热应立即做血培养和药物敏感试验，给予广谱抗生素治疗联合粒细胞集落刺激因子升白治疗；血小板$<50.0\times10^9/L$，可皮下注射白介素-11或血小板生成素，如有呕血、便血、咯血的患者，可给予酚磺乙胺等止血药物，呕血患者可加用抑酸药；如血小板$<10.0\times10^9/L$，应联系血库予以新鲜血小板输注；血红蛋白<100 g/L，可皮下注射促红细胞生成素，同时注意补充铁剂。

（2）胃肠道反应。食欲减退、恶心、呕吐、腹泻、便秘等胃肠道反应是常见的化疗不良反应，常见于应用大剂量铂类等化疗药物，严重者会导致脱水、电解质紊乱和营养不良。胃肠道反应控制不佳会导致患者产生抗拒化疗的心理。对化疗所致恶心呕吐的防治，应在化疗前、化疗中、化疗后进行全程管理，以预防为主。止吐药包括多巴胺受体拮抗剂，如甲氧氯普胺；5-羟色胺受体拮抗剂，如昂丹司琼、托烷司琼、帕洛诺司琼等；皮质类固醇；苯二氮䓬类；NK-1受体拮抗剂，如阿瑞匹坦等。根据常见抗肿瘤药物及方案的致吐风险分级，结合患者个人因素，实施分级管理，给予患者个体化止吐方案。对于高致吐化疗药物的方案，推荐三药联合的止吐方案，如5-羟色胺受体拮抗剂+地塞米松+NK-1受体拮抗剂；对于中致吐风险药物的方案，推荐二联或三联方案，如5-羟色胺受体拮抗剂+地塞米松，或5-羟色胺受体拮抗剂+地塞米松+NK-1受体拮抗剂、5-羟色胺受体拮抗剂+地塞米松+奥氮平；对于低致吐风险药物，推荐使用单一止吐药物。

（3）肾毒性。肾脏损害为铂类等化疗药物的主要不良反应。不同铂类药物引起肾脏损伤的病理改变不尽相同：顺铂主要累及近端肾小管，卡铂可引起类似范可尼综合征的病理改变，奈达铂主要引起肾乳头损伤，奥沙利铂的肾毒性目前仅见于个案报道。如果应用顺铂并采用大剂量一天给药，应给予水化并注意维持电解质平衡。

（4）神经毒性。化疗所致周围神经病变是铂类、紫杉类、长春碱类药物常见的剂量限制性不良反应。常见的外周神经不良反应包括指端麻木、灼痛、刺痛、感觉过敏、肌肉萎缩、腱反射减弱或消失等症状。化疗累积剂量越大、给药间隔时间越短，则神经毒性越大。早期预防的相关药物主要包括谷胱甘肽、维生素E等，此外中医在周围神经病变的预防中也有一定作用。如果出现1级或2级周围神经病变，一般无须调整剂量，3～4级周围神经病变需要降低化疗药物剂量和（或）延迟用药间隔周期。感觉异常的周围神经病者可使用B族维生素、叶酸和烟酰胺来营养神经。神经病理性疼痛者可使用的药物包括三环类抗抑郁药（阿米替林）、5-羟色胺和去甲肾上腺素再摄取抑制剂（度洛西汀和文拉法辛），以及钙通道阻滞剂（加巴喷丁和普瑞巴林）。通过对患者进行教育以减轻神经病变引起的继发性损伤，鼓励患者在接受治疗时，有任何手足麻木、刺痛症状应及时向医师报告。周围神经病变会增加患者跌倒风险，应做好防跌倒教育和护理。

（5）其他。联合方案所造成的脱发是化疗后常见的不良反应一般发生于首次化疗后 2 ~ 3 周，脱发是可逆的，停药后毛发会逐渐生长。化疗药物常引起不同程度的静脉炎，常见于大剂量 5-氟尿嘧啶连续灌注，严重者可发生红、肿、热、痛，通过稀释药物浓度、应用糖皮质激素和深静脉置管可降低此并发症的发生。化疗引起的黏膜炎常见于使用 5-氟尿嘧啶等方案的患者，严重者可引起消化道黏膜溃疡，造成进食困难、疼痛等，可用生理盐水或碳酸氢钠漱口，每天 4 ~ 6 次，保持口腔湿润和清洁，避免使用含酒精的漱口水；若不能缓解，可采用“利多卡因 + 生理盐水”混合液含漱；一些细胞因子或生长因子对化疗所致的消化道黏膜炎有积极的疗效；必要时可给予抗生素、止痛药，以及支持治疗等。

35.4 展望

气管恶性肿瘤在临床上非常少见，起病隐匿，早期不易发现，并发症（如气道阻塞等）易危及生命，国际上暂无明确的分期标准和治疗指南，也缺乏大样本的临床研究，极具挑战性，应由经验丰富的团队管理。以手术为主的综合治疗方法目前仍是气管恶性肿瘤的主要治疗模式，然而对于无法进行手术的患者，姑息治疗也扮演着重要的角色，为气管肿瘤的治疗提供了更多的可能性。化疗是否能作为辅助治疗手段取决于肿瘤的病理类型。未来可能需要更多的随机对照研究来明确辅助治疗的具体作用、用药时机和用药配伍等。化疗药物由于其本身的毒副作用，会影响患者生存质量和用药剂量，在临床工作中应注意预防和严密观察药物不良反应，及时处理，给患者带来获益。

参考文献

1. MADARIAGA M L, GAISSERT H A. Secondary tracheal tumors:a systematic review. Ann Cardiothorac Surg, 2018, 7(2): 183 – 196.

2. JAGANATHAN V, SUBRAMANIAN S, HARI D T. Recurrent tracheal tumor with a critical airway requiring "Y" stent-unique presentation of tuberculosis. Monaldi Arch Chest Dis, 2021, 91(3).

3. DIAZ-MENDOZA J, DEBIANE L, PERALTA A R, et al. Tracheal tumors. Curr Opin Pulm Med, 2019, 25(4): 336 – 343.

4. SHERANI K, VAKIL A, DODHIA C, et al. Malignant tracheal tumors: a review of current diagnostic and management strategies. Curr Opin Pulm Med, 2015, 21(4): 322 – 326.

5. URDANETA A I, YU J B, WILSON L D. Population based cancer registry analysis of primary tracheal carcinoma. Am J Clin Oncol, 2011, 34(1): 32 – 37.

6. LI S Y, LI Q, GUAN W J, et al. Effects of para-toluenesulfonamide intratumoral injection on non-small cell lung carcinoma with severe central airway obstruction: a multi-center, non-randomized, single-arm, open-label trial. Lung Cancer, 2016, 98: 43 – 50.

7. GUAN W J, LI S Y, ZHONG N S. Effects of para-toluenesulfonamide intratumoral injection on pulmonary adenoid cystic carcinoma complicating with severe central airway obstruction: a 5-year follow-up study. J Thorac Dis, 2018, 10(4): 2448 – 2455.

8. MARTINOD E, CHOUAHNIA K, RADU D M, et al. Feasibility of Bioengineered Tracheal and Bronchial Reconstruction Using Stented Aortic Matrices. JAMA, 2018, 319(21): 2212 – 2222.

9. MADARIAGA M L L, GAISSERT H A. Overview of malignant tracheal tumors. Ann Cardiothorac Surg, 2018, 7(2): 244 – 254.

10. JOSHI N P, HARESH K P, DAS P, et al. Unresectable basaloid squamous cell carcinoma of the trachea treated with concurrent chemoradiotherapy: a case report with review of literature. J Cancer Res Ther, 2010, 6(3): 321 – 323.

11. HARARAH M K, STOKES W A, OWEIDA A, et al. Epidemiology and treatment trends for primary tracheal squamous cell carcinoma. Laryngoscope, 2020, 130(2): 405 -412.

12. VIDETIC G M, CAMPBELL C, VINCENT M D. Primary chemoradiation as definitive treatment for unresectable cancer of the trachea. Can Respir J, 2003, 10(3): 143 -144.

13. ALLEN A M, RABIN M S, REILLY J J, et al. Unresectable adenoid cystic carcinoma of the trachea treated with chemoradiation. J Clin Oncol, 2007, 25(34): 5521 -5523.

14. BERNIER J, DOMENGE C, OZSAHIN M, et al. Postoperative irradiation with or without concomitant chemotherapy for locally advanced head and neck cancer. N Engl J Med, 2004, 350(19): 1945 -1952.

15. CHEN F, HUANG M, XU Y, et al. Primary tracheal adenoid cystic carcinoma: adjuvant treatment outcome. Int J Clin Oncol, 2015, 20(4): 686 -692.

16. YAN F, DUAN J, WANG J. Mechanism of Platinum Derivatives Induced Kidney Injury. Zhongguo Fei Ai Za Zhi, 2015, 18(9): 580 -586.

17. LOPRINZI C L, LACCHETTI C, BLEEKER J, et al. Prevention and Management of Chemotherapy-Induced Peripheral Neuropathy in Survivors of Adult Cancers: ASCO Guideline Update. J Clin Oncol, 2020, 38(28): 3325 -3348.

18. RILEY P, GLENNY A M, WORTHINGTON H V, et al. Interventions for preventing oral mucositis in patients with cancer receiving treatment: cytokines and growth factors. Cochrane Database Syst Rev, 2017, 11(11): CD011990.

（宫文静　孙萍）

麻醉篇

36 气管异物手术的麻醉

麻醉是气管异物手术治疗中一个很大的问题，因为麻醉和手术共用一个气道，如何做好合作共赢是两个专业医师共同关心的问题。麻醉师一般对患者进行全身麻醉的时候要控制气道，做好呼吸观察，那就要进行气管插管；而手术要取出气管内的异物，既要插入支气管镜又要占据气管、支气管。因此两个专业医师的密切合作尤其重要。

在气管切开的状态下进行全身麻醉，然后经过气管切开的造口取出气管、支气管异物，在麻醉的深度、给氧的氧饱和度及持续时间上，都向麻醉师提出了很高的要求，也给临床医师提出了要求，要在麻醉给予的麻醉深度和氧饱和度适宜的时间节点内完成手术，双方的配合和生命体征的观察，以及手术的速度，都要达到一个高度节点。

下面通过几个病例来说明麻醉师和临床医师密切配合的美好前景和渊源。

病例 1：老年患者在气管切开术后行气管异物取出术的麻醉

异物被吸入气道可造成黏膜损伤、出血或机械性梗阻；异物可嵌顿在肺的各级支气管，造成阻塞部位以下的肺叶或肺段发生肺不张、肺气肿等改变；较长时间的异物存留可导致炎症、感染、肉芽形成等间接损伤。本例患者采用静脉全身麻醉 + 短效肌松剂 + 气管内插管的麻醉方法，为术者提供了平静的操作环境并保障了患者的安全，异物取出顺利，术后恢复快。

（1）临床资料。患者，女，73 岁。既往冠心病、二尖瓣狭窄、心房颤动、高血压病、缺铁性贫血、继发性癫痫病史。此次主因四肢肢体活动不灵伴意识模糊 1 年入院。入院查体：BP 107/65 mmHg。神志模糊，言语不能，查体不合作。气管切开状态，双肺呼吸音粗，闻及干湿啰音。心率 88 次/分，心律绝对不齐，无杂音。全腹软，无压痛、反跳痛，移动性浊音（ - ），肠鸣音正常。双下肢无水肿。全身关节无畸形，双下肢肌肉轻度萎缩。右侧肢体肌力 3 级左右，肌张力轻度增高。左侧上肢肌力 0 级，肌张力减低，左下肢肌力 0 级，肌张力增高。双侧 Babinski 征阳性。患者反复出现低热、咳嗽、咳痰 1 月余，体温最高达 38 ℃，无畏寒、寒战，给予完善检查。血常规：白细胞 5.38×10^9/L，中性粒细胞比率 64.4%，红细胞 3.51×10^{12}/L，血红蛋白 83 g/L。凝血：凝血酶原时间 14.7 秒，活动度 62.2%，国际标准化比值 1.27，部分凝血酶原时间 43 秒，纤维蛋白原 4.75 g/L，D-二聚体 0.89 mg/L。生化检验报告：白蛋白 20.8 g/L，钾 3.38 mmol/L，超敏 C-反应蛋白 81.53 mg/L。ABO 血型鉴定为 O 型，Rh（D）血型阳性。胸部 CT：①提示左侧气管、支气管异物，左肺下叶萎陷，两肺内感染性病变，建议治疗后复查；②动脉粥样硬化、心脏增大；③左侧胸腔积液。结合以上辅助检查及病情特点，诊断：①支气管内异物（左）；②肺部感染；③脑梗死后遗症、痉挛性偏瘫、血管性痴呆；④脑出血后遗症（脑梗死后脑出血）；⑤气管造口维护；⑥症状性癫痫（继发性癫痫）；⑦冠状动脉粥样硬化性心脏病、心功能Ⅲ级；⑧高血压 3 级（极高危）；⑨低蛋白血症；⑩中度贫血。请耳鼻咽喉科、麻醉科、呼吸内科等相关科室会诊，并在评估后遵会诊意见，行内镜下异物取出术。

（2）麻醉经过。患者完善术前准备，入室后常规心电监护，在麻醉诱导前雾化吸入利多卡因，经气管造口充分预充氧，以舒芬太尼、依托咪酯、琥珀胆碱静脉注射快速诱导后，术者立即在鼻内镜下用异物钳完整取出异物，异物为长约 2.6 cm 的假牙，撤镜，术毕，且一次成功，随后经气管造口插入气管插管，控制呼吸，吸100% 纯氧，并监测血压、脉搏、心电图、SpO_2，并密切观察 SpO_2 及其他生命体征的变化，患者生命体征平稳，手术顺利，待患者咳嗽、吞咽反射、呼吸恢复正常后拔管，并更换为金属套管，转入 ICU（图 57）。

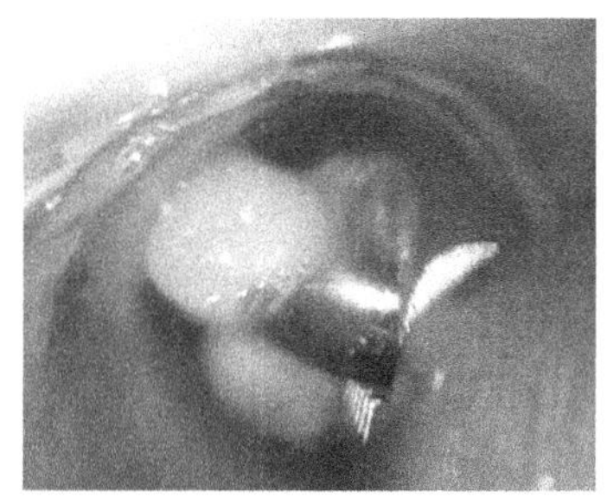

图 57　经气管切开处进入鼻内镜，可见左侧支气管内的假牙异物（彩图见彩插 53）

（3）讨论。成人支气管异物取出术多采取表面麻醉。但局麻也有缺点：①异物显露差，需要充分镜下局部治疗才能完整暴露，操作时间长，患者难以耐受，痛苦大；②体积大而难以通过声门的异物，会明显增多进镜次数，容易引起喉头水肿，不利异物取出；③尖锐异物患者局麻下配合欠佳且易损伤气道；④患者气道炎症会导致剧烈咳嗽，影响异物取出。而全麻下内镜钳取异物可完全避免上述缺点。全身麻醉后取异物一次成功率明显增大，各种并发症明显减少。本病例采取的是静脉全身麻醉复合短效肌松剂气管内插管的麻醉方法，该方法诱导平稳、肌松佳、并发症少、术后恢复快，取得良好的效果。短效肌松剂的使用在相对较浅的麻醉下完全避免了呛咳、挣扎，以及由此而导致的气管黏膜损伤、喉痉挛、循环系统不良反应，减少了术后并发症，并为异物取出创造了良好条件。进入支气管探查钳取异物在操作前以纯氧人工通气，操作时则停止呼吸。有研究表明麻醉状态下患者以 100% 氧气过度通气 3 分钟后氧储存量增加，即使停止呼吸 4 分钟，PaO_2 仍维持在 16 kPa（120 mmHg）以上。所以术中间断给氧，其间维持 SpO_2 96% ~ 100%，否则立即停止取异物的操作，经气管造口手控呼吸直至 SpO_2 100% 使术中无缺氧。术前准备充分，能在异物变位时立即行气管插管，及时挽救了患者生命。成人复杂支气管异物取出术，完善的麻醉、术中的密切监测，以及充分的麻醉准备能为手术创造良好的条件，提高成功率，减少并发症，避免开胸手术，并于千钧一发之际挽救患者，使之转危为安。

病例 2：儿童患者误吸南瓜子后呼吸困难的救治经过

（1）临床资料。患儿，男，8 岁。因为误吸南瓜子后咳嗽、呼吸困难 3 小时而去当地医院就诊，因为阵发性呼吸困难加重，医院又没有取出气管异物的条件，麻醉师给予气管插管，在给氧的情况下由救护车转运至我院，入院后即转入重症监护室，但是尽管重症监护室采取了种种办法，患儿的血氧饱和度始终在 60% ~ 80%，经过耳鼻咽喉科、重症监护室、麻醉科等科室的会诊认为，取出异物是首要任务，不然氧气的吸入只是个过程，不能起到太大的作用。

（2）诊疗经过。异物必须被取出，但是能否拔出气管套管再插入支气管镜，这是一个危险的过程，为了确保手术能成功，降低危险的发生率，经过麻醉科、耳鼻咽喉科统一商定，暂时不拔出气管插管，给予镇静、止痛药物，不影响患儿的呼吸，耳鼻咽喉科先给予气管切开，然后将气管插管移至气管切开上方，继续高流量给氧，加深麻醉，耳鼻咽喉科使用鼻内镜系统伸入气管内，在屏幕显示系统的辅助下，可直视南瓜子位于隆嵴处，揭开了双侧大部分支气管口，取出异物后，麻醉师稳定患儿，此时患儿呼吸已经稳定，血氧饱和度达到 98% 以上，缺氧解除。

经过对气管切开处的处理，插入气管套管后再进入重症监护室，监护6小时后病情稳定，转入普通病房，经过3天的临床观察，各项生命体征稳定，拔管出院。

（3）讨论。这个病例显示出各个学科的密切合作是十分重要的，手术医师的互相配合也是不可缺的，麻醉时机的掌握、气管插管的插入或取出时间的掌握、麻醉药物的应用都环环相扣，缺一不可。

为了解决呼吸道公用的问题，烟台毓璜顶医院麻醉科的王部教授设计了改良喉罩用于儿童气管、支气管异物的手术治疗。

参考文献

1. 王月兰，王古岩，李天佐，等. 气道异物取出术麻醉专家共识(2021). 中华麻醉官网，2021. http://med.china.com.cn/content/pid/281669/tid/1026

2. 李琴，黄青松. 误诊为肺癌的支气管异物1例. 临床肺科杂志，2016，21(2)：380－381.

3. 李丹叶，周蓉，陈昕，等. 以指套征为影像表现的支气管异物吸入长期漏诊1例. 临床肺科杂志，2019，24(5)：965－966.

4. 李冬梅，李凯，李龙云，等. 成人(支)气管镜麻醉的研究进展. 中国实验诊断学，2017，21(4)：739－742.

5. 蒋德雄，王红军，张雪漫，等. 成人支气管异物取出方法探讨. 现代临床医学，2018，44(6)：417－419.

6. 阎承先. 气管食管学. 2版. 上海：上海科学技术出版社，2001：100.

7. 刘俊杰，赵俊. 现代麻醉学. 2版. 北京：人民卫生出版社，1996：1366.

（王彬彬　张庆泉　王锡温　林青　胡灼君）

37 气管肿瘤手术的麻醉

气管肿瘤患者治疗措施包括外科手术、活检钳夹、氩气刀治疗、冷冻治疗、局部放疗及气管腔内支架置入等，对没有转移的气管肿瘤患者都应尽早争取外科手术切除治疗，气管、支气管切除和重建被认为是临床上伴有气管阻塞的气管肿瘤病例的最根本的治疗方法。

对气管肿瘤患者进行手术时，气管、支气管及隆嵴既是手术部位，也是在手术过程中保证通气、维持氧合的重要通道。如何在气管阻塞、通气功能障碍下进行通气，保证呼吸道通畅，维持有效的呼吸又不影响手术的顺利进行，并在术后苏醒期间安全拔除气管导管，是麻醉医师和外科医师在围手术期气道管理上共同面临的巨大挑战。我国目前尚无气管肿瘤相关的麻醉指南和专家共识。

麻醉医师术前应详细询问患者病史，进行体格检查，并结合相关辅助检查等做好全面的术前评估；与外科医师交流讨论，根据患者实际情况和外科手术要求等，共同制订气道管理计划，做到麻醉诱导、气管插管、术中气道管理和术后拔管各阶段的个体化麻醉管理，并备好应对紧急气道突发事件的预案。

37.1 麻醉前评估与准备

气管肿瘤引起的主要改变是气管阻塞或气管狭窄。气管阻塞或狭窄的位置及程度决定了手术和麻醉的难度，保持呼吸道通畅是患者接受麻醉和手术的前提。麻醉前对气道的影响因素进行全面评估，关键是判断是否存在困难气道，呼吸道管理的成功主要基于术前评估预测和准备。

(1) 参考病史、体格检查、临床症状、实验室检查、动脉血气分析及肺功能检查等，全面评估患者术前病情状况，对患者已有的呼吸困难程度进行分级，了解患者在何种体位下呼吸最为通畅。术前最舒适体位可能是气管阻塞程度最小、缺氧症状最易缓解的体位，在该体位下进行麻醉诱导常不易发生呼吸道梗阻。

(2) 查阅胸部 X 线、CT 扫描及重建、支气管镜检查等辅助检查结果，明确肿瘤部位、性质、范围、肿瘤外侵情况等。重点评估气管阻塞的程度、气管最狭窄处管腔能否通过较小内径的气管导管和可能突发的气管阻塞。

（3）积极改善患者的全身状况，治疗合并症和并发症，纠正水、电解质、酸碱失衡，给予抗感染、解痉、纠正缺氧等治疗，最大限度改善术前患者通气状况，增加患者对手术和麻醉的耐受，预防和减少术中、术后并发症。

（4）术前不常规使用镇静催眠药，以免削弱患者维护其自主呼吸的能力；严重气管狭窄伴缺氧的患者，常伴精神紧张、烦躁不安，应对其进行心理干预，取得患者合作。

37.2 全身麻醉诱导

在进行麻醉诱导前应做好完善的器械准备，重点是备齐不同型号的气管导管，准备好在手术台上使用的无菌气管导管和长的无菌螺纹管呼吸管路，用于台上插管后连接麻醉机通气；对气管插管可能引起的肿瘤出血、破碎脱落、气管阻塞等危急状况，应提前备好麻醉专用吸引器、两套麻醉机、困难气道管理工具和急救设备等；对拟行 CPB 或 ECMO 的手术患者，应提前备齐所需物品。

所有患者麻醉诱导前常规预充氧合，通过面罩连接到麻醉机充分给氧去氮，患者可具有最大限度的氧储备，能够延长从呼吸暂停到出现低氧血症的时间。诱导药物遵循“安全、无痛、舒适”三阶梯麻醉管理规范，可采取吸入诱导、静脉诱导、人工心肺支持下诱导等方式，按麻醉计划和准备进行。手术组医师在麻醉诱导前必须到场，进行手术安全核查，保证麻醉诱导期间需要时可随时通过外科手段开放气道。

37.3 气管插管

（1）气管上段肿瘤。对于肿瘤瘤体较小、气管最狭窄处直径 >

1 cm、术前评估气管导管可顺利通过狭窄处者，可选择常规全麻诱导后气管插管；如果插管可能存在肿瘤出血或脱落的风险，可使用纤维支气管镜明视下引导气管插管，切忌盲目插管，避免无谓的多次插管尝试。

对于肿瘤瘤体较大、气管狭窄较重、术前评估气管导管有可能通过狭窄处者，可选择清醒镇静表面麻醉下气管插管。给予小剂量镇静镇痛药，喷洒利多卡因行表面麻醉，插管前充分润滑气管导管，采用纤维支气管镜引导，可在完全明视下动作轻柔地将较细直径的气管导管从无瘤侧通过狭窄的气管。镇静镇痛的理想目标是使患者处于闭目安静、不痛、降低恶心及呕吐敏感性，同时保留自主呼吸、能被随时唤醒又高度合作的状态。咪达唑仑、芬太尼、舒芬太尼、瑞芬太尼和右美托咪定都是常用的药物，镇静药物需要谨慎使用。对清醒患者行气管插管的优势是插管过程中患者保持自主呼吸和气道张力，保障患者气道的安全，减少严重不良反应（如误吸、窒息等）的发生，也是公认的处理可预料困难气道的”金标准”。对于气管肿瘤蒂细、质地脆、易出血病例，此法仍无法避免肿瘤出血或脱落的风险。

对于肿瘤瘤体巨大、位置靠近声门、评估气管导管无法通过气管狭窄处或不能耐受清醒插管等患者，可在局部麻醉、静脉复合麻醉下由手术医师在肿瘤下方先行气管切开，在肿瘤下方置入气管导管后行麻醉诱导，控制呼吸。采用喉罩下保留自主呼吸的全身麻醉，行颈部气管切开插管的方法，患者舒适度较高，较为安全。

对于气管病变阻塞严重、呼吸极度困难并严重缺氧的危重患者或术前评估麻醉肌松后肿瘤可能阻塞气管的患者，如果气管插管、气管切开术或其他有创气道建立方法失败或不可行时，可借助CPB 或 ECMO 以保证患者氧供，在解除缺氧窒息的危险下行全麻诱导和气管插管。与CPB 比较，ECMO 持续时间长、血细胞损伤少、肝素使用少、出血事件发生率低。

（2）气管中段肿瘤。对于中段气管内肿瘤患者，气管插管方式视病情而定，可采取全麻常规诱导或清醒镇静表面麻醉，控制呼吸或保留自主呼吸，经口腔插管至肿瘤上方，手法正压通气无阻力情况下实施全麻手术。如果肿瘤蒂粗、不易出血和脱落，可参照前述方法在纤维支气管镜引导下尝试通过肿瘤区域，尽量不强行插管通过狭窄处。如果肿瘤易于脱落破碎，只能先将气管导管插至肿瘤上方维持通气。如果肿瘤瘤体较小，也可采用较小号双腔支气管导管，越过肿瘤插到肿瘤下方，术中无须退管，气管环切对端吻合后再退至吻合口上方，优势是可避免术中引入气管导管因固定不良而引起的通气不足及术中血液反流入气管，缺点是需要手术医师良好操作技术的配合，给手术操作带来一定的难度。

（3）气管下段肿瘤。对于肿瘤位置较低或侵犯气管隆嵴时，可先将单腔气管导管置于肿瘤上方，如果通过无困难，可在纤维支气管镜下将单腔气管导管插入一侧支气管。有学者建议在插入气管导管后，导管保留于狭窄部位上方，通过气管导管内将一细塑料管送过狭窄部行高频喷射通气，但狭窄严重、排气不畅仍有可能造成气压伤。

对于侵犯并破坏气管环完整性的气管肿瘤，需考虑麻醉后在肌松剂作用下引起气管塌陷而加重气管阻塞的可能，如果需要肌肉松弛药，可先将通气逐步转为手控通气，在确保正压通气可行后使用短效肌松药。

对于气管内巨大肿瘤严重阻塞气道、极度呼吸困难、不能先行气管切开的患者，可在局部麻醉下暴露并游离好股动、静脉，然后全麻诱导，一旦无法快速建立人工气道，可以立即参照前文所述借助 CPB 或 ECMO，先保证患者氧供，再实施麻醉诱导。

（4）注意事项。除面罩通气、声门上呼吸道、气管插管及颈前通气外，ECMO 首次出现在 2022 年美国麻醉医师协会困难气道管理实践指南中。ECMO 具有氧合功能强、手术时视野开放、维持血流动力学等优点，对于合并困难气道的患者，在常规氧合方法无法提供有效氧合的情况下，ECMO 可以满足机体氧合需求。当出现灾难性困难气道需急救处理时，ECMO 可以在短时间内部分或完全替代心肺功能，有助于人工气道的顺利建立，立即缓解症状并挽救患者生命。麻醉诱导期间将 CPB 作为“备用”的想法是危险的，因为一旦发生气道完全阻塞，没有足够的时间在缺氧性脑损伤发生前建立 CPB。

37.4 术中麻醉管理

在气管肿瘤手术中麻醉管理的重点是控制呼吸道、维持良好的气体交换和术野暴露。麻醉医师和外科医师共用一个气道，既要确保建立通畅的人工气道，维持有效通气功能，又要为手术提供开阔的视野，不影响手术正常进行，该手术的麻醉管理非常棘手，具有极高的难度和风险（图 58）。

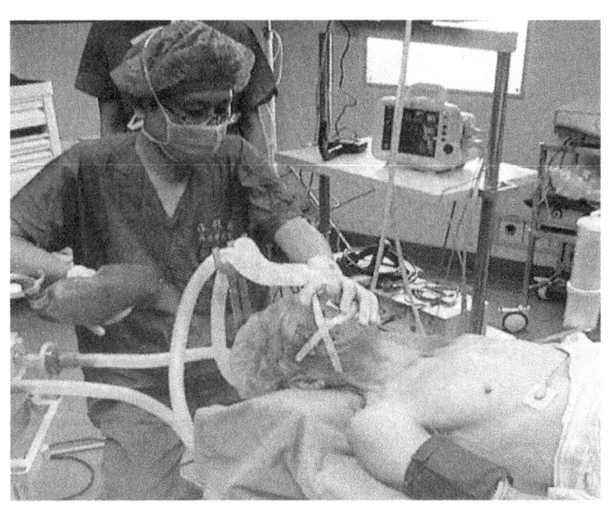

图 58 麻醉师首先开始进行基础麻醉和给予足够的氧供，手术医师开始在局部麻醉下行气管切开，插入气管套管，加深麻醉后实施手术（彩图见彩插 54）

（1）麻醉维持。吸入麻醉在术中气道开放时会产生麻醉气体污染，可采用静脉麻醉。丙泊酚联合瑞芬太尼维持麻醉效果理想，一旦停止输注，麻醉苏醒迅速而完全，对患者术后恢复影响小。

（2）术中呼吸管理。术中成功的呼吸管理需要麻醉医师和手术医师密切配合，麻醉医师应了解手术步骤，密切关注手术进程，与外科医师交流沟通，了解外科医师的操作可能带来的影响，手术操作可能会使气管过度牵拉、导管脱落、气管导管套囊破裂、支气管导管位置改变而影响通气等，并要警惕对纵隔的牵拉与压迫可导致循环功能的剧烈变化。手术医师需预先告诉麻醉医师下一步的手术操作，若术中发现导管套囊破裂、气管导管漏气应及时告知麻醉医师。

术中持续监测 SpO_2、$PETCO_2$、ECG 等，间断行动脉血气分析，监测通气压力、流量和容量等，尤其要注意气道压变化，P_{Peak}维持于 13 ~ 20 cmH_2O，避免通气压力过大，以防止过大的气流使肿瘤脱落完全而阻塞气道及可能引起的出血。尽量缩短单肺通气时间，防止二氧化碳蓄积和缺氧；准备单独的、完好的吸引装置，在肿瘤切除、气管断离后，及时吸除气道痰血，吻合完毕后应将其彻底清除，要预防手术野血液反流入气管，维持呼吸道通畅和保证足够的通气。

（3）手术台上气管插管。气管肿瘤手术方式不同，手术台上的气管插管方法不同，但基本原理相仿，重点是在气道开放时确保气道通畅和患者正常氧合。

气管环形切除断端吻合术：术前评估气管导管不能通过狭窄部，先行气管导管插管至肿瘤上方，由术者经气管断端或造口处置入，台上无菌导管接至气管远端或一侧主支气管并将套囊充气，连接麻醉机行机械通气。在切除肿瘤，气管后壁对端吻合后，拔除台上气管导管，再将原经口插入的气管导管向下插入至气管吻合口下方。待气管前壁吻合后，再将导管退至吻合口近端，维持通气，通过加压试验检查吻合口是否漏气。

气管隆嵴部切除重建术：全麻常规快速诱导后气管插管至肿瘤上方，接麻醉机，全麻维持通气。开胸后切开健侧支气管，于术野向健侧远端支气管插入台上气管导管行单肺通气。切除隆嵴部肿瘤，气管与患侧主支气管断端吻合后，再将原气管内导管插入患侧支气管行机械通气，并拔除台上气管导管。健侧支气管与气管壁造口行端侧吻合完毕后，将气管导管退至吻合口近端，维持通气，通过加压试验检查吻合口是否漏气。

低氧血症的原因包括台上导管位置不良、远端通气道被血液及分泌物或组织碎屑阻塞、术中缝合吻合口过程中间断停止通气、开胸、体位改变、单肺通气不足、肺内分流等。术中若出现低氧血症应采取相应措施，如调整气管导管位置、吸引清除气道分泌物、术中间断呼吸停止前吸入100% 氧气并过度通气，以及尽量缩短单肺通气时间、提高单肺通气侧吸氧浓度、通气侧适当 PEEP 等。

37.5 麻醉恢复期管理

气管肿瘤手术后，气管导管拔除（简称“拔管”）是全身麻醉苏醒的关键步骤，拔管操作与气管内插管风险相当，是麻醉过程的高危阶段。拔管前应进行全面的气道评估，必须严格掌握拔管指征，预先制订好拔管计划，包括在拔管失败情况下二次插管和处理潜在风险的应急计划等。

拔管前须注意以下几点：①尽量保持颈部前屈位，减少吻合口张力；②拔管前必须先吸尽残留于口、鼻、咽喉和气管内的分泌物，拔管后继续吸尽口咽腔内的分泌物；③肌肉松弛药的残余作用已被完全逆转；④咳嗽、吞咽反射恢复，自主呼吸气体交换量恢复正常；⑤苏醒期应平稳，避免躁动和呛咳，防止气管吻合口出血或裂开。

手术结束后，在纤维支气管镜下彻底清除呼吸道分泌物及组织碎片、血液等残余物，检查吻合口情况，排除吻合口渗血、严重水肿。如果采用全麻静脉麻醉，可临近手术结束时输注小剂量瑞芬太尼，或给予舒芬太尼5～10 μg，维持充分的镇痛作用，使患者能够耐受气管导管，要避免躁动和呛咳，防止气管吻合口出血或崩裂。待患者完全清醒，可听从指令、肌张力完全恢复、咽喉保护性反射恢复、呼吸循环稳定、SpO_2 在95%以上时，由一名助手扶稳患者头部，避免头颈过分活动，在可控、分步且可逆的前提下拔出气管导管。拔管时应备齐设备和人员到位，拔管后维持颈部前屈位以减少缝线张力，并做好再次插管的准备。

手术操作造成的气管水肿、出血等可能加重术前已有的通气困难，如果考虑手术室内无法安全拔管，患者可保留气管导管至麻醉后恢复室或ICU，给予适当的镇静、良好的镇痛、抗感染和减少气管水肿等治疗措施，满足拔管条件后再拔管。另外，术后机械通气会影响吻合口愈合，有学者建议符合拔管指征后早期拔管。

参考文献

1. BHATTACHARYYA N. Contemporary staging and prognosis for primary tracheal malignancies: a population-based analysis. Otolaryngol Head Neck Surg, 2004, 131(5): 639-642.

2. GAISSERT H A, MARK E J. Tracheobronchial gland tumors. Cancer Control, 2006, 13(4): 286-294.

3. JUNKER K. Pathology of tracheal tumors. Thorac Surg Clin, 2014, 24(1): 7-11.

4. THOMPSON ADIII, TALAVARI Y, MEHARI A, et al. Tracheal cancer mortality trends in the United States. Internet J Oncol, 2014, 10: 1-2.

5. WEN J, LIU D, XU X, et al. Nomograms for predicting survival outcomes in patients with primary tracheal tumors: a large population-based analysis. Cancer Manag Res, 2018, 10: 6843 -6856.

6. URDANETA A I, YU J B, WILSON L D. Population based cancer registry analysis of primary tracheal carcinoma. Am J Clin Oncol, 2011, 34(1): 32 -37.

7. GAO R, GU X, ZHANG S, et al. Affiliations expand intraoperative airway management for patients with tracheal tumors: a case series of 37 patients. Thorac Cancer, 2021, 12(22): 3046 -3052.

8. 邓小明, 姚尚龙, 于布为, 等. 现代麻醉学. 5 版. 北京: 人民卫生出版社, 2020: 1693.

9. CABRINI L, BAIARDO REDAELLI M, BALL L, et al. A wake fiberoptic intubation protocols in the operating room for anticipated difficult airway: a systematic review and Meta-analysis of randomized controlled trials. Anesth Analg, 2019, 128(5): 971 -980.

10. DETSKY M E, JIVRAJ N, ADHIKARI N K, et al. Will this patient be difficult to intubate? The rational clinical examination systematic review. JAMA, 2019, 321(5): 493 -503.

11. 庄旭辉, 马武华. 体外膜肺氧合用于困难气道的研究进展. 临床麻醉学杂志, 2021, 37(9): 987 -990.

12. WENDI C, ZONGMING J, ZHONGHUA C. Anesthesia airway management in a patient with upper tracheal tumor. J Clin Anesth, 2016, 32: 134 -136.

13. 邓青竹, 陈荣民, 张毅. 喉罩保留自主呼吸经纤维支气管镜行气管巨大肿瘤切除术麻醉处理 1 例. 中华麻醉学杂志, 2020, 40(3): 381 -382.

14. SHAO Y, SHEN M, DING Z, et al. Extracorporeal membrane oxygenation-assisted resection of goiter causing severe extrinsic airway compression. Ann Thorac Surg, 2009 , 88 (2): 659 -661.

15. HOETZENECKER K, KLEPETKO W, KESHAVJEE S, et al. Extracorporeal support in airway surgery. J Thorac Dis, 2017, 9(7): 2108 -2117.

16. SAWADOGO A, D'OSTREVY N, BELEM F P, et al. Extracorporeal life support as a lifesaving procedure in palliative surgery of stenosing upper tracheal tumor. Ann Card Anaesth, 2021, 24(3): 389 -391.

17. APFELBAUM J L, HAGBERG C A, CONNIS R T, et al. 2022 American society of anesthesiologists practice guidelines for management of the difficult airway. Anesthesiology,

2022, 136(1): 31-81.

18. MAKDISI G, WANG I W. Extra corporeal membrane oxygenation (ECMO) review of a lifesaving technology. J Thorac Dis, 2015, 7(7): 166-176.

19. 邓小明，黄宇光，李文志. 米勒麻醉学. 9版. 北京：北京大学医学出版社，2021：1657.

20. 廖家齐，许学兵. 困难气道患者的拔管策略. 国际麻醉学与复苏杂志，2012，33(5)：330-333.

21. LORENZ R R. Adult laryngotracheal stenosis. etiology and surgical management. Curr Opin Otolaryngol Head Neck Surg, 2003, 11(6): 467-472.

（丁永波　李爱芝　马家海　李光建　张庆泉）

38 气管狭窄手术的麻醉

38.1 气管狭窄程度分级

气管狭窄程度（CT重建图像，计算气管受压最狭窄处的横截面积占未受压处气管横截面积的百分比）按Cotton（1989年）分级标准分为四度：①Ⅰ度狭窄是最轻微的一种，由于声带或声带前有瘢痕形成，患者的发音会直接受到影响，表现为声嘶，气道阻塞腔径<70%。②Ⅱ度狭窄患者除了声嘶，还会有呼吸困难的症状，活动时会加重，在喉镜下，可以直接看到患者的喉腔变形，声带不清，有粘连现象，气道阻塞腔径占70%~90%。③Ⅲ度狭窄症状比Ⅱ度狭窄更重些，气道阻塞超过腔径的90%，但仍可看到腔隙或完全阻塞仅局限于声门下。④Ⅳ度狭窄是最严重的一种，患者除了声嘶、呼吸困难，还会出现喉鸣音；患者会频繁出现咳嗽症状，并咳出黏稠痰液；患者平时进食很容易呛咳，严重时会出现全身症状，表现为烦躁不安、口唇发绀、心跳加快、呼吸加快等，若不及时治疗，患者的各大脏器会出现缺氧症状，脑缺氧可导致晕，气道则表现为完全阻塞。

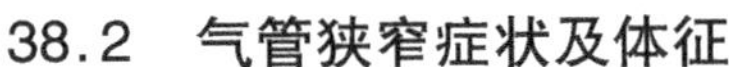

38.2　气管狭窄症状及体征

（1）呼吸困难。是气管狭窄最主要的临床症状。根据气管狭窄的程度不同，患者可能出现活动后呼吸费力，甚至静息状态下就出现呼吸困难，轻度呼吸困难可以平卧；中度呼吸困难平卧费力；重度呼吸困难则不能平卧，严重者出现端坐呼吸。

（2）咳嗽、咳痰。气管狭窄一般都伴有气管黏膜的损伤，咳嗽、咳痰也是气管狭窄的主要症状。

（3）咽喉部异物感。靠近喉部的气管狭窄，可能会导致咽喉部异物感。

（4）可伴反复的肺部感染。

（5）异常体征。主要包括：①三凹征。这是患者气管狭窄出现呼吸困难（重度）及胸骨上窝、锁骨上窝还有肋间隙向内凹陷的一种表现，其发生的主要原因是气管狭窄导致呼吸运动过程中胸廓扩张，胸腔内压力出现负压。②异常呼吸音。当出现气管狭窄时，可以从狭窄部位听到异常呼吸音，比如呼吸音变粗、相应狭窄部位以下肺部呼吸音减弱等。

38.3　治疗

气管狭窄的治疗方法有：①外科手术就是把狭窄部位的气管切除，然后进行断端吻合；②耳鼻咽喉科治疗是把气管切开后将增生的纤维组织清除掉，有时候需要放置 T 管保证患者的呼吸；③在呼吸内镜下的微创介入治疗是通过冷冻、激光等技术把狭窄部分清除掉，具有微创的特点；④积极治疗原发病，以及积极进行肺结核的抗结核治疗、肿瘤的放疗和化疗等；⑤治疗并发症，针对出现痰液阻塞的患者要通过灌洗、拍背、药物等方式祛痰、化痰以防继发感染，也可使用一些解痉平喘的药物扩张气管。

38.4 诊断

首先是对患者进行临床症状的检查，看是否有呼吸困难或是经常性的咳嗽及咯血、咳痰。当患者有以上症状出现时，则应用气管镜进行详细检查，可以得到初步诊断。用纤维喉镜可了解狭窄程度及解剖异常，通过 MRI 和螺旋 CT 三维重建能进一步明确病变位置、范围、形态和功能损伤。

38.5 麻醉前评估

（1）获取病史（包括现病史、个人史、既往史、手术麻醉史、饮酒史及药物应用史等）、体格检查、实验室检查、特殊检查中有价值的信息。术前与患者面对面访视，减少患者围术期的恐惧和焦虑，取得患者的知情同意，指导患者配合麻醉。

（2）术前评估患者的全身状况、呼吸困难程度，并对其呼吸困难与体位的关系均需做细致了解，一般来讲，气管腔狭窄至 1 cm 时，可出现特殊的喘鸣音，<1 cm 时则呈明显的呼吸困难，<0.5 cm 时活动即受限制，并出现典型的“三凹征”。应询问患者排痰的困难度、运动的耐受性、仰卧位呼吸的能力及用力吸气和憋气的程度（因为气管塌陷或可活动的肿瘤在患者用力呼吸时可加重气管阻塞）。确认患者的心肺功能情况，以及是否合并其他系统的疾病。术前的肺功能检查对于术中通气维持和术后恢复有参考价值，但部分患者在术前无法实施，可以通过血气分析检查获得相关的信息。明确气管狭窄的部位、性质、范围、程度和可能突发的气管阻塞是术前评估的重点。随着医学影像学技术的提高，判断气管狭窄情况不再仅仅依靠 X 线、CT 扫描和磁共振，螺旋 CT 及计算机三维重建技术使我们能够更形象地了解气管的具体状况，甚至是气管镜也达不到的狭窄远端。支气管镜检查通过肉眼直视可

明确气管狭窄的长度和直径，以及肿块与气管壁的特点，是诊断气道病变的“金标准”，但对于气道严重梗阻而使气管镜无法通过狭窄部位的患者，就可能无法了解病变远端的气道情况，而且给这些严重通气阻塞患者行气管镜检查的风险很大，所以建议针对存在严重气管阻塞的患者，将气管镜检查安排在手术前，在手术室内且在麻醉及外科医师就位后进行，因为一旦气道完全丧失时，则外科医师和麻醉医师随时可以紧急手术。

38.6 麻醉前准备

一般术前准备的重点在改善肺功能或心肺功能。

（1）停止吸烟。术前至少应停止吸烟 24 ~ 48 小时，可降低血中碳氧血红蛋白含量，血红蛋白氧解离曲线右移有利于组织对氧的利用。

（2）控制气道感染，尽量减少痰量。抗生素的应用最好是根据痰液细菌培养及药物敏感试验的结果，一般也常采用术前预防性给药。控制气道感染，鼓励患者自行咳痰。可使痰液适当湿化，可用药物进行雾化吸入以利于痰液排出。

（3）保持气道通畅。对有气道反应性（激惹性）增高的患者，如有哮喘史、慢性支气管炎或气道仍有某种程度感染的患者，应警惕在围手术期各种对气道的刺激均可诱发严重的支气管痉挛。应予控制感染，备常用的解除痉挛或支气管扩张药有：①茶碱类药物，主要为氨茶碱（有缓释制剂）。②肾上腺糖皮质激素，常用气雾吸入剂，亦有经全身给药者。③非激素类气雾吸入剂，如色甘酸钠，其作用机制尚不完全明了，常用于小儿的开始治疗或用于撤除或减少肾上腺皮质激素的用量。④β-肾上腺素受体激动药，有口服及气雾制剂，若应用后出现心动过速，可采用四价抗胆碱能药异丙托溴铵。

（4）锻炼呼吸功能。术前鼓励并指导患者进行呼吸功能的锻炼十分重要，有利于减少术后的肺部并发症，如可进行"吹气"锻炼、健侧胸部呼吸训练（患者自己手压患肺相应部位的胸部，然后用力呼吸）、侧卧位呼吸训练等。对患者还应进行增强术后咳嗽、咳痰动作的训练，即让患者练习以手按预定手术部位用力咳痰。

（5）低浓度氧吸入对某些低氧血症患者或未达诊断标准而 PaO_2 偏低者，可经鼻塞或鼻导管给予氧吸入，必要时可经面罩给氧。

（6）应注意对并存的心血管方面情况的及时处理。

38.7 术中气道管理制定麻醉方案

（1）常规进行心电图、无创血压、尿量［术中尿量应维持在1.0 mL/(kg·h)］、脉搏氧饱和度、体温（正常值为36.8～37.2 ℃）、呼吸末二氧化碳（正常值为35～45 mmHg）监测，术中根据数值调整呼吸参数以维持正常通气。麻醉深度的监测可预防术中知晓的发生，85～100为清醒状态，65～85为镇静状态，40～65为麻醉状态，＜40则表示过深麻醉状态。

（2）对术中血流动力学变化需要进行持续的有创监测，宜选择桡动脉直接测压，由于右侧无名动脉横跨气管，在进行手术操作时容易受压，故行左侧桡动脉穿刺置管。

（3）麻醉的诱导方法取决于气管阻塞的程度。Ⅰ度狭窄的患者，对气管阻塞不明显的可进行常规的静脉快速诱导，充分预充氧，以芬太尼或瑞芬太尼（1～2 μg/kg）或舒芬太尼（0.2～0.3 μg/kg）、咪达唑仑（0.05～0.2 mg/kg）、丙泊酚（2 mg/kg）、罗库溴铵（0.6 mg/kg）、右美托咪定输注1 μg/kg负荷量后（＞10分钟）后以0.2～0.7 μg/(kg·h)维持输注。对有明显气管阻塞者可保留自主呼吸，先用面罩吸入高浓度氧，充分给氧去氮，然后用强效吸入麻醉药进行吸入麻醉诱导，可用8%七氟烷，氧流量为8 L/min，等麻醉达到一定深度（持续吸入七氟烷超过 5 分钟，2.2 ~ 2.3 MAC)，再配合以 2% 利多卡因（3 ~ 4 mg/kg）在声门上和声门下行喷雾表面麻醉，可维持足够的气体交换，再行气管插管；也可用右美托咪定（2 ~ 4 μg/kg，＞10 分钟）、瑞芬太尼，配合完善的气道表面麻醉（用 2% 利多卡因在声门上下行喷雾表面麻醉），进行气管内插管。从理论上虽可考虑清醒气管内插管，但由于其可引起患者的不适及挣扎，有时不宜用于已有明显呼吸困难的患者。对能合作的清醒患者可用小儿纤维支气管镜将利多卡因滴注到声门和气管内，以产生完善的表面麻醉，并可在小儿纤维支气管镜引导下将合适大小的导管推入气管内。必要时还可在小儿纤维支气管镜的协助下，使气管导管越过狭窄或肿瘤所在部位，但不宜勉强，以免肿块碎片脱落或出血，一旦发生应立即吸引，也可减浅麻醉让其自行咳出，必要时用纤维支气管镜取出。气管导管虽未能通过狭窄部位而置于其上方，但若套囊已处于声门下，仍可借正压通气改善患者的通气情况。若气管导管套囊因导管受阻不能进入声门下，无法密闭气道，而气管狭窄部位的管径又很小，可经气管导管插入直径为2 ~ 4 mm 的硅塑管，并使其越过狭窄处进行高频喷射通气。若颈部气管病变发生窒息，会使患者感到不适。Ⅱ度及Ⅱ度以上狭窄患者，应保留自主呼吸，给予充分镇静镇痛（如右美托咪定 0.5 ~ 0.8 μg/kg 静脉滴注 15 分钟 + 瑞芬太尼持续泵注）和 2% 利多卡因局部麻醉后行气管切开术，放置气管导管后再行全麻诱导较为安全。对某些气管阻塞严重，气管插管无法越过阻塞部位，虽然已在阻塞上端做气管内插管行加压给氧，但仍不能改善其氧合状态者，可能需结合短时间的股动静脉部分转流，以改善氧合及排出 CO_2。为减少肝素引起的出血危险，可应用低分子量肝素（分子量在 6000 道尔顿以下）。

对于上段气管重建术，若气管导管越过病变部位，在病变部位切除后应将气管导管退至吻合口近端，将套囊充气后加压测试吻合口有无漏气；若气管导管不能越过病变部位，在其近端或需做气管袖状切除，则在术者的配合下，在切断病变远端气管后，迅速将备好的无菌气管导管插入远端气管并将套囊充气，连接另一台麻醉机进行通气。在切除病变气管后先端端缝合气管后壁，然后拔除位于吻合口远端的气管导管，同时将原经口插入的气管导管插入吻合口远端的气管内，将套囊充气并用原麻醉机进行通气及麻醉。待气管前壁缝合毕，将气管导管退至缝合口近端，并测试缝合口有无漏气，同时使患者头前屈以减少缝合口张力。

对于气管重建术的麻醉，重中之重为保持呼吸道通畅；维持足够的气体交换，保证气管病变切除及重建过程中的肺通气和换气；术中保证术野暴露良好。术中单肺通气时为减少低氧血症的发生，应在取得术者配合的情况下尽量缩短单肺通气的时间，可在通气侧肺加 PEEP 3 ~ 5 cmH_2O。潮气量为 6 ~ 7 mL/kg 时纵隔易侧肺血流量增加。当潮气量为 6 ~ 7 mL/kg 时，建议对萎陷侧肺给予持续气道正压通气。单肺通气的潮气量应维持在 8 ~ 10 mL/kg，过低可致通气侧肺萎陷，过高则可致非通气侧肺沉向健侧，使心脏和大血管出现不同程度的扭曲，心回血量和心排血量均减少，导致血压及氧饱和度下降，此时应膨肺，使通气侧肺充分复张，同时加大潮气量至 8 ~ 10 mL/kg。在排除机械性梗阻的前提下，如果气道压明显提高则需要增加呼吸频率，减少潮气量，应调整呼吸频率使 $PaCO_2$ 维持于 37 ~ 40 mmHg，避免过度通气和高二氧化碳血症。一般通气频率较双肺通气时增加约 20% 。应监测氧分压和二氧化碳分压，进行血气分析，同时监测气道压力，当气道峰压过高时，应考虑插管过深、左上或右上肺叶开口部分或全部阻塞，也可能是支气管内痰液过多或肺顺应性降低导致气道压力增加。维持血流动力学的稳定。可采取对非通气侧肺实施高频喷射通气的办法。

38.8 麻醉苏醒期

术毕应将下颌与上胸部缝合（颏胸位），留置气管插管，可保留自主呼吸并给予适当镇静镇痛，严格掌握拔管指征。清醒拔管应在明确判断患者具有保护和保持气道通畅的能力后才能拔管：①患者完全清醒，呼之能应。②咽喉反射、吞咽反射、咳嗽反射已完全恢复。③潮气量和每分通气量恢复正常。④必要时，让患者呼吸空气 20 分钟后，测定血气指标达到正常值。⑤估计拔管后无引起气管阻塞的因素存在，方可拔管。拔管注意事项：所有的拔管操作都应该尽量避免干扰肺通气，保证氧供。拔管前需建立充分的氧储备，以维持拔管后呼吸暂停时机体的氧摄取，同时可以为进一步气道处理争时间。充分吸引口咽部存在的分泌物、血液，进行下呼吸道吸引时，可使用细的支气管内吸痰管吸引。在吸气高峰同时放松气管导管套囊，并随着发生的正压呼气拔除气管导管，这样导管内的分泌物可以随着呼气排出，有利于分泌物的排出，并减少喉痉挛和屏气的发生率。⑥牙垫可防止麻醉中患者咬合气管导管导致气管阻塞。在气管导管阻塞的情况下，用力吸气可迅速导致肺水肿。一旦发生咬合，迅速将气管导管或喉罩套囊泄气，因气体可从导管周围流出，避免了气道内极度负压的产生，可能有助于防止梗阻后肺水肿的发生。⑦拔管时仍应备有插管用具及药品，包括吸引器等，以防万一。

38.9 常见并发症处理

（1）喉痉挛。常由于在浅麻醉下进行气道操作而诱发。发生部分喉痉挛时托起下颌，发生完全喉痉挛时以纯氧行正压通气，气道完全梗阻时应吸入或静脉给予麻醉药加深麻醉，给予琥珀胆碱（0.5 ~ 1 mg/kg）后经面罩或插入气管导管行正压通气。静脉注射小剂量的琥珀胆碱

(0.1 mg/kg) 可有效缓解喉痉挛，同时保留自主呼吸。

(2) 支气管痉挛。常因气道处于高敏状态时受到机械刺激或缺氧及二氧化碳潴留等诱发。在针对上述因素处理外，可考虑吸入麻醉药加深麻醉，给予沙丁胺醇、异丙托溴铵喷雾治疗，静脉给予氢化可的松 (4 mg/kg)；若不能缓解，可考虑静脉注射氯胺酮 (0.75 mg/kg)、氨茶碱 (3～5 mg/kg)、小剂量肾上腺素 (1～10 μg/kg) 或硫酸镁 (40 mg/kg，20 分钟内缓慢输注) 等治疗方法。采用上述综合方案通常都可以达到良好的治疗效果。发生支气管痉挛行气管插管后，在尝试拔管时常因减浅麻醉后痉挛加重而无法拔管，此时可以静脉输注右美托咪定 1 μg/kg (＞10 分钟)，随后以 1～2 μg/(kg·h) 的剂量维持，使患者在耐受气管导管的同时恢复自主呼吸，改善缺氧和二氧化碳潴留，并在上述解痉治疗成功后拔除气管导管。

(3) 声门水肿。可因多次置入支气管镜、操作粗暴或取出较大异物时异物擦伤声门所致。除氧疗外，可给予糖皮质激素治疗。

(4) 气胸。可以因手术操作损伤支气管壁、正压通气压力过高、患者屏气导致胸腔压力增高等因素而诱发。发生气胸后要尽快使患者恢复自主呼吸，避免正压通气。请胸外科医师会诊，行保守治疗或胸腔闭式引流术。因气胸严重而导致呼吸循环功能不能维持时，要及时果断地在患侧第 2 肋间肋骨上缘（腋中线或锁骨中线）行胸腔穿刺减压术。

(5) 肺不张。多由异物取出后肺叶没有复张或分泌物堵塞支气管开口导致的，有时会出现明显的低氧血症，如果发生肺不张，在明确诊断并排除气胸以后，可以用 20～30 cmH_2O 的气道压力进行膨肺，促使萎陷的肺泡复张。

参考文献

1. 熊利泽，邓小明. 临床麻醉监测指南//2017 版中国麻醉学指南与专家共识. 2017：6 – 7.

2. 郭曲练，姚尚龙. 胸科手术的麻醉//郭曲练，姚尚龙. 临床麻醉学. 4 版. 北京：人民卫生出版社，2016：216 – 228.

3. 曹焕军. 气管颈部//张励才. 麻醉解剖学. 3 版. 北京：人民卫生出版社，2011：57 – 58.

（王素素　姜秀良）

39 气管重建术的麻醉管理

气管内肿瘤手术的插管方式和通气方式是麻醉科医师所需要关注的重点，也是手术成败和患者安全的关键，需要麻醉医师和手术医师的密切配合，麻醉方案的制定也应因病、因人而异，并且应充分估计气管阻塞的部位和程度、瘤体的活动度、造口位置、出血倾向，以及心肺功能的代偿能力等，本文就 1 例甲状腺乳头状癌术后复发、气管肿瘤二次切除、三次手术重建气管的麻醉管理体会进行总结及分析。

（1）基本情况及第 1 次手术。患者，女，54 岁，身高 165 cm，体重 90 kg，体重指数 35 kg/m^2，既往无高血压、糖尿病病史，有甲状腺癌手术史、气管前壁部分切除重建手术史。患者首次就诊于 2017 年 6 月 8 日，主因“甲状腺癌术后 11 年，憋气、咳嗽 1 个月，咯血 2 周”入院。查体：气管居中，前壁气管软骨缺失，触软，颈部见长约 10 cm 的瘢痕，锁骨上窝见血管性波动。纤维喉镜检查见气管肿块位于环状软骨及第 1、第 2 气管环平面，贴近胸骨上缘，气管前壁见红色肿块。患者为甲状腺癌术后，11 年前甲状腺癌侵犯气管，术中气管前侧部分切除区由皮肤、皮下组织形成。但是此处非常敏感，冷空气或触摸都会引起患者剧烈咳嗽。由于肿瘤位置在环状软骨及以下平面，手术难点是在胸骨上最低位切开气管，并且是紧贴肿瘤，这样使气道管理难度更大，麻醉管理风险亦大。我们对患者实施第1次手术于2017年6月12日在静脉复合麻醉+局部麻醉+气管插管全身麻醉下行气管切开+气管前壁肿块切除术。入室BP 180/110 mmHg，HR 86次/分，SpO_2 97%，麻醉开始时先给予甲泼尼龙40 mg静脉滴注，然后静脉给予咪达唑仑2 mg，布托啡诺0.5 mg，10分钟后追加布托啡诺0.5 mg，患者血压由180/110 mmHg降至140/96 mmHg，自主呼吸平稳，SpO_2 95%～99%，充分局麻后开始手术，经面罩给氧，手术医师在肿瘤下方切开气管后，麻醉医师立即给予舒芬太尼25 μg，罗库溴铵50 mg，丙泊酚110 mg，患者自主呼吸停止，反射消失，术者从气管切开处插入6号气管导管接麻醉机控制呼吸，术中持续泵入瑞芬太尼4 μg/(kg·h)、丙泊酚2 mg/(kg·h)维持麻醉，手术历时65分钟，顺利切除气管肿瘤，行气管造口，气管的左侧壁及部分后壁缺损，右侧壁部分切除，残余气管黏膜与皮肤缝合造口。术中根据BP、HR情况调整瑞芬太尼、丙泊酚泵注速度，每隔30分钟追加顺阿曲库铵4 mg，手术麻醉过程顺利，术后生命体征平稳，BP维持在130～140/80～90 mmHg，HR 60～76次/分，术后患者带气管导管被送入ICU，1天后撤除气管导管改为气管套管。

（2）第2次手术。患者于2017年9月16日第2次入院，因气管造口需要分次封闭，因为左侧气管壁缺损，需要加高左侧气管壁，在气管插管全身麻醉下行舌骨部分切除+气管左侧壁舌骨游离骨瓣重建术，麻醉诱导给予咪达唑仑1 mg、布托啡诺1 mg、舒芬太尼25 μg、丙泊酚100 mg、顺阿曲库铵14 mg依次静脉推注，由术者在气管造口处插入6号气管导管，患者于全身麻醉下进行手术，麻醉管理无特殊，术后仍带气管导管送返病房。

（3）第3次手术。患者于2017年12月11日第3次在静脉复合麻醉下行气管瘘口部分成形术，此次患者体重增加至97 kg，在术前讨论中考虑患者肥胖需保留自主呼吸，呼吸道管理更困难，决定选择5号普通气管导管从造口处插入气管，套囊封住造口下气管，避免手术中血液流入气道，接麻醉机自主呼吸，必要时间歇指令通气或控制呼吸以保证通气和换气功能良好，术中密切观察生命体征变化，以及 $PETCO_2$、气道压力等指标，患者入室 BP 190/110 mmHg，HR 90 次/分，麻醉方法：先后给予地塞米松10 mg、咪达唑仑1 mg、地佐辛5 mg静脉滴注，利用2% 利多卡因经气管造口处喷雾表麻，此时测 BP 170/100 mmHg，HR 82 次/分，经静脉持续泵入右美托咪定 0.4 μg/(kg·h)、丙泊酚1 mg/(kg·h)、瑞芬太尼 3 μg/(kg·h)，5 分钟后再给予咪达唑仑1 mg、地佐辛5 mg静脉滴注，利用1% 利多卡因经气管造口处再次喷雾表麻，患者意识消失，呼吸浅慢而平稳，由术者插入5号普通气管导管，套囊注气，继续静脉泵注右美托咪定 0.25 μg/(kg·h)、丙泊酚1 mg/(kg·h)、瑞芬太尼 2.5～3 μg/(kg·h) 维持麻醉。术中血压维持在 140～100/90～66 mmHg，HR 70～80 次/分，SpO_2 97%～99%，呼吸频率 12～16 次/分，潮气量 400～450 mL，气道压力峰压 28～30 cmH_2O，平台压 26～27 cmH_2O，$PETCO_2$ 40～48 mmHg。手术进行30 分钟时 SpO_2 95%，$PETCO_2$ 52～55 mmHg，动脉血气分析：PaO_2 159 mmHg，$PaCO_2$ 62 mmHg，pH 7.28，遂给予间断同步间歇指令通气，增加氧流量至5 L/min，经处理后 SpO_2 维持在98%～99%，呼气末 PCO_2 维持在40～45 mmHg。因为气管前壁缺损较大，术者使用翻转＋旋转复合皮瓣缝合封闭气管下部分瘘口，气管插管移至气管瘘口上端，上端塞入一口径为1 cm粗的管道支撑，拔除气管导管放入气管套管，手术历时1 小时 20 分钟，术毕患者清醒，生命体征平稳，带气管套管送返病房。

（4）第4次手术。患者于2018年3月10日在静脉复合麻醉下再次行翻转+旋转复合皮瓣气管瘘口修补术，全部闭合气管瘘口。患者体重95 kg，入室BP 157/96 mmHg，HR 78次/分。麻醉方法：先给予地塞米松10 mg、盐酸戊乙奎醚0.5 mg、咪达唑仑1 mg、布托啡诺0.5 mg静脉滴注，10分钟后再次给予布托啡诺0.5 mg，瑞芬太尼［3～4 μg/(kg·h)］、丙泊酚［1.5～2 mg/(kg·h)］持续静脉泵入，5分钟后手术医师加少许局麻药，将丙泊酚改为1 mg/(kg·h)静脉持续泵注，将右美托咪定40 μg入500 mL液体中静脉滴注，患者意识消失，自主呼吸浅慢，手术开始，在术中15分钟、20分钟时，由于麻醉药作用加之患者肥胖造成了呼吸浅慢，SpO_2降至90%，麻醉医师将成人吸痰管对准造口处用6～8 L/min高流量氧气供氧约1分钟，SpO_2升至100%。术者皮瓣翻转封闭造口后由面罩供氧，患者自主呼吸，SpO_2维持在99%～100%至术毕，手术时间为40分钟，BP维持在120～150/80～96 mmHg，HR 60～80次/分，术毕患者拍肩即醒，无术中知晓，继续吸氧5分钟后改为吸空气，SpO_2维持在95%～99%，患者呼吸、循环平稳，安返病房。四次手术后患者切口甲级愈合，无呼吸困难及憋气，偶咳嗽，无咳痰。

术后1个月、3个月复诊无任何不适及并发症，无肿瘤复发。

（5）讨论。Kiss和Castill报道保留自主呼吸不插管的麻醉已应用于胸腔镜下胸膜、肺、纵隔、气管重建手术。本例患者第1次手术麻醉的关键是在静脉复合+局部麻醉行气管切开的时间段，由于患者气管前侧部分与切除区由皮肤皮下组织形成，特别敏感，对冷空气或触摸都会引起剧烈咳嗽，传统方法是清醒下行气管切开后置入气管导管全身麻醉，但患者紧张、恐惧，血压较高（患者无高血压病史，但第1次和第3次手术时入室血压达180～190/110 mmHg），手术刺激及气管切开时容易引起剧烈咳嗽和明显的血流动力学变化。所以气管切开时选择静脉复合麻醉+局部麻醉，麻醉深度要适度，静脉复合阶段使血压降至理想状态（130～140/70～90 mmHg），局麻和手术操作要精准、轻柔，因为麻醉过浅或操作粗暴都会引起患者咳嗽而导致气管痉挛，麻醉过深则会引起呼吸抑制。气管肿瘤占据气管腔内的1/2，患者本身就有呼吸道不完全梗阻，呼吸道管理已经很困难，如再发生影响气道安全的意外情况将会给患者带来巨大的灾难，临时进行气管插管若失败或刺激肿瘤导致气管痉挛都可引起窒息而危及生命，气管手术麻醉的关键在于气道的管理，必须确保气道通畅、氧合充分，同时还需为手术提供开阔的术野，避免影响手术的操作，所以大气管手术麻醉通气方式的选择就显得特别重要。

第3次手术的麻醉关键是精确地控制麻醉深度，最大可能保障气道通畅。术者通过在气管造口处插入合适型号的气管导管，既不影响手术操作，又能满足麻醉要求。充分的表麻可减少静脉麻醉药的用量，使患者在气管插管后能够保持自主呼吸。选择5号气管导管既可保障患者的正常通气，又可提供足够大的手术野，且气道压力也能维持在可以接受的范围，本例患者的气道压力峰压和平台压均维持在正常范围的高值。此时需要查动脉血气分析是否存在通气功能的异常，及时发现和纠正通气和换气功能的异常，该患者在手术30分钟时被发现 SpO_2 95%、$PETCO_2$ 52～55 mmHg，医师及时查血气显示有轻度的 CO_2 蓄积，及时调整呼吸模式，给予间歇指令通气，以改善通气，减少呼吸肌做功，使呼气末 PCO_2 维持在40～50 mmHg，SpO_2 维持在98%～99%。在麻醉维持阶段需加强对气道的监测，时刻注意气道压及 SpO_2 的变化。因为气道阻力与气道半径的4次方呈反比，所以长时间使用过细的导管，气道阻力增加，呼吸肌做功导致耗氧量增加，严重时会因呼吸肌疲劳而导致呼吸肌衰竭。

第 4 次手术采用静脉复合麻醉，该次手术的关键是要翻转皮瓣使造口完全封闭，不能建立人工气道，只能靠自主呼吸，而使用面罩供氧会从造口处漏出，麻醉过深则会造成呼吸抑制，麻醉过浅则会引起呛咳、气管痉挛等后果，所以必须随时调整麻醉药的静脉泵注速度，适时掌握麻醉深度。该患者术中 SpO_2 两次降至 90%，麻醉医师及时用吸痰管接氧源对准造口处使用 6 ~ 8 L/min 的高流量吸氧，在吸氧 1 分钟左右时 SpO_2 达到了 100%，再继续手术，这样的操作可保证患者不因呼吸浅慢造成严重缺氧和 CO_2 蓄积。当造口完全封闭时，使用面罩供氧足以满足患者的气体交换，并可随时控制呼吸，气道管理更加从容。

气管肿瘤的麻醉管理有其特殊性，不同部位的气管肿瘤需要结合患者情况及手术方式采取不同的麻醉方法。该患者 3 次特殊手术麻醉顺利实施的核心就是麻醉方法的正确选择、麻醉深度的合理把控，以及个性化的气道管理。遇到这种特殊复杂的手术患者，麻醉医师一定要了解患者是否存在心、脑、肺等基础性疾病，若存在则术前应积极予以调整，并综合评价患者的一般情况，如肥胖、高血压、困难气道等。对气管肿瘤患者来说，气管既是手术部位又是麻醉的通气管道，肿瘤引起的呼吸道梗阻会极大地增加麻醉管理的难度，特别是在没有人工气道的情况下患者自主呼吸很难维持平稳，所以对气管肿瘤切除 + 气管重建术患者的麻醉处理存在着极大的风险，因此，麻醉医师在术前应把握好患者的各项指征，根据患者的实际情况来制订相应的麻醉诱导与通气管理计划，制定好应急备选方案，密切关注和调整患者术中的生命体征和呼吸参数，才能保证患者手术的安全顺利。

本例手术图片请见甲状腺肿瘤气管重建部分。

参考文献

1. 孙宗建，胡秀才，张彬，等. 胸腔镜下气管肿瘤切除加隆突成形术中气道管理一例. 临床麻醉学杂志，2018，34(11)：1141－1142.

2. JUNKER K. Pathology of tracheal tumors. Thorae Surg Clin，2014，24(1)：7－11.

3. THOMPSON A D，TAI，AVARI Y，MEHARI A，et al. Tracheal cancer mortality and trends in the United States. Int J Oncol，2014，10(1)：1－2.

4. SHERANI K，VAKIL A，DODHIA C，et al. Malignant tracheal tumors：a review of current diagnostic and management strategies. Curr Opin Pulm Med，2015，21(4)：322－326.

5. 许建，高天华. 气管肿瘤切除与气道重建手术麻醉处理. 中华麻醉学杂志，1999，19(7)：431.

6. 宋锦南. 气管、隆突重建术的麻醉处理经验. 临床麻醉学杂志，1985，1(1)：42－44.

7. KISS G，CASTILLO M. Non-intubated anesthesia in thoracic surgery-technical issues. Ann Transl Med，2015，3(8)：109.

8. 万晶宇. 喉部肿瘤手术前气管切开期间的麻醉. 中国误诊学杂志，2006，6(5)：916－917.

9. 赵艳静，刘继. 气管肿瘤手术的麻醉诱导插管分析. 外科研究与新技术，2013，2(3)：167－169.

10. 邓小明，姚尚龙，于布为，等. 现代麻醉学. 北京：人民卫生出版社，2014：174－175.

（辛志军　王宁　林青　张庆泉）

护理篇

40 气管相关疾病的整体护理

气管相关疾病包括气管内科、外科的相关疾病，本文所涉及的主要是外科系统的内容，主要为气管肿瘤、气管狭窄、气管支气管异物三大疾病，其他的相对较少，护理人员应该做到在理论上掌握和理解气管相关疾病的发生发展过程、治疗程序、严重程度、不同的预后等。

从患者到门诊就诊开始，门诊护士就参与了患者的诊疗过程。气管相关疾病患者的特点就是喉鸣、不同程度和类型的咳嗽、不同程度的呼吸困难等。患者到门诊首先接触的不是医师而是护士，护理人员看到这种患者，就对其有了大概的了解，即该患者是呼吸道的梗阻性疾病，应该引起注意，报告医师，安排其尽可能早些就诊等，必要时准备好吸氧和必要的抢救设备，如麻醉喉镜、气管切开包等。

有的患者情况紧急，需要紧急行气管切开或进行支气管镜检查以取出异物等，护理人员就有两项任务，一是根据医师的医嘱，给患者做好各种准备，通知病房或手术室做好手术准备；二是和医师一起陪同患者到抢救位置。

如果患者的病情不需要紧急抢救，而应做一些辅助检查，护理人员应该根据医师的安排，陪同患者至检查地点，和那里的护理人员做好交接。在运送过程中注意做好急救设备和措施的准备工作。

患者进入病房，病房护士首先接诊患者，根据门诊医师、护士的安排和交代，先做常规的入院检查，根据情况向分管医师汇报，然后根据医师的医嘱做好相关的医疗护理准备工作。观察病情变化是患者进入病房后护理人员的主要职责，密切观察常常可以避免病情突然加重或出现其他变化，一旦出现变化，除了简单处置外，还要及时通知医师做好抢救的准备工作，在进行术前检查和手术前的准备期间，根据病情的不同，做好不同的准备。例如，气管肿瘤的病情发展是缓慢的，但是有突然加重的可能，因此需要交代家属，需要勤观察患者；气管狭窄是亚急性发作，也和气管肿瘤有相似的情况；但是气管异物则是需要在手术前密切观察，防止异物发生突然的移位，出现窒息，所以让患者安静是第一位的，适当的治疗是第二位的，防止在手术前出现紧急呼吸困难的变化，做好一切准备，一旦出现马上就能进行抢救。

患者进入手术室，转运的过程是个危险的过程，手术室的接运护理人员和病房配送的医护人员应该密切注意，做好紧急抢救的一切准备，转运过程要求一路畅通。

进入手术室后，手术室的护士要提前快捷地做好一切术前准备工作，进入后马上连接一切必要设备和器械。安抚患者安静配合麻醉前的过程尤其重要，必要的谈话、儿童玩具的展示、轻柔的话语、满脸的微笑，特别是对患儿会有很好的效果。

术中器械护士应该根据医师的要求，快捷地递送器械，要准确无误；巡回护士严格观察手术室内的各种情况，配合麻醉师注意观察各项指标的变化，及时无误地准备和满足手术台上的各种需求，特别是在手术开始前安排患者体位，根据患者呼吸情况，配合医师将患者调整到合适体位，利于患者呼吸，还要利于患者手术；麻醉师用药前要仔细观察，因为此时气管插管并未进入气道或根本不能插入气管插管，观察和保持迅速、麻利、快捷、准确的动态是确保手术的主要辅助关口。

一旦异物取出、狭窄解除或已在狭窄部位以下置入了麻醉插管，麻醉师实施了全身麻醉，或不能插入气管插管，患者的呼吸困难又较重，那么可能就要考虑实施体外循环和人工膜肺技术，要根据医师的医嘱做好准备。

如果异物顺利取出、狭窄解决、肿瘤切除，患者的呼吸平稳，还要注意后续的处理，如是否置入不同的植入体进行气管的扩张或插入气管套管，按照要求准备即可。在准备植入体时，要注意在进行记忆合金支架植入时，在释放支架后，支架会较快膨胀，气道逐步恢复通畅，要注意膨胀的是否合适；在置入T形管的时候，患者的呼吸要逐步恢复，此时要注意患者的配合情况，因为患者处于意识蒙眬状态，配合很重要。

手术结束后，根据医嘱不论是将患者送入重症监护室还是普通病房，均要进行各项生命体征的监护，专人陪护，专岗专责，一直到患者顺利恢复。

在患者出院后要注意根据病情进行宣教，对有气管异物的患者要注意宣教防止异物吸入的方法；对气管肿瘤和气管狭窄的患者要宣教术后恢复的观察事项，一旦出现相应的症状，要注意复查，防止肿瘤复发而再次狭窄。对置入植入体的患者要注意感染的防护、再次狭窄的防护，避免头颈部活动度和体位的变化，一直到取出T形管或记忆合金支架内肉芽的出现，一旦发现狭窄的苗头要及时复查和处理。

具体护理情况详见具体章节。

（王霞　仲开　曲华　张庆泉）

41 气管相关疾病的病房护理

气管疾病在临床工作中的护理包括以下几项。

41.1 一般护理

保持室内空气流通、湿润，温湿度适宜，一般病室适宜温度为18～22 ℃，湿度要适当偏大，大于60%，高湿度环境有利于气管、支气管分泌物的稀释而易于咳出。避免寒冷及高热气温刺激；保证充足的睡眠和休息，调整身体状态和增强抵抗力；禁烟、禁酒等，避免食用过敏性食物及吸入刺激性气体。

给予氧气吸入，保持呼吸道通畅。

严密观察病情变化，及时发现并发症。观察神志、面色、心率、血压体温及呼吸的变化，一旦发现异常，立即通知医师，并进行处理。

41.2 气管套管、气管切开的护理

（1）气管切开术后应抬高床头30°～40°，头部位置不易过高、过低，给患者翻身时应保持头颈躯干处于同一轴线，防止套管旋转角度过大，压迫及损伤气管内壁，同时也防止气管套管移位、贴壁，造成窒息。

（2）脱管的预防。气管切开早期应加强观察，保持切口敷料及周围皮肤清洁、干燥，气管切开后妥善固定，以容纳一指为宜，以免过紧影响呼吸、过松脱出。固定方法：①双套结固定法，即用一根小纱带在导管上打死结，经双侧面颊部，绕过枕后在耳郭前上方打死结固定，固定时不能压住耳根；②用两根胶布在导管上交叉固定在口唇周围，经口气管插管者由于口腔分泌物易流出，造成胶布松动，应密切观察。

（3）气囊的护理。为防止术后伤口出血流入肺部，一般术后 72 小时内气囊应充气，充气程度以气囊有弹性（如触口唇）为度，一般充 8～10 mL。如果使用非高容量低压性气囊，还应间断放气或调整压力，以免长期压迫造成气管黏膜损伤。如果无须机械通气，则 72 小时后气囊不必充气，这样有利于呼吸；进食或鼻饲时给气囊充气，并给予半卧位 30～60 分钟，以防食物误入气管。

（4）气道湿化。加强气道湿化，可根据痰液黏稠程度采用不同的生理盐水滴入次数及量，从每 4 小时 1 次、每次 2 mL 增加至每 2 小时 1 次、每次 3 mL 或雾化吸入从每 6 小时 1 次增加至每 4 小时 1 次。具体气道湿化方法：

1）湿纱布覆盖法：用湿纱布覆盖气管套管上，若有污染及时更换。

2）雾化吸入：将注射用氨溴索 15 mg 加入生理盐水 10 mL 内，每日 2 次雾化吸入；生理盐水 10 mL，每 6 小时雾化吸入 1 次。

3）直接滴入法：①适时滴入，将生理盐水、5% 碳酸氢钠液在患者吸气时滴入 3～5 滴，保留 15 秒后吸出，此法能够刺激气管，稀释细小气管的痰液，多用于有大量黏液或脓痰时；②持续气道滴入，即以输液泵控制，24 小时内不间断、均匀地向人工气道内滴入湿化液，滴入速度为 6～8 mL/h，湿化液不应超过 250 mL/h。

（5）更换气管内套管。气管内套管取出时应轻柔，沿气管套管弯曲方向取出，避免刺激气道引起患者剧烈咳嗽。如果出现大量痰痂堵塞引起患者呼吸困难，表现为吸气性呼吸困难伴明显痰鸣音，可及时取出气管内套管，气管内点碳酸氢钠溶液及吸痰可改善症状。常规消毒间隔 8 小时 1 次，效果较好。在未增加患者分泌物、肺部感染率的情况下，提高了患者睡眠质量和治疗满意度。

（6）正确的吸痰方法也能减少气管内壁黏膜损伤，减轻肺部感染及局部干痂形成。医护人员在操作中也应加强自身防护，避免医源性感染。吸痰时的注意事项如下。

1）吸痰动作要轻柔迅速，减少对气管壁的损伤。一般选用硬度适中、表面光滑、内径相对大的12号或14号橡胶或硅胶导管或用专制的吸痰管，也可将导管前端较厚的盲端剪去，使之成向内凹的月牙形，再将两侧剪两个小孔，以减少头端吸痰时的负压，增加吸痰面积。如患者感胸骨柄处疼痛及痰中带血，要警惕有出血的可能，一旦发生大出血，要立即实施气管插管，同时进行止血等抢救措施。

2）吸痰时注意无菌操作，操作前洗手，对导管进行严格消毒，1根导管只用1次，吸痰时坚持由内向外的原则，先吸气管内分泌物，然后再吸鼻、口腔内分泌物。

3）吸痰前应深呼吸3～5次，使用呼吸机者，需过度通气2～3分钟，以提高肺泡内氧分压，然后快速、准确、轻柔地用吸痰管抽吸分泌物。禁忌将痰管上下提插。一次吸痰时间不超过15秒，尤其是呼吸衰竭患者，较长时间的负压吸引，可引起缺氧、呼吸困难而窒息。若分泌物过多，一次吸不净，应再次行过度换气或深呼吸再吸引。

4）吸痰管一定要达到气管深度才能启动吸引器，或启动吸引器时，用手将吸痰管与玻璃接头处反折，使之不漏气，将吸痰管伸入气管达一定深度再放开吸痰。

5）吸引负压以6.7 kPa（50 mmHg）为宜。

6）在吸痰过程中患者常有咳嗽反射，这有利于排痰和痰液的吸出。

（7）预防感染。体位：在病情允许的情况下，抬高床头30°～45°，可预防坠积性肺炎，鼻饲的患者可预防胃内容物反流。气管切开处周围皮肤和呼吸道内的分泌物通常是感染源，在外套管下垫纱布，应保持清洁，每日更换纱布2～4次（一般情况早晚各1次，若雾化吸入时致纱布潮湿或吸痰时污染纱布，应及时更换）。

参考文献

1. 尹娜. 气管切开术后护理. 中国保健营养：下半月，2012，(10)：4527－4528.

（孙爱丽　刘晨霞　王娜　张晓梅　李莉　刘英娜　仲开）

42 气管相关疾病手术室的护理与配合

牵扯到气管方面的手术都是急症或术前准备、前期手术等，如咽喉部疾病所致的呼吸困难、呼吸道异物取出、气管肿瘤手术等。所以只要临床科室安排了有关气管方面的手术，手术室就一定要高度重视，安排好上台及巡回护士，备好预留人员，备好手术器械、设备，检查电路畅通等，确保手术的顺利进行。

气管手术大部分是耳鼻咽喉科的急症手术，部分可以缓步进行，但也是比较紧急的，所以进行的每一步都是不可忽视的，手术室更是重点。

一般耳鼻咽喉科实施的手术常见的是气管切开术，再就是气管异物手术，第3位的是颈段气管肿瘤、狭窄和气管瘘口的修补等，这些是在部分医院的耳鼻咽喉科开展，但不管是哪一级别的耳鼻咽喉科医师和护士，一定要注意该病的诊治特点。

不同气管手术的手术室护理配合分述如下。

42.1 气管切开术

（1）麻醉方式。气管插管全麻或局部浸润麻醉。

（2）手术体位。垂头仰卧位。

（3）洗手护士配合。

1）术前准备：①器械敷料：气管切开包、手术衣、持物钳。②一次性物品：手套、手术衣、吸引器连接管 + 吸头、彭氏电刀（甲乳刀）、11#刀片、23#刀片、5 mL 针管 * 1、20 mL 针管 * 1、0#丝线、3-0#丝线、7 × 17 角针、8 × 20 圆针、一次性可吸痰式气管套管或气管导管。③仪器：高频电刀、电动吸引器。④药物：2% 利多卡因。

2）手术配合。①常规消毒铺巾。②2% 的利多卡因局部麻醉或气管插管后，颈部直切口，用23 号刀片于颈前正中切开皮肤及皮下组织，再用甲状腺拉钩将其牵开。③分离两侧带状肌至气管前筋膜，显露气管前壁。④用8 × 20 圆针、0#丝线沿气管切开部位全层缝扎一周。⑤在第 2 ~ 第 4 气管环之间，用 11#尖刀片插入气管间筋膜，切开 2 ~ 3 个气管环。⑥切开后立即放入气管扩张器或弯血管钳将气管撑开，把一次性可吸痰式气管套管或气管导管沿扩张器插入气管内，取出管芯。⑦电刀彻底止血后用 7 × 17 角针及 3-0 号丝线将套管上的切口缝合。⑧协助医师用纱布包扎伤口，将两侧布带绕颈打结固定。

（4）巡回护士配合。①手术间的准备：提前 30 分钟开启净化空调，调节好室内温湿度。②设备仪器的准备：高频电刀、吸引器准备到位，预先调试，确保其处于功能位。③迎接患者入手术室，注意患者的保暖、安全。④建立静脉通路，妥善固定。⑤麻醉前三方核查。与麻醉医师、手术医师共同对患者的身份及手术信息进行核查及确认。⑥安置手术体位，抬高患者肩部，使头后仰，充分暴露手术部位，双侧上肢放置于身体两侧，取舒适位，用约束带固定，便于手术者操作，给患者双眼贴膜以避免眼角膜的损伤。⑦协助消毒及铺单，与洗手护士一起清点手术器械及物品，连接各种导线，使设备仪器处于功能位。⑧手术开始前三方核查。⑨调节灯光以利于手术者操作，观察患者生命体征，根据手术需要及时供应所需。⑩手术结束后，与洗手护士认真清点器械，在确认物品无误后，做好记录并签字。⑪出室前三方核查，确认无误后携患者资料及物品出手术室，与病房护士做好交接工作。⑫整理手术间，用物归位，及时补充。记录好本台手术收费情况。

42.2 气管异物取出术

气管异物的手术治疗分为直达喉镜下取异物、支气管镜下取异物、气管切开内镜下取异物，我院实施了后两种。下面是我院实施左侧支气管假牙异物的气管切开下内镜直视下取出异物病例的配合情况。

（1）实施手术。全身麻醉下行左侧支气管内异物取出术。

（2）麻醉方法。全身麻醉。

（3）手术体位。垂头仰卧位。

（4）洗手护士配合。

1）物品准备。①手术用物：耳鼻咽喉科基础手术器械包、手术衣、光源线、气管异物手术器械包。②一次性物品：吸引器连接管、5 mL 注射器、6.5 号气管插管、镜头保护套。③仪器设备：内镜系统、吸引器两套，内镜下操作器械。

2）手术配合。①洗手护士提前 30 分钟上台，整理手术物品，将内镜器械准备好并做功能检查，与巡回护士清点器械、纱布等，将器械有序摆放，以确保术中准确、及时的传递。②常规消毒皮肤，协助铺无菌手术巾。③连接设备及管路。④拔出气管套管，更换麻醉插管，持续给氧数分钟后，氧饱和度达到 100%，拔出麻醉插管，自气管造口处插入内镜，在内镜直视下检查左主支气管口，管口处可见大量黄色脓性分泌物，用吸引器吸净分泌物。⑤在左肺上叶支气管口处发现金属异物，表面有肉芽，用食管异物钳完整取出，异物为长约 2.6 cm 的假牙，创面肉芽少许渗血。⑥用吸引器吸净左肺下叶大量脓液，术中争分夺秒，手术结束后撤镜，更换气管套管并连接氧气。⑦清点器械，与巡回护士共同清点所有物品，确保物品数量的准确。

（5）巡回护士配合。①手术间准备。提前30分钟开启净化空调，调节好室内温湿度，准备好压疮敷贴，将各种仪器设备准备到位，保证其处于功能位。②迎接患者入手术室。仔细核对患者，确认无误后方可接患者入手术室，帮助患者脱去衣物，暴露手术部位，同时检查患者的皮肤是否完整，并可预见性做好皮肤保护，盖好棉被，注意保暖。③麻醉前三方核查。④协助麻醉师实施全身麻醉。⑤安置手术体位。患者取垂头仰卧位，肩下垫一肩垫，充分暴露手术野。患者双手臂约束于身体两侧，双眼贴膜。⑥与洗手护士一起清点手术器械和物品，协助手术医师消毒铺巾，根据医师操作习惯将各种仪器放于合适的位置，连接好各种导线仪器，保证其处于功能位。⑦手术开始前三方核查。⑧根据手术需要及时供应所需。术中行断氧操作时，应密切观察患者的生命体征。⑨手术结束后，与洗手护士认真清点器械及物品，确认无误后，做好记录并签字。⑩出室前三方核查，确认无误后携患者资料及物品出手术室，与病房护士做好交接工作。⑪整理手术间，用物归位，及时补充。记录好本台手术收费情况。

42.3 气管切开下行气管肿瘤切除术

（1）麻醉方式。气管插管全麻

（2）手术体位。垂头仰卧位（垫肩垫）

（3）洗手护士配合。

1）术前准备。按气管切开术准备（见42.1的内容）。

2）手术配合。①用23号刀片切开皮肤及气管前筋膜。②在气管插管上方用11号刀片纵向切开气管，暴露肿瘤。③将0度鼻镜放入气管切口内，在显示器下用电刀行肿瘤切除或用刮匙沿气管长轴方向刮除。④对基底部用电刀止血或清除残余肿瘤。⑤肿瘤切除后，用 5 × 12 圆针、4-0 丝线全层间断缝合其余气管切口。⑥依次缝合颈前带状肌、皮下组织和皮肤。⑦协助医师包扎伤口。

3）配合关注点：①手术要有两个器械台，气管切开与气管下肿块切除的手术器械要区分开。②接触过瘤体的器械不可再使用，应单独放置，避免医源性肿瘤种植。③对使用氧气给氧的患者进行气管切开，当使用电刀止血时，应通知麻醉医师暂时停用氧气，防止电刀火花遇氧气起火而烧伤患者。

（4）巡回护士配合。①手术间准备。提前 30 分钟开启净化空调，调节好室内温湿度。②设备仪器的准备。高频电刀、吸引器、耳鼻咽喉内镜系统准备到位，预先调试，确保其处于功能位。③迎接患者入手术室。主动与患者对话沟通，对其进行安慰，检查皮肤准备情况，注意患者的保暖、安全。④在患者的右侧肢体上建立静脉通路，妥善固定。⑤麻醉前三方核查。与麻醉医师、手术医师共同对患者的身份及手术信息进行核查确认。⑥安置手术体位。抬高患者肩部，使头后仰，充分暴露手术部位，双侧上肢放置于身体两侧，取舒适位，用约束带固定，便于手术者操作，给患者双眼贴膜以避免眼角膜的损伤。⑦协助消毒铺单，与洗手护士一起清点手术器械及物品，连接各种导线，使设备仪器处于功能位。⑧手术开始前三方核查。⑨调节灯光以利于手术者操作，观察患者生命体征，根据手术需要及时供应所需。⑩手术结束后，与洗手护士认真清点器械及物品，确认无误后，做好记录并签字。⑪手术当中产生的病理标本，由手术医师、巡回护士和洗手护士共同核对，确认无误后，登记签字。⑫出室前三方核查，确认无误后携患者资料及物品出手术室，与病房护士做好交接工作。⑬整理手术间，用物归位，及时补充。记录好本台手术收费情况。

配合关注点：①耳鼻咽喉科医师使用内镜系统时，内镜系统常放于患者的左侧，所以选在患者的右侧静脉输液，便于术者的操作。②摆放垂头仰卧位时，保护颈椎，可在颈后放置一软垫，不可将颈部过度后仰，以免损伤颈椎。③双上肢放于身体两侧固定，注意患者的舒适，暴露在外的皮肤不可与手术床的金属接触，用敷料包裹上肢，避免术中使用电刀时灼伤患者的皮肤。④消毒时，消毒液不可过饱和，以防消毒液流到患者的身体下方，使患者身体处于潮湿状态，增加压疮的风险，双眼贴膜，防止全麻后患者双眼睑闭合不严，损伤角膜。⑤更换手术台时应有条不紊，认真清点所有物品和器械，确保数目的准确无误后，更换器械台。

42.4 气管瘘口修补术

（1）麻醉方式：局部浸润麻醉

（2）手术体位：垂头仰卧位（垫肩垫）

（3）洗手护士配合。

1）术前准备。①器械辅料：耳鼻咽喉科基础手术器械包、蚊式钳、小剪刀、小甲状腺拉钩、手术衣、持物钳。②一次性物品：手套、吸引器连接管 + 吸头、5 mL 注射器 * 1、彭氏电刀（甲乳刀）、15 号刀片、4-0 丝线、2-0 丝线、7 × 17 圆针、6 × 14 角针、敷贴、护眼贴。③药物：2% 利多卡因 * 3 支、1% 丁卡因 * 1 支。④仪器：高频电刀、电动吸引器。

2）手术配合。①核对用物，术前与巡回护士认真清点核对各类器械、缝针、敷料数目及完整性。②常规消毒，铺巾。③提前准备手术所需局麻药物。④在切口周围用 2% 利多卡因行局部浸润麻醉，用 1% 丁卡因滴入气管行黏膜麻醉，以 5 ~ 10 滴为宜，防止呛咳。⑤将瘘口处修整。用15号刀片去除瘘口周围肉芽组织及不健康组织，分离瘘口周围皮下组织1～2 cm，露出新鲜创面。⑥将瘘口边缘皮肤修剪平齐。若血液流出应及时止血，防止血液流入呼吸道，避免误吸。⑦先用2-0丝线与7×17圆针缝合皮下组织，根据皮瓣修复术不同而选用不同的针线，最后用6×14角针与4-0丝线间断缝合皮肤，封闭瘘口、对合皮肤或打包固定。⑧协助医师包扎伤口。

（4）巡回护士配合。①手术间准备：提前30分钟开启净化空调，调节好室内温湿度，准备好手术体位用品，将各种仪器设备准备到位，保证其处于功能位。②迎接患者入手术室：仔细核对患者，确认无误后方可接患者入手术室，帮助患者脱去衣物，暴露手术部位，盖好棉被，注意保暖。③对局麻患者给予氧气吸入，检测患者生命体征。④麻醉前三方核查。⑤安置手术体位：患者取垂头仰卧位，肩下垫一肩垫，充分暴露手术野，注意保暖。患者双手臂约束于身体两侧，双眼贴眼贴。⑥与洗手护士一起清点手术器械和物品，协助手术医师消毒铺巾。⑦连接好各种导线仪器，使其处于功能位。⑧手术开始前三方核查。⑨调节灯光以利于手术者操作，观察患者生命体征，根据手术需要及时供应所需。⑩手术结束后，与洗手护士认真清点器械及物品，确认无误后，做好记录并签字。⑪出室前三方核查，确认无误后携患者资料及物品出手术室，与病房护士做好交接工作。⑫整理手术间，用物归位，及时补充。记录好本台手术收费情况。

（张彦　孙怡　王亚　贾冬梅　丛超　陈佩华　王天风　刘彦美　曲华　王霞）

急救篇

43 气管、支气管异物的急救流程

气管、支气管异物患者发病情况不同，尽管都是急症，但是急症的情况不同，有的需要马上急诊抢救，有的可以缓缓急救，医院的相关科室要根据自己的具体情况设置急救的相关流程，以便于特别急诊的抢救。

43.1 特别急诊的抢救流程

气管支气管异物抢救的相关场所、设备和人员配置如下。

（1）抢救室的设置。如果医院的急诊科有专门配套的耳鼻咽喉科医师值班，那么在行急诊手术时要设置专门的气管、支气管异物手术间，这个手术间的相关抢救设备始终是连接的，应每天保养和消毒，如果一旦需要马上抢救，只要电的开关一通，所有设备全部处于可以马上使用的状态。如果气管、支气管异物不需要马上抢救，就尽量在设备齐全的常规手术室进行抢救，这样既可以有充足的时间准备，也能仔细地准备各种设备和器械。

（2）抢救设备和器械的准备。有气管、支气管异物抢救资质的医院要重视急诊抢救和常规抢救。一般需要全套麻醉设备，这些麻醉设备尤其要适用于儿童患者的使用。抢救器械需要各种不同的直达喉镜，进行麻醉所需的可视麻醉喉镜、气管镜、支气管镜等，也要各种不同的气管、支气管异物钳和其他相关器械。如果特殊异物尚需要一些特殊器械，如可以粘结光滑异物的加热装置，或能通电的粘结器械，或消化内科使用的帽套等设备。有时还需要使用电子纤维喉镜下取出细支气管内的细小异物。

（3）人员配备。由于气管、支气管异物的治疗和抢救需要成套的班子进行，所以要有副主任医师以上级别的高级医师主持抢救，在夜班和值班期间，主治医师向上级医师汇报后则可以主持气管、支气管异物的抢救。人员起码要有2位医师、2位护理人员及1位麻醉师来参与抢救，如果是特别紧急的抢救，除了积极抢救外，应抓紧时间通知其他科室主任和相关医师参加，必要时向医院医务科和分管领导汇报，以便调派人员和全院力量参与。

（4）链条式抢救模式。如果急诊科没有成套的耳鼻咽喉科人员和抢救设备，应该在手术室设有专门的气管、支气管异物手术间和成套的抢救设备和器械，抢救人员随科里安排，但是值班和听班人员要层次有序，要有急诊抢救能力的人员参与，如耳鼻咽喉科各级医师、各级麻醉师，以及手术室的护理人员。

气管、支气管异物患者一旦进入急诊科，急诊医师一旦确诊气管、支气管异物需要紧急抢救以外，在给予患者简便吸氧的同时，一部分人员转送患者到手术室，一部分人员电话通知耳鼻咽喉科医师进入手术室准备和待命，再通知手术室麻醉师和护理人员做好抢救准备，在转运途中要有耳鼻咽喉科医师进行中途接诊，以便确定患者情况，再配送到手术间。绿色通道直通手术间，护士安抚患者，麻醉师监测患者，医师马上进行插管等措施来进行抢救。

43.2 普通急诊的抢救流程

如果情况尚属观察、诊断和辅助检查，应该按照气管、支气管异物普通急诊的抢救流程进行。

43.2.1 入院

（1）入院评估。①病情评估：评估异物种类与性质、异物大小与形状、异物存留时间、异物的阻塞程度、最近一次进饮食时间；评估患者病情情况，如有无缺氧症状、呼吸情况，防止窒息发生等；观察患者体温、脉搏、呼吸、血压、面色及血氧饱和度变化；了解患者既往史及用药史、有无过敏史等。②风险评估：评估患者是否存在跌倒/坠床、压疮、VTE 等风险。③自理能力、疼痛的评估。④心理状况：了解患者及家属的心理状态。

（2）诊治措施。①备好急救药品和器材，若患者发生呼吸困难进行性加重，应及时行支气管镜检查或行气管切开术。②根据手术安排的时间，术前 6 小时禁食，术前 2 小时禁饮。③避免小儿患者哭闹，在非必要情况下尽量减少医疗治疗措施如抽血等。④关注患者及家属情绪，做好心理护理，消除恐惧心理，尤其对儿童应做好安抚工作以争取良好的配合。

43.2.2 手术后

（1）术后评估。①术中情况：了解患者麻醉苏醒情况，以及术中病情变化、皮肤完整性等。②病情评估与观察：评估患者意识、生命体征、呼吸道通畅情况。③并发症的观察：观察患者有无喉头水肿、纵隔气肿、气胸、肺炎、肺不张等情况。④患者及家属心理状态。

（2）诊治措施。

1）体位：全麻清醒后取舒适卧位。

2）饮食：全麻清醒 2 小时后可少量饮水，无呛咳可进流质饮食，6 小时后遵医嘱进食。

3）观察病情：①密切观察生命体征变化，有无咳嗽，尤其是呼吸情况。②对小儿应加强陪护，床档保护。③遵医嘱给予抗生素、激素等药物，控制感染并防止喉头水肿发生，有其他并发症时应进行相应治疗。

4）气管切开者执行气管切开术后常规。

（3）并发症观察。

1）窒息：最常见、最危险。一般发生在术后 1～2 天，尤其是夜间。注意观察呼吸频率、节律、深浅度，听诊双肺呼吸音，观察口唇、甲床颜色，密切观察术后氧饱和变化。

2）喉头水肿：表现为声音嘶哑、烦躁不安、吸气性呼吸困难等症状。密切观察呼吸、皮肤颜色及有无口唇、面色发绀等窒息的前驱症状。

3）纵隔气肿、气胸：较少见。表现为咳嗽、胸闷，不同程度的呼吸困难。密切观察呼吸，倾听其主诉，轻者卧床休息；对严重者给予吸氧和胸腔闭式引流，并做好相应护理。

4）肺炎、肺不张：最常见。出现发热、咳嗽症状，经 X 线诊断为肺炎、肺不张。严密观察体温、脉搏、呼吸，以及咳嗽、咳痰的颜色、性质和量。

43.3 出院

（1）出院评估。①出院结算流程：评估患者及家属对出院流程是否掌握。②健康知识掌握情况：评估患者及家属对疾病预防相关知识是否掌握。

（2）健康教育

1）讲解出院结算相关流程。

2）疾病预防知识列举如下。①选择合适的食物：3 岁前不要吃坚果、花生、瓜子等食物。尤其在秋收、种庄稼、新年时，避免孩子接触此类食物。②选择合适的玩具、学习用品：不要选择带有小零件、小螺钉的玩具及学习用品。学生不要将笔帽、橡皮、圆规等放于口内玩耍。③养成良好的进食习惯：从小养成坐餐椅、进餐时不讲话的习惯。④选择合适的教育时机：避免在进餐时对孩子进行教育，以免引起其情绪变化。⑤不要用力吸食食物、塑料气球、口哨，尤其是吸食果冻。养成良好的工作习惯，勿将工具含于口内。⑥醉酒者：检查口腔，并清理口腔分泌物，对有活动义齿者应取出义齿。⑦怀疑异物误吸时及时就医。

（吕巧英　曲华　孙岩　宋西成　朱宇宏　张庆泉　张洪昌）

44 气管导管意外脱出时的应急预案

对于气管切开后佩戴气管套管的患者，若突然出现呼吸困难、面色青紫或发现套管外移或脱出，以及呼吸机持续高压报警时，应立即通知医师并做好急救的前期和准备工作。

（1）给予患者安慰，以免患者烦躁、惊恐不安。

（2）立即判断气管导管是脱出还是在气道内扭转而顶住气管壁。①若导管在气道内扭转，内口顶住气管壁，应立即使患者处于平卧位，将气管套管沿原位复位至正中，即可恢复气道通畅。②脱出气道者立即取出气管套管，用血管钳撑开气管切开处，同时通知医师根据情况处理。

（3）保持患者仰头平卧位，打开气道，保持气道通畅，并清除气道内分泌物。根据患者缺氧程度立即经鼻或经气管切开处的给氧，并调整吸氧浓度。密切观察患者的病情变化，若患者出现生命危险时启动危重抢救工作程序。

（4）无自主呼吸或呼吸困难者，可用简易呼吸器辅助呼吸。

（5）做好记录，填写“护理不良事件登记表”并上报护理部。

气管套管脱管的紧急处置演练脚本

场景：28 床患者因剧烈咳嗽而使寸带松弛，导致气管切开套管意外滑脱。

护士A在巡视病房时发现患者憋气，检查发现气管套管脱出。立即按床头铃通知医师护士“28床患者意外脱管，快通知医师并推抢救车，拿止血钳和气管切开包”。

护士B呼“医生，28床患者气管套管意外脱管，快来抢救”。

医师护士迅速赶到病房。

护士C推抢救车和拿止血钳、气管切开包。

护士A立即给患者吸痰，清理气管切开伤口处分泌物，用止血钳撑开气管切开处并给氧，监测患者生命体征。

医师：现在患者什么情况？

护士：患者神志呼吸不畅，今天是气管切开第2天，自主呼吸弱（P 80次/分，R 12次/分，BP 120/68 mmHg，SpO_2 70%）。

医师：用物准备好了吗？

护士B：用物已备齐（同时在床旁打开气管切开包准备消毒物品）。

医师：准备给患者重新置管（置管过程密切观察患者神志瞳孔、生命体征），请护士A和护士B配合我置管，护士C负责做好记录。

置好套管后。

护士B随时给予患者清理呼吸道分泌物。

护士A和护士B协助大夫固定套管。

护士C整理用物。

医师：调好氧流量，在患者气管切开处给予面罩氧气吸入（调好呼吸机参数，在患者气管切开处接呼吸机辅助通气）。

30分钟后请护士A抽取血气分析，根据结果再次调节氧流量（呼吸机模式），补记抢救1/3护理记录。

（李莉　梁晓燕　王霞）

编后记

× × × × ×

在山东省立医院（集团）鲁东医院朱文龙先生的大力支持下，在医院领导刘运祥教授、甄文俊教授的指导下，在各位专家的共同努力下，本书得以顺利完成。这是我退休后撰写的第 4 本书，谨作为向领导、老师们汇报的书面资料。

谨以此书献给培养指导我的王天铎、樊忠、梁美庚、栾信庸、曲福崇、臧洪涛、范进汀、郭泉、张洪昌等教授。

出版者后记

Postscript

科学技术文献出版社自1973年成立即开始出版医学图书，40余年来，医学图书的内容和出版形式都发生了很大变化，这些无一不与医学的发展和进步相关。《中国医学临床百家》从2016年策划至今，感谢700余位权威专家对每本书、每个细节的精雕细琢，现已出版作品近百种。2018年，丛书全面展开学科总主编制，由各个学科权威专家指导本学科相关出版工作，我们以饱满的热情迎来了《中国医学临床百家》丛书各个分卷的诞生，也期待着《中国医学临床百家》丛书的出版工作更加科学与规范。

近几年，中国的临床医学有了很大的发展，在国际医学领域也开始崭露头角。以北京天坛医院牵头的CHANCE研究成果改写美国脑血管病二级预防指南为标志，中国一批临床专家的科研成果正在走向世界。但是，这些权威临床专家的科研成果多数首先发表在国外期刊上，之后才在国内期刊、会议中展现。如果出版专著，又为多人合著，专家个人的观点和成果精华被稀释。为改变这种零落的展现方式，作为科技部主管的唯一一家出版机构，我们有责任为中国的临床医生提供一个系统展示临床研究成果的舞台。为此，我们策划出版了这套高端医学专著——《中国医学临床百家》丛书。

“百家”既指临床各学科的权威专家，也取百家争鸣之义。

丛书中每一本书阐述一种疾病的最新研究成果及专家观点，按年度持续出版，强调医学知识的权威性和时效性，以期细致、连续、全面展示我国临床医学的发展历程。与其他医学专著相比，本丛书具有出版周期短、持续性强、主题突出、内容精练、阅读体验佳等特点。在图书出版的同时，同步通过万方数据库等互联网平台进入全国的医院，让各级临床医师和医学科研人员通过数据库检索到专家观点，并能迅速在临床实践中得以应用。

在与作者沟通过程中，他们对丛书出版的高度认可给了我们坚定的信心。北京协和医院邱贵兴院士说“这个项目是出版界的创新……项目持续开展下去，对促进中国临床学科的发展能起到很大作用”。北京大学第一医院霍勇教授认为“百家丛书很有意义”。我们感谢这么多临床专家积极参与本丛书的写作，他们在深夜里的奋笔，感动着我们，鼓舞着我们，这是对本丛书的巨大支持，也是对我们出版工作的肯定，我们由衷地感谢作者的支持与付出！

在传统媒体与新兴媒体相融合的今天，打造好这套在互联网时代出版与传播的高端医学专著，为临床科研成果的快速转化服务，为中国临床医学的创新及临床医师诊疗水平的提升服务，我们一直在努力！

科学技术文献出版社

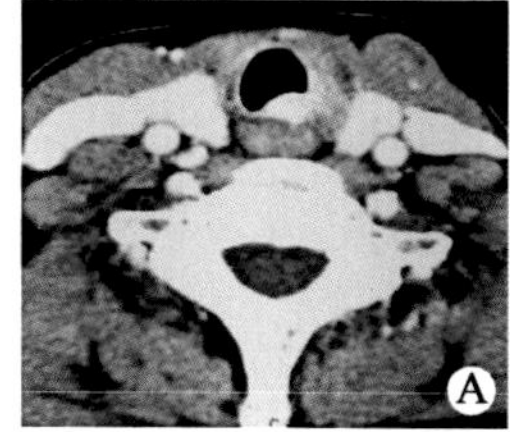
A：CT 显示气管左侧后壁肿瘤

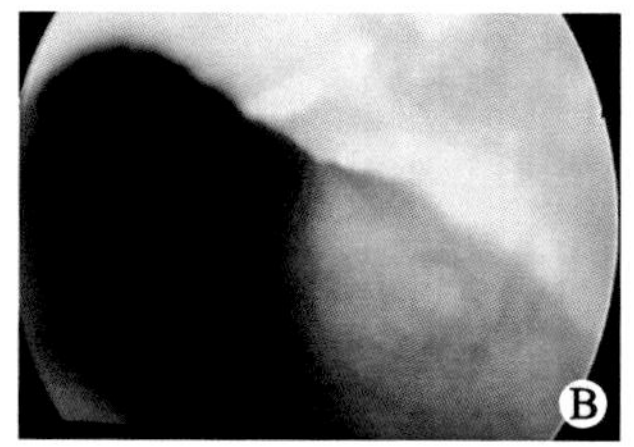
B：内镜下显示气管左侧后壁占位

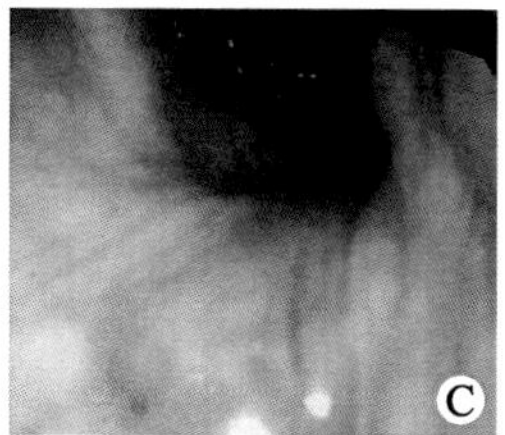
C：术后3个月内镜检查

彩插 1　气管肿瘤病例 1（见正文 P16）

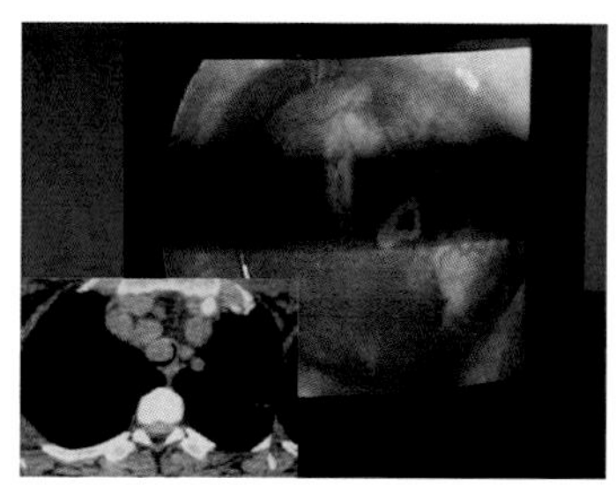

彩插 2　气管肿瘤病例 2，胸段气管的 CT 和内镜检查（见正文 P17）

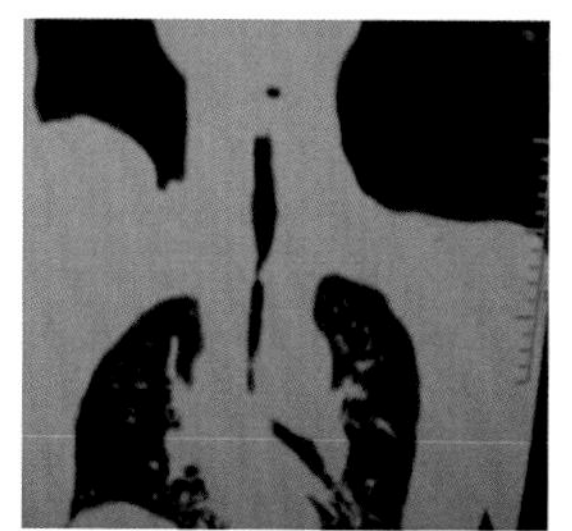
A：CT 显示胸廓入口下的气管狭窄

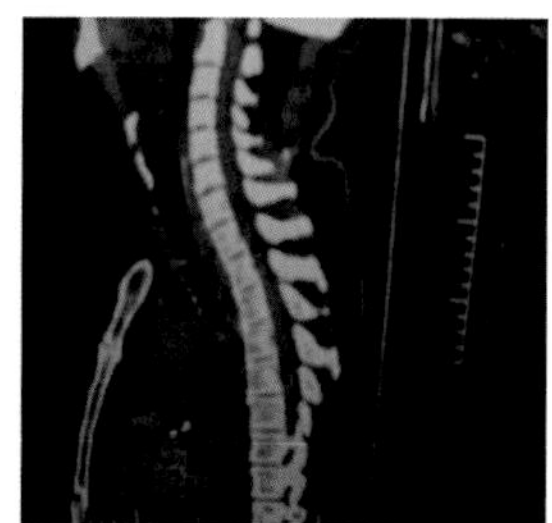
B：CT 矢状位

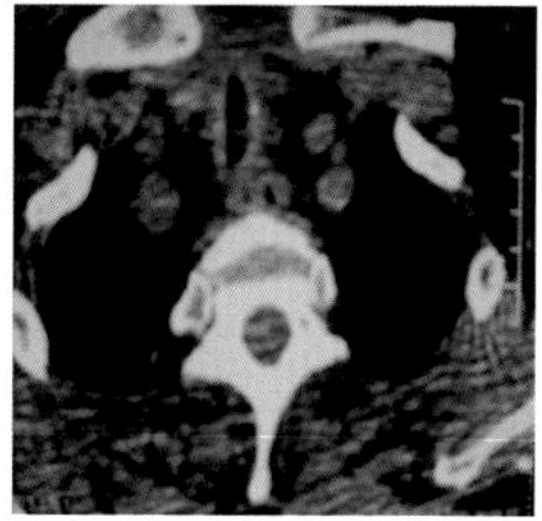
C：CT 水平位

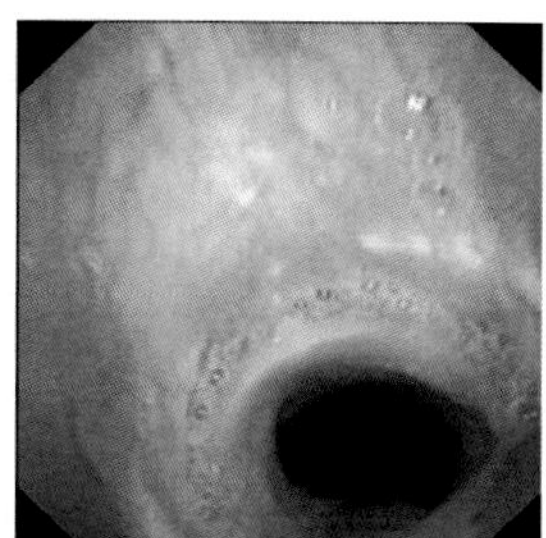
D：置入 T 形管后的管上口

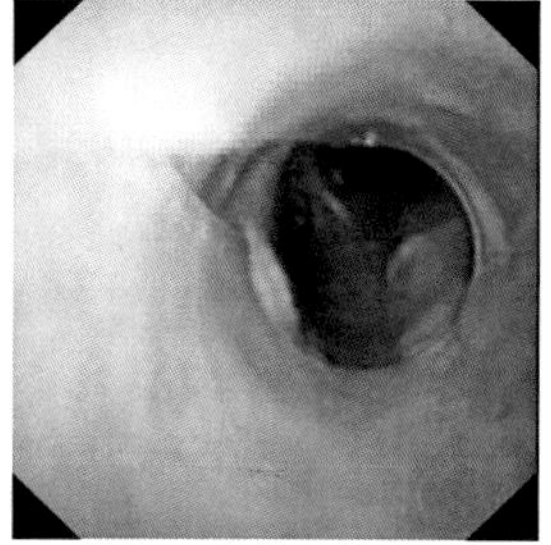
E：置入 T 形管后的管下口，为防止刺激气管，将下口做小的楔形切除

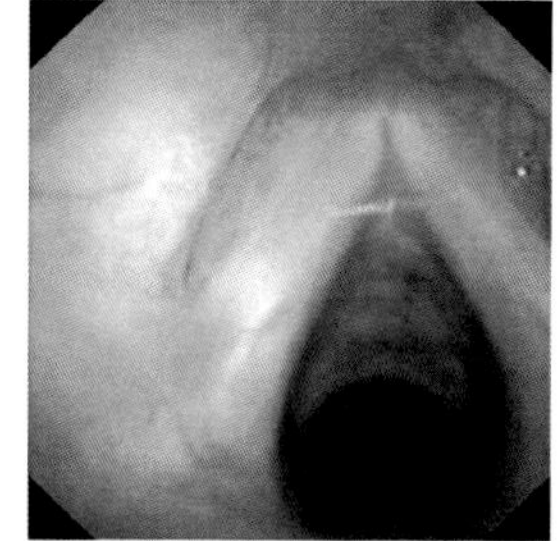
F：术后半年取出 T 形管后气管宽敞

彩插 3　气管狭窄病例 1（见正文 P18）

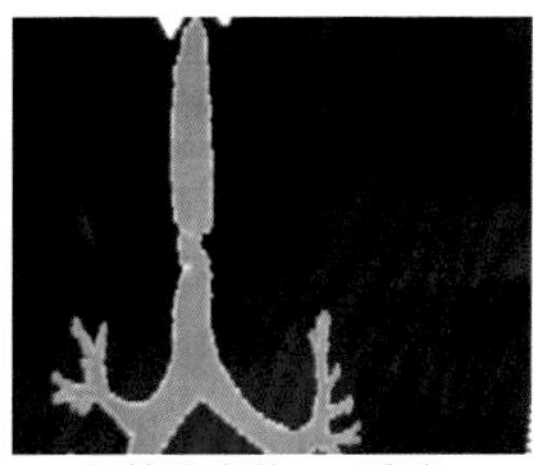

A：气管狭窄的 CT 重建

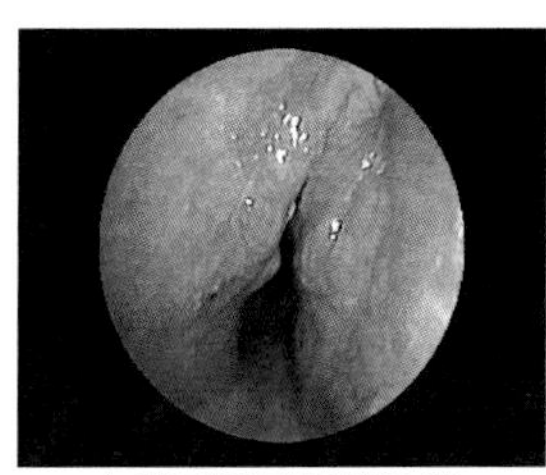

B：内镜下显示气管狭窄

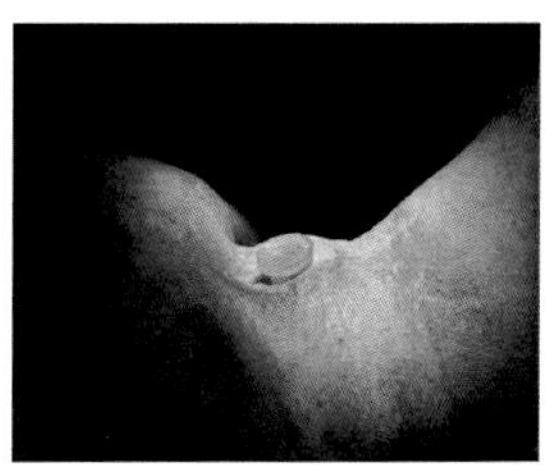

C：经气管切开置入 T 形管后的外置口

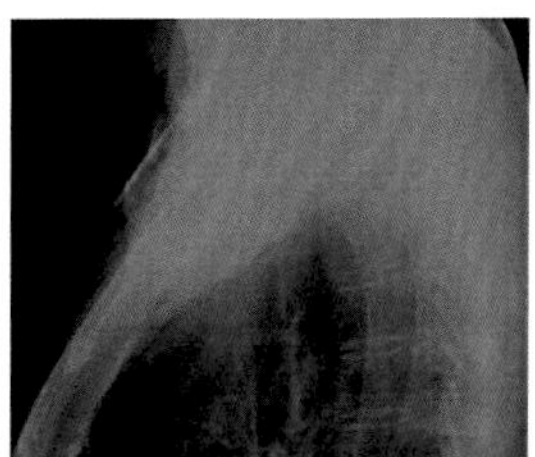

D：T 形管置入后，胸部侧位片显示 T 形管与气管垂直存在

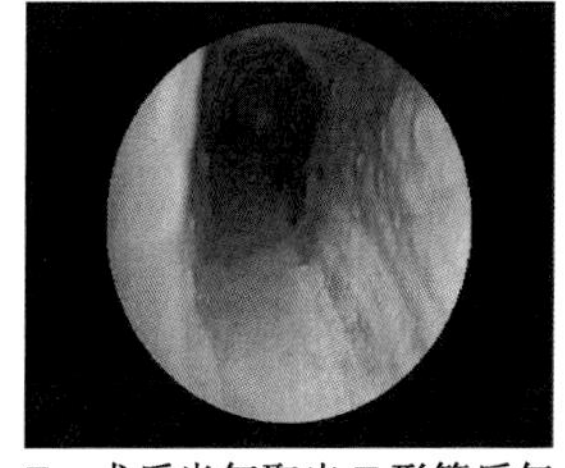

E：术后半年取出 T 形管后气管宽敞

彩插 4　气管狭窄病例 2（见正文 P19）

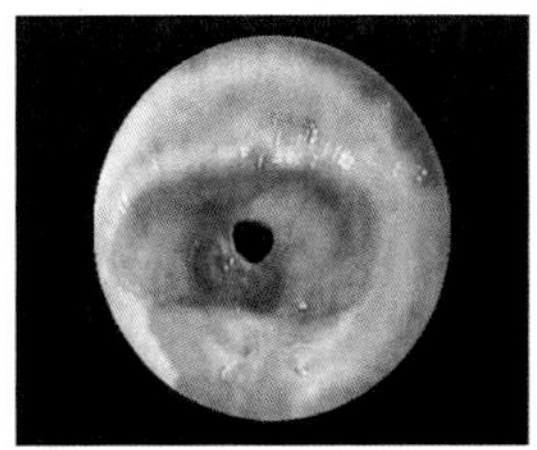

A：内镜下显示气管狭窄

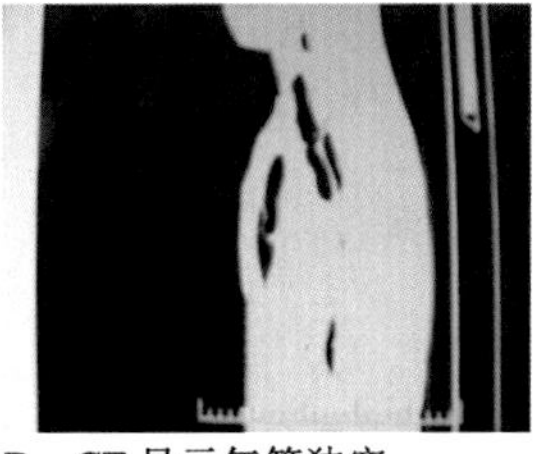

B：CT 显示气管狭窄

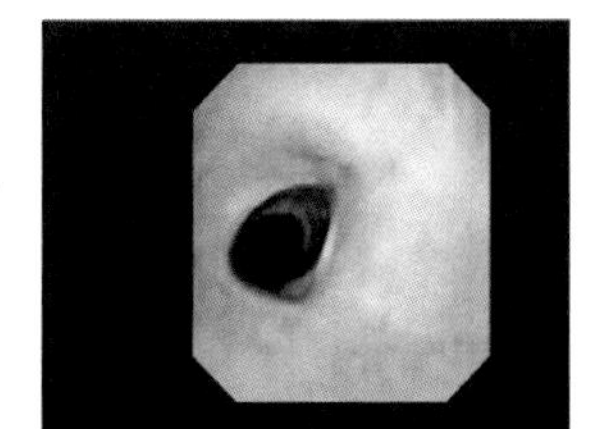

C：术后半年取出扩张管后的气管情况

彩插 5　气管狭窄病例 3（见正文 P19）

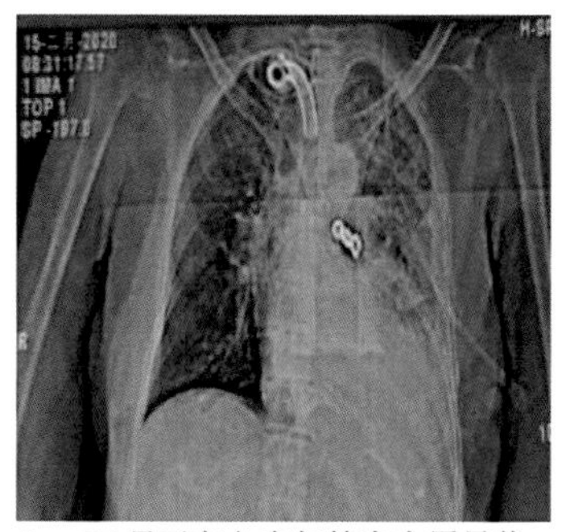
A：CT 显示左主支气管有金属异物

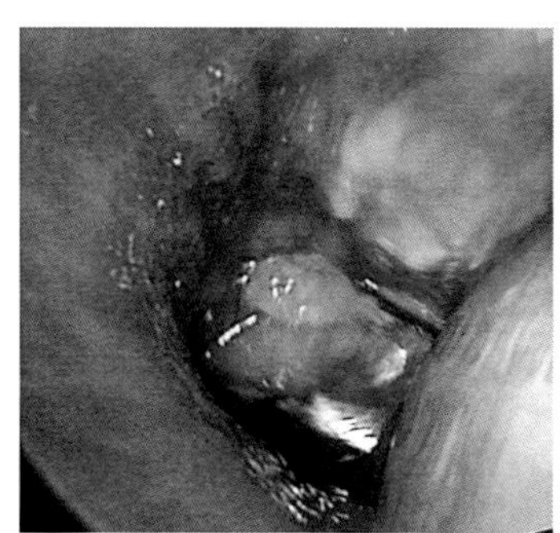
B：经气管切开处内镜下可见异物

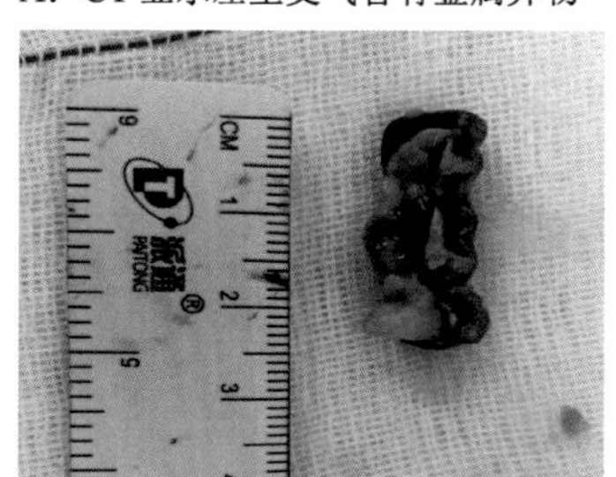
C：取出的义齿异物

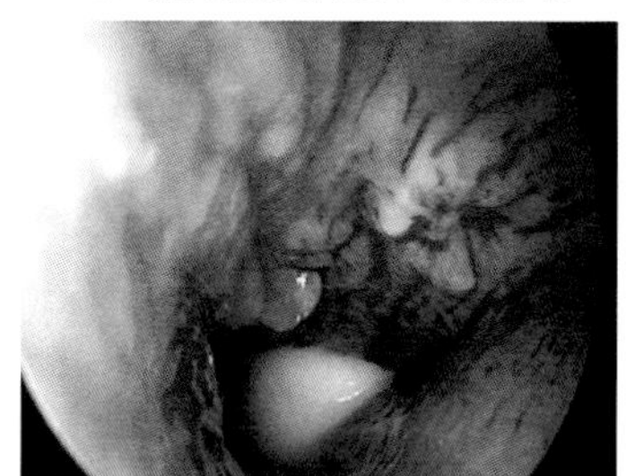
D：取出异物后可见下叶支气管积脓

彩插 6　气管、支气管异物病例 1（见正文 P27）

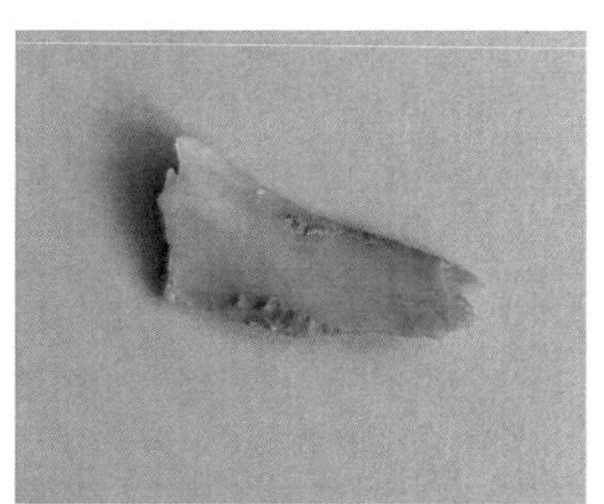

彩插 7　气管、支气管异物病例 2，纤维支气管镜下取出右主支气管内的鸡骨碎块（见正文 P28）

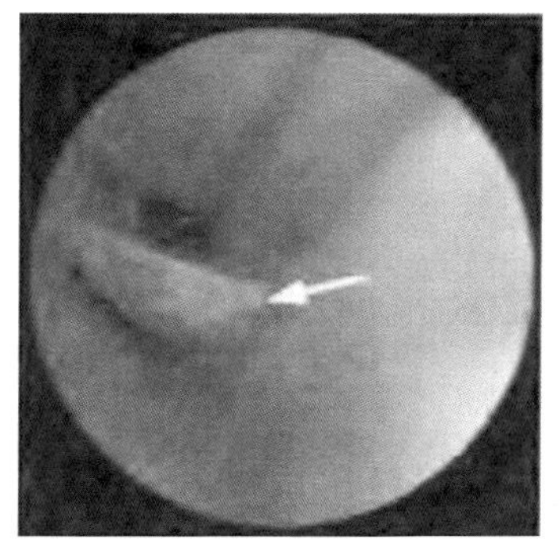

彩插 8　气管、支气管异物病例 3，
支气管镜下取出长达 10 年的
骨片（见正文 P28）

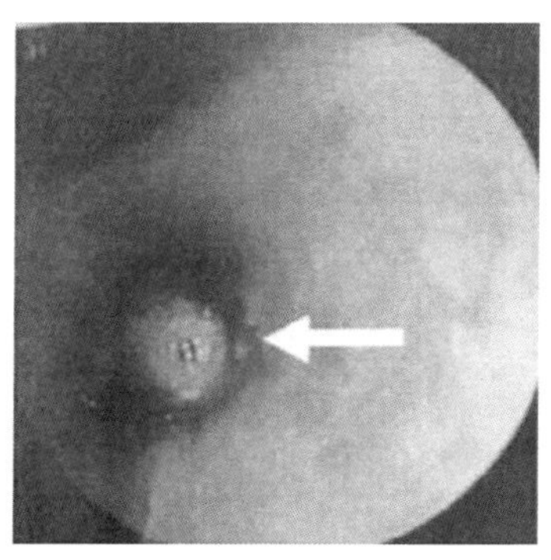

彩插 9　气管、支气管异物病例 4，
碎石击穿颈部，由气管壁进入
气管内（见正文 P28）

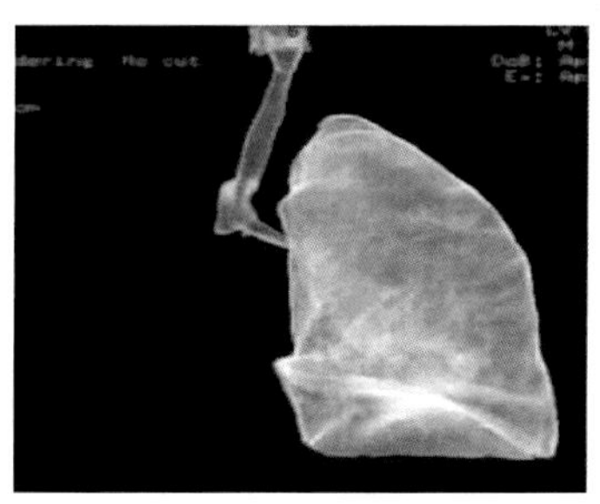

彩插 10　支气管三维重建见左肺清晰，
右肺主支气管以下全部消失
（见正文 P33）

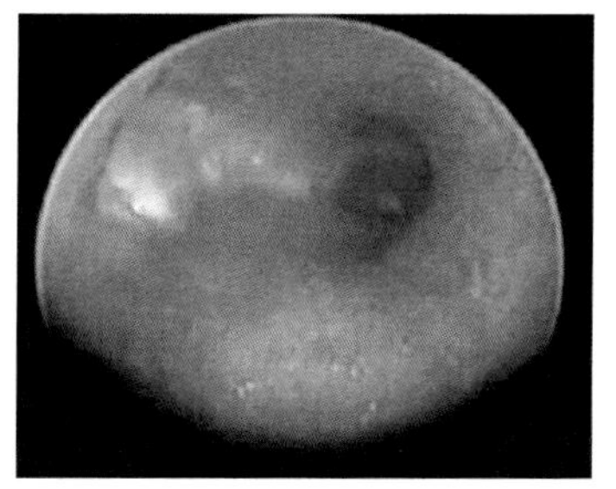

彩插 11　右主支气管开口处有
淡黄色胶冻状物阻塞
（见正文 P33）

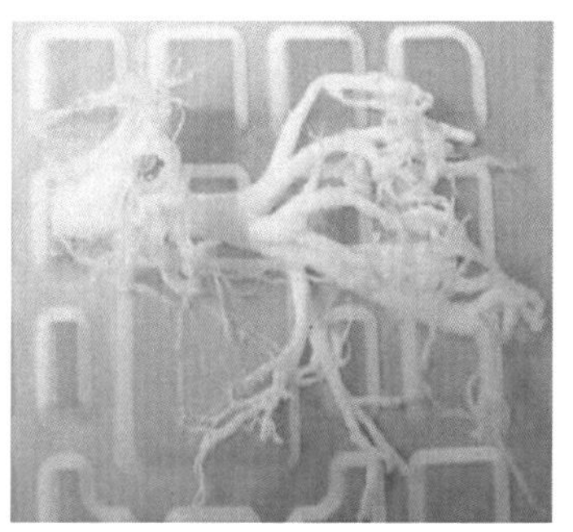

彩插 12　取出痰栓呈条索状，柔软，黏性强，
放入生理盐水盆后全部散开，
与支气管树形状一致（见正文 P33）

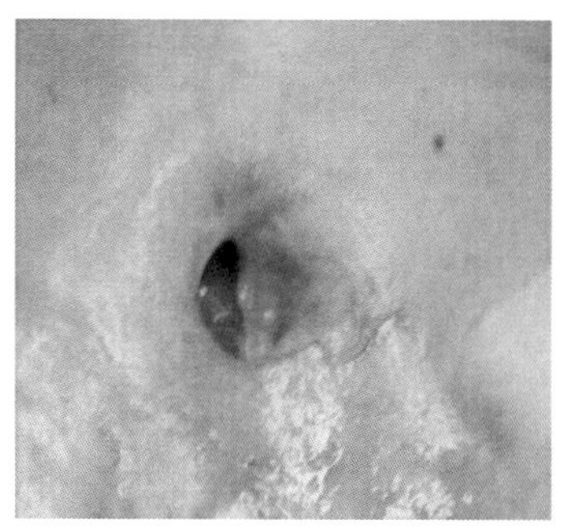

彩插 13　甲状腺恶性肿瘤累及气管手术后遗留的瘘口（见正文 P38）

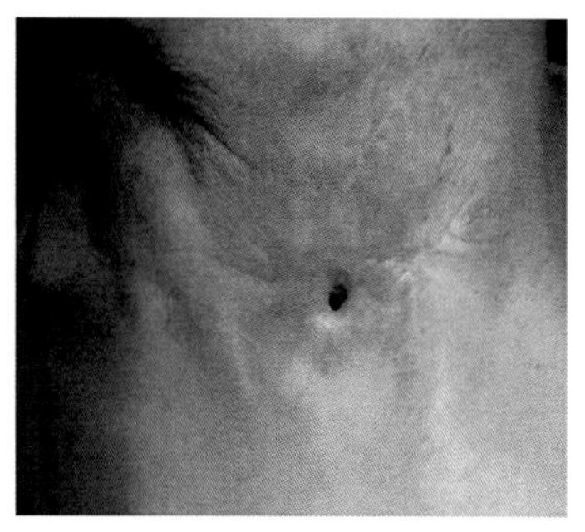

彩插 14　喉癌喉次全切除术发音管重建后遗留的气管瘘口，用以辅助呼吸（见正文 P38）

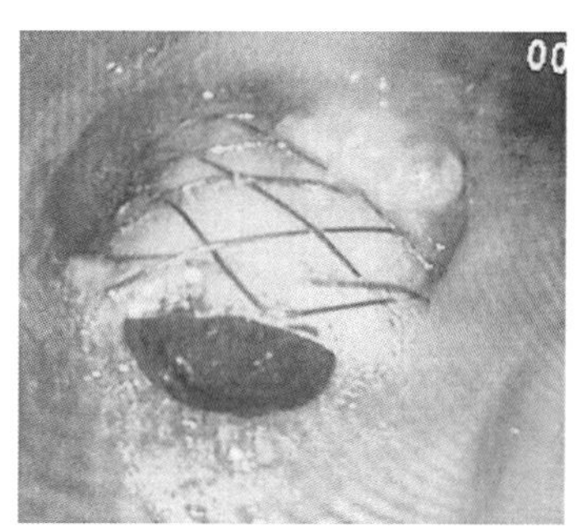

彩插 15　食管的记忆合金支架穿入左主支气管形成气管食管瘘（见正文 P42）

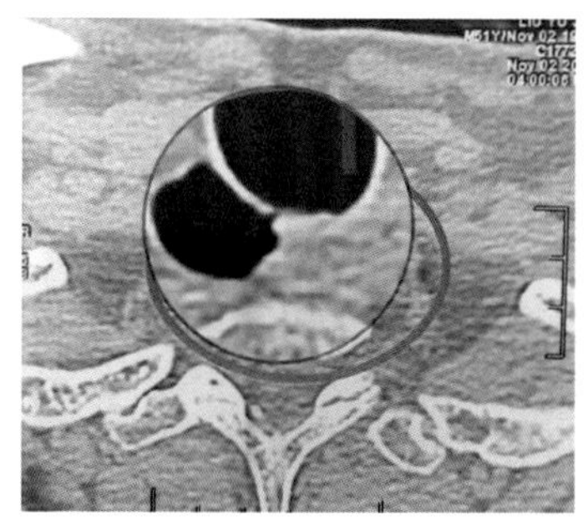

彩插 16　CT 水平位检查见右侧颈胸交界处的气管旁有气腔形成，相对应的右侧气管环在与膜部交界处有裂隙（见正文 P47）

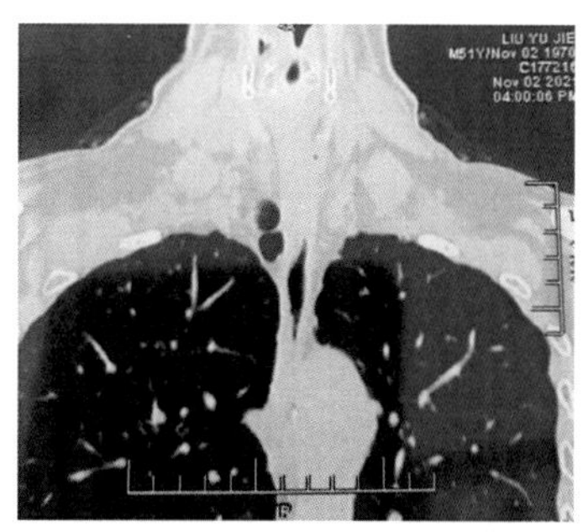

彩插 17　CT 冠状位检查见右侧颈胸交界处的气管旁有气腔形成（见正文 P47）

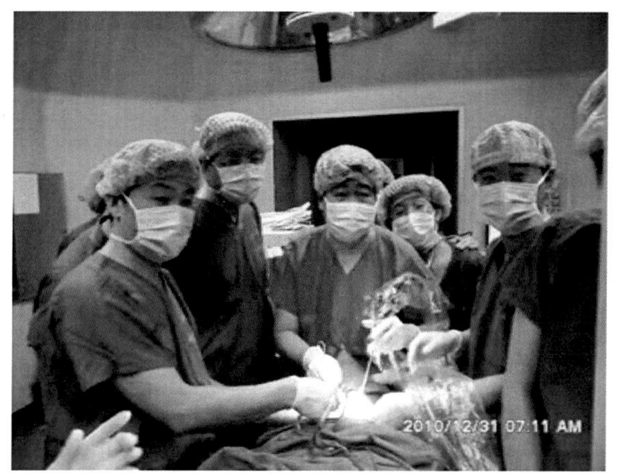

参加多学科会诊及手术的专家有汤义军副院长（胸外科）、张庆泉主任（耳鼻咽喉科）、宋西成副院长（耳鼻咽喉科）、姜秀良主任（麻醉科）、李爱芝主任（麻醉科）、张杰副主任（耳鼻咽喉科）、丛超护士长（手术室）、秦运梅副主任护师（耳鼻咽喉科专科手术室）等十余位。

彩插 18　医院领导亲临手术室，多学科密切合作进行手术（见正文 P53）

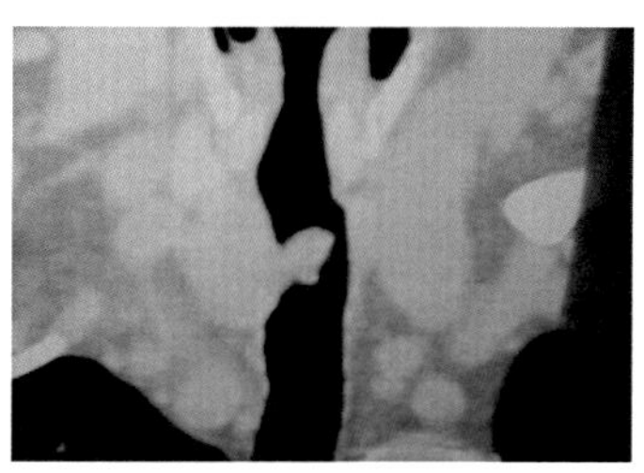

彩插 19　甲状腺肿瘤突入气管（见正文 P54）

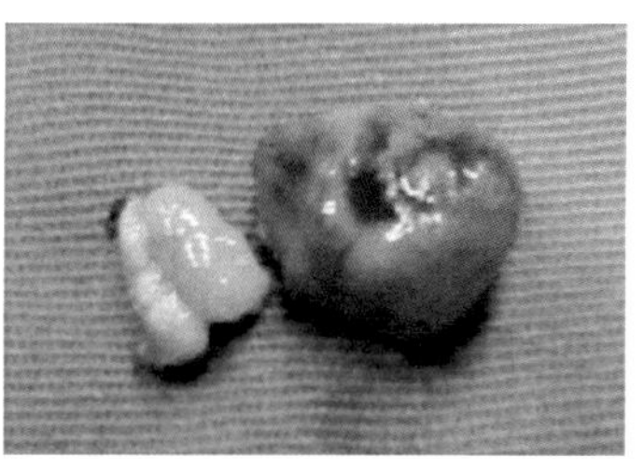

彩插 20　切除的突入气管的甲状腺肿瘤（见正文 P54）

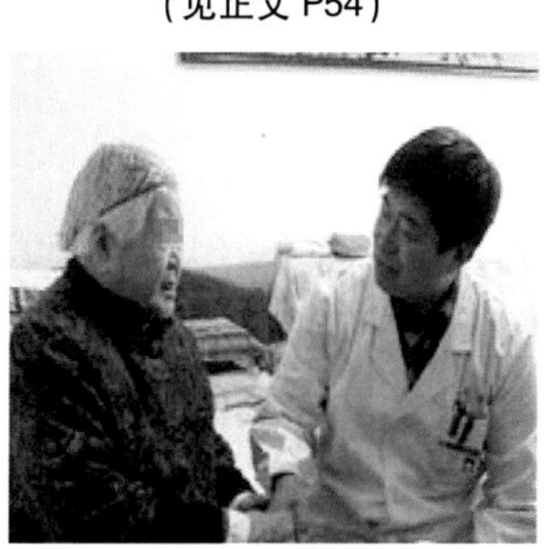

彩插 21　术后 2 年随访，患者口服左甲状腺素钠片治疗，呼吸良好（见正文 P54）

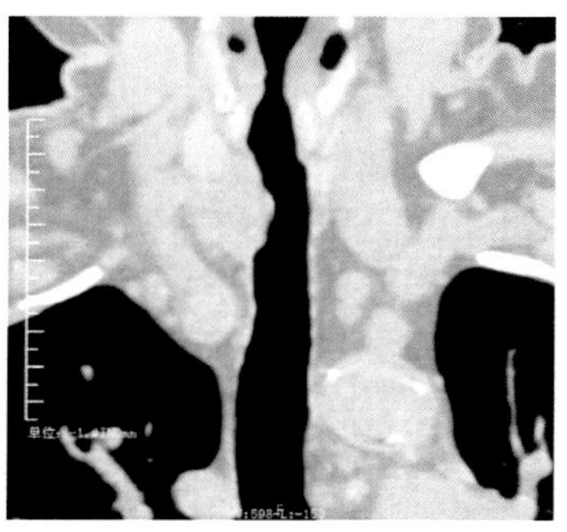

彩插 22　术后 4 年复查 CT，显示甲状腺体积与术后相仿，无明显增大，无气管狭窄（见正文 P54）

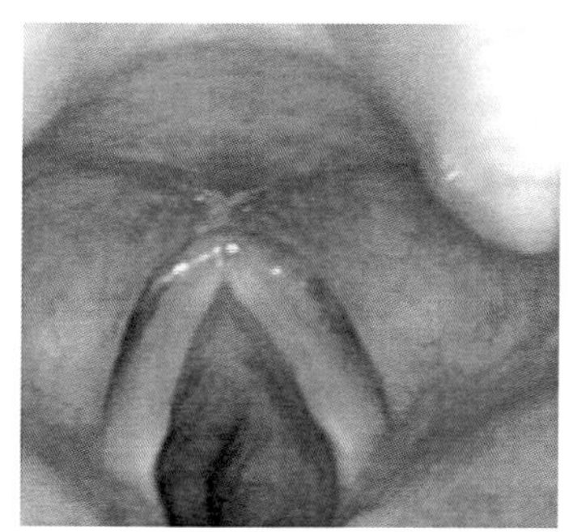

彩插 23　喉镜下可见右侧声门下隆起（见正文 P55）

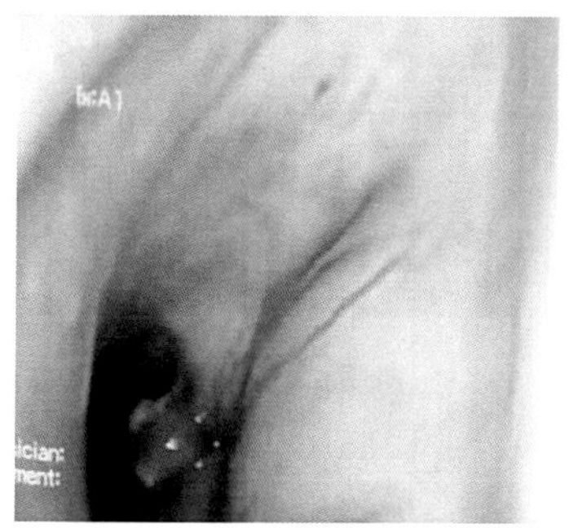

彩插 24　喉镜进入声门下可见不规则的隆起(见正文 P55)

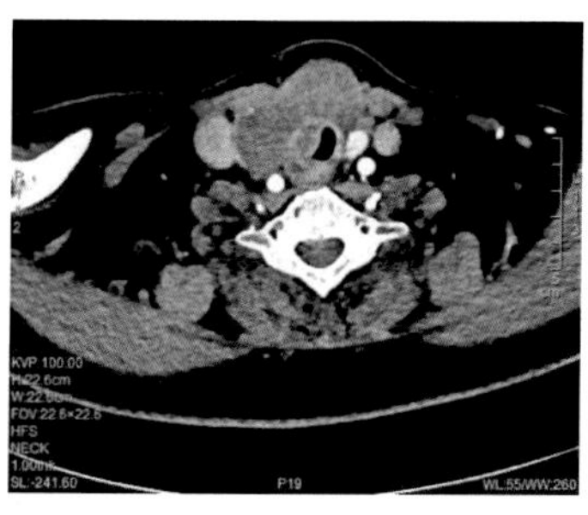

彩插 25　CT 示甲状腺右叶及峡部占位，气管受压推移，局部突入气管腔内致管腔变形变窄，并累及右侧环状软骨，后缘与食管分界不清，脂肪间隙消失（见正文 P56）

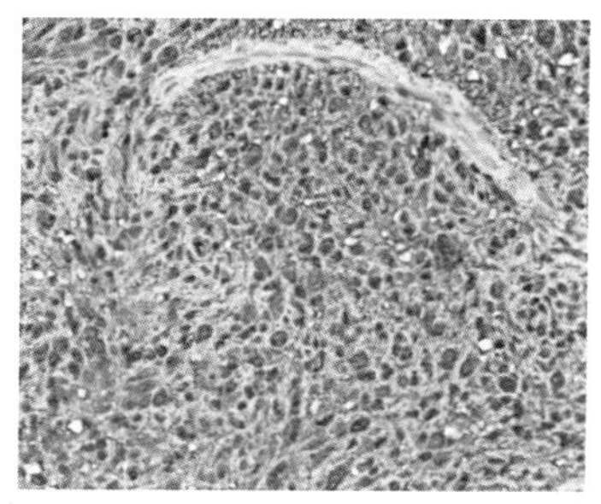

彩插 26　细胞核卵圆形、长梭形，细胞质粉染，细胞束状、栅栏状排列，细胞整体形态温和，核分裂象偶见。S-100 弥漫阳性（见正文 P57）

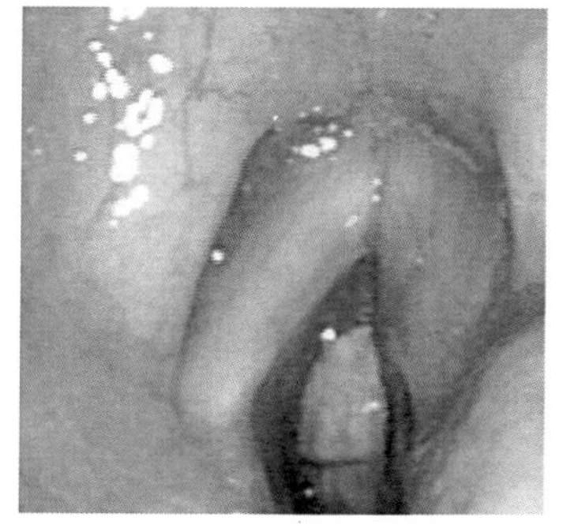

彩插 27　患者术后 20 天喉镜下可见切口处肉芽（见正文 P57）

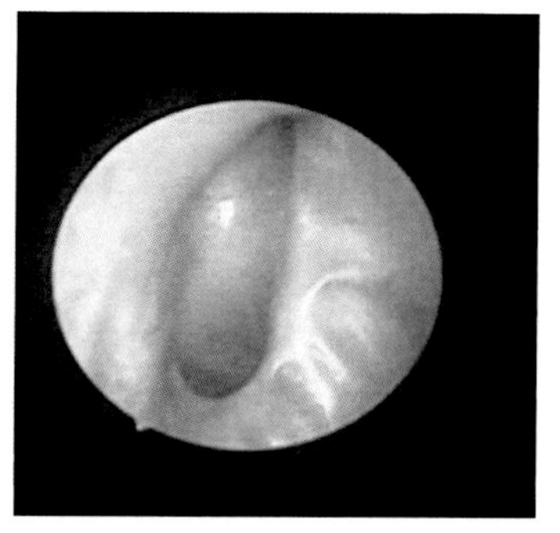

彩插 28　术后 6 个月颈前的气管造口(见正文 P57)

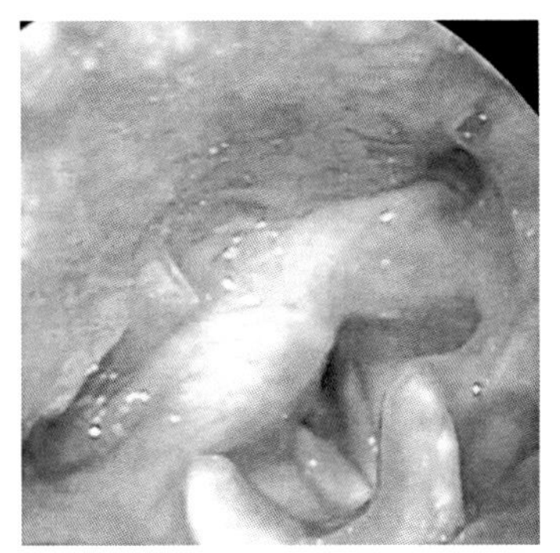

彩插 29　喉镜下见右侧声带略水肿，外展受限，声门下气管内径轻度狭窄（见正文 P58）

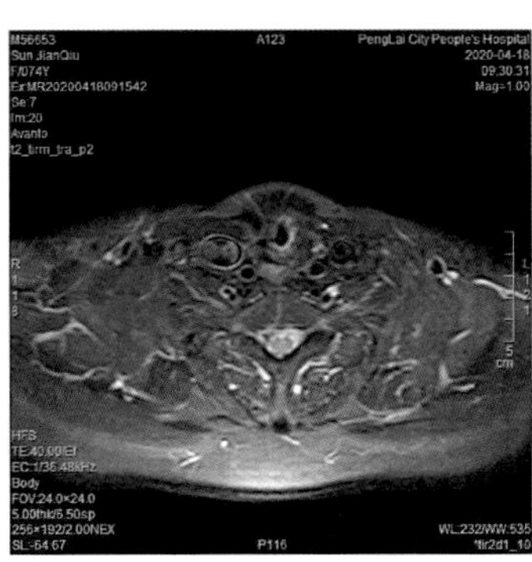

彩插 30　术后 6 个月 MRI 检查见手术相应层面气管轻度狭窄（见正文 P58）

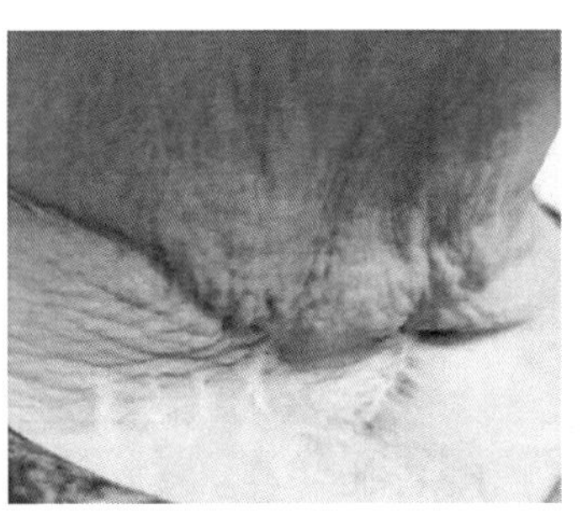

彩插 31　术后 6 个月颈部伤口恢复（见正文 P58）

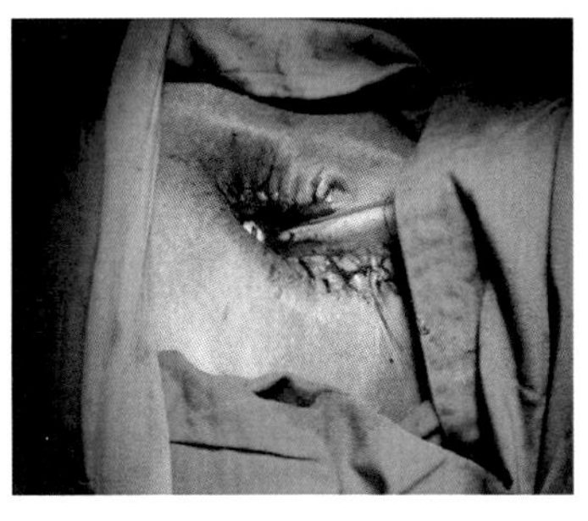

彩插 32　全喉切除术后气管造口术（见正文 P78）

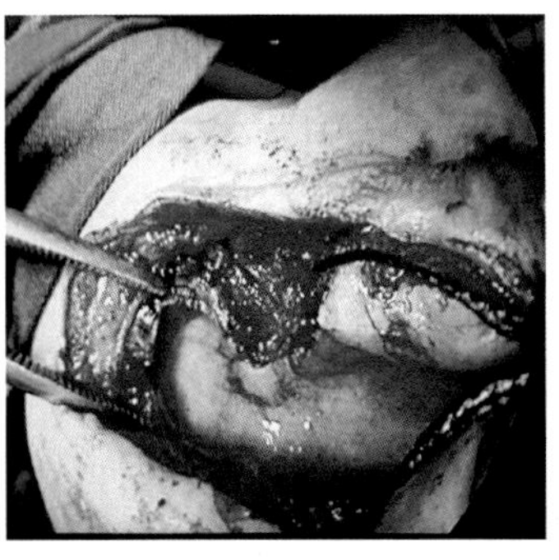

彩插 33　气管胸骨柄部造口术（见正文 P85）

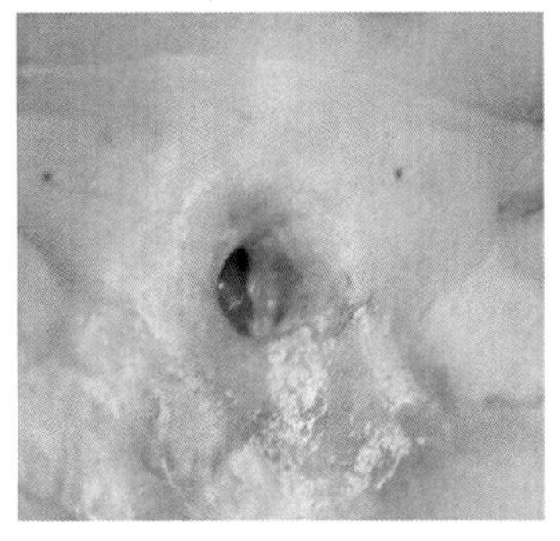

彩插 34　气管胸部造口术后又再次进行手术，保留了部分气管后壁（见正文 P85）

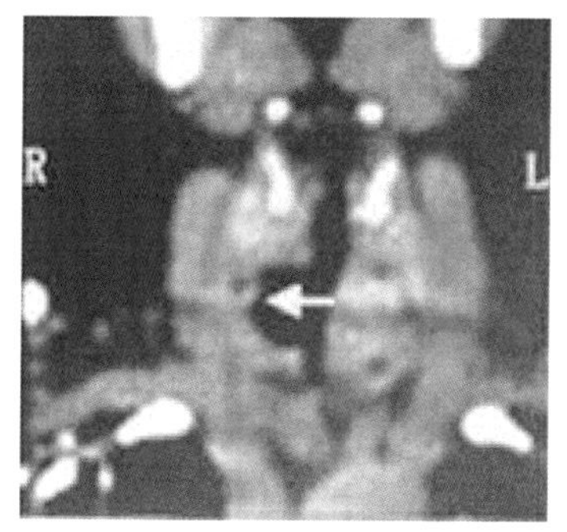

彩插 35　甲状腺消融后显示甲状腺及相应的气管壁缺损（见正文 P104）

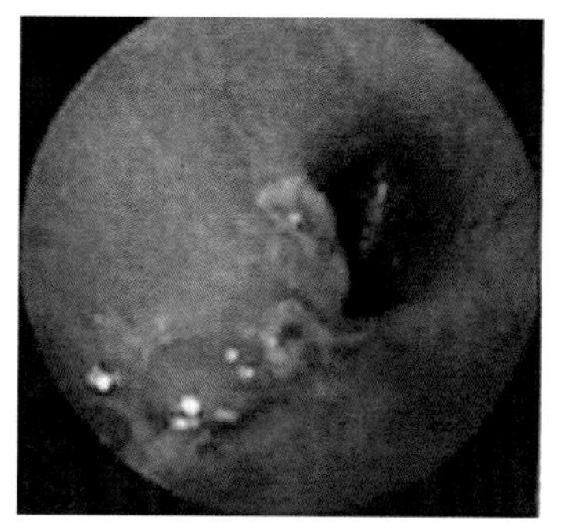

彩插 36　断端吻合术后局部狭窄，有缝线（见正文 P105）

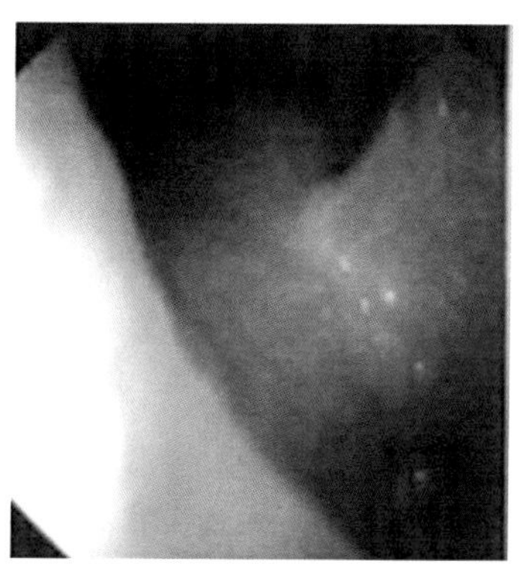

彩插 37　T 形管扩张半年后局部无狭窄（见正文 P105）

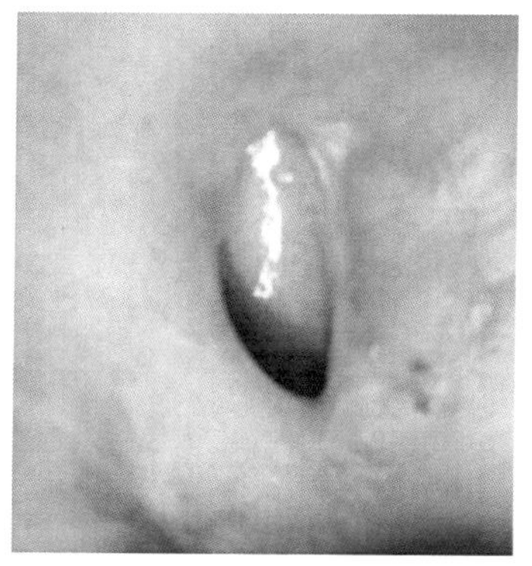

彩插 38　术中切除肿块后见气管前壁及左侧壁、部分后壁缺损（见正文 P107）

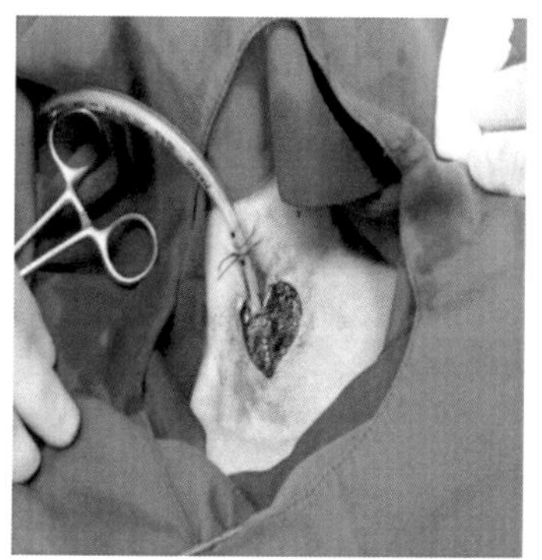

彩插 39　气管左侧壁游离舌骨重建后 3 个月第 1 次气管瘘口修补，左右翻转皮瓣形成内层修补（见正文 P108）

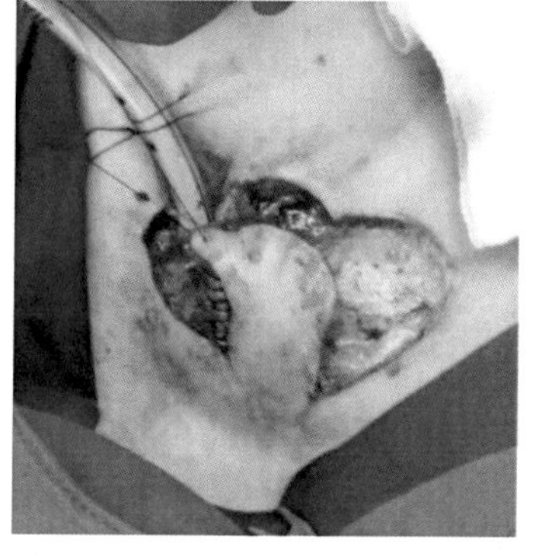

彩插 40　下方旋转皮瓣形成外层修补（见正文 P108）

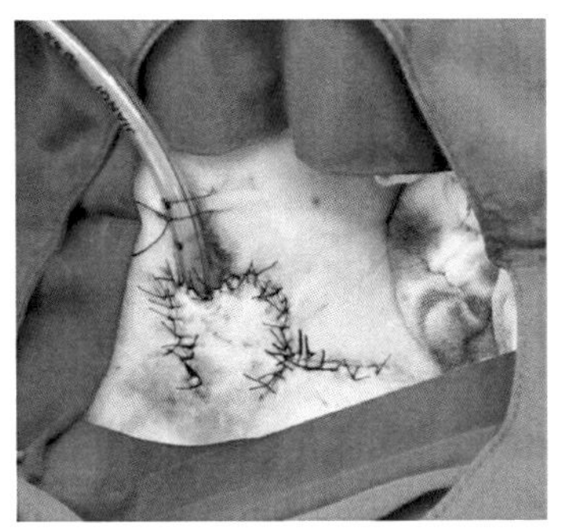

彩插 41　第 1 次翻转 + 旋转皮瓣
修补术后 5 天(见正文 P108)

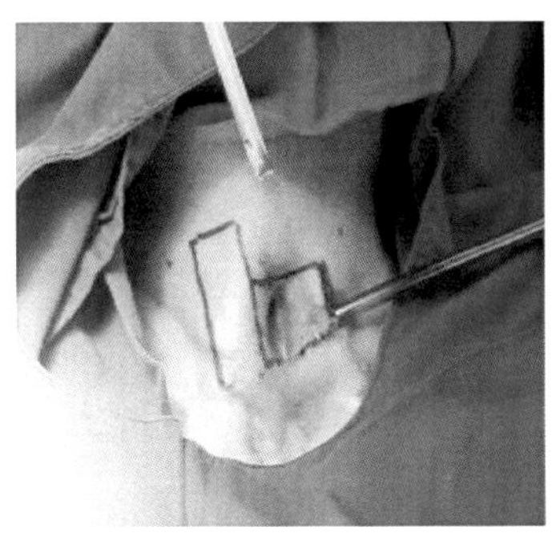

彩插 42　第 2 次翻转 + 旋转皮瓣
气管瘘修补术，设计翻转 + 旋转
复合瓣（见正文 P109）

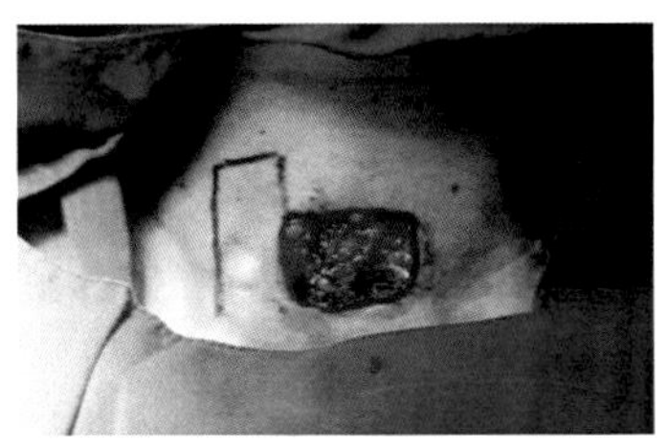

彩插 43　第 2 次翻转 + 旋转皮瓣
气管瘘修补术，翻转皮瓣形成
内侧修补（见正文 P109）

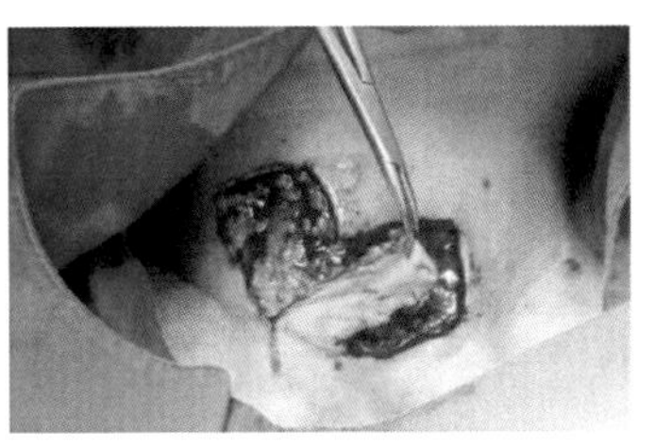

彩插 44　第 2 次翻转 + 旋转皮瓣
气管瘘修补术，旋转外侧
皮瓣（见正文 P109）

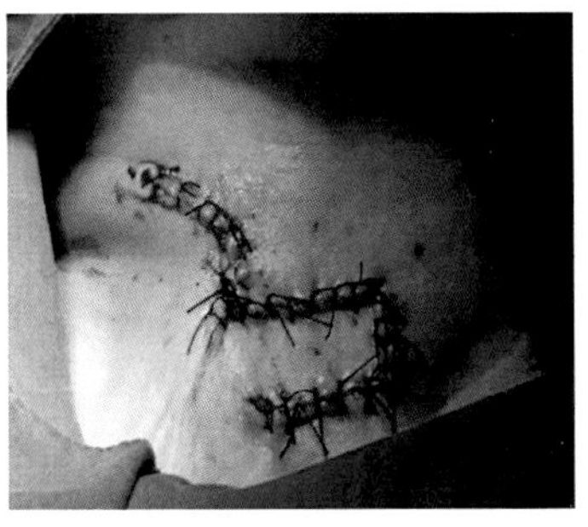

彩插 45　第 2 次翻转 + 旋转皮瓣
修补术缝合后
(见正文 P109)

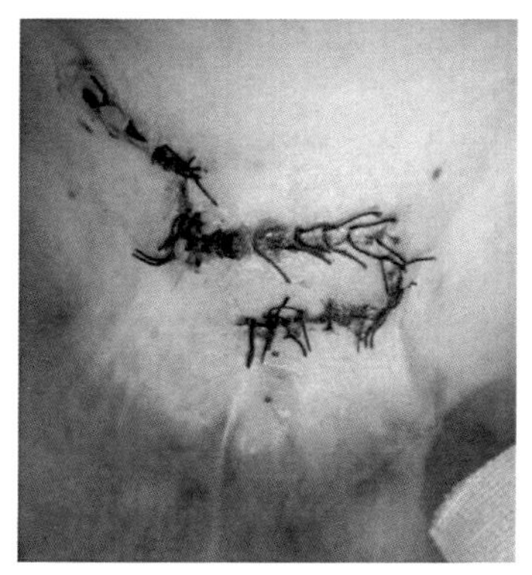

彩插 46　第 2 次翻转 + 旋转皮瓣修补术后 7 天(见正文 P109)

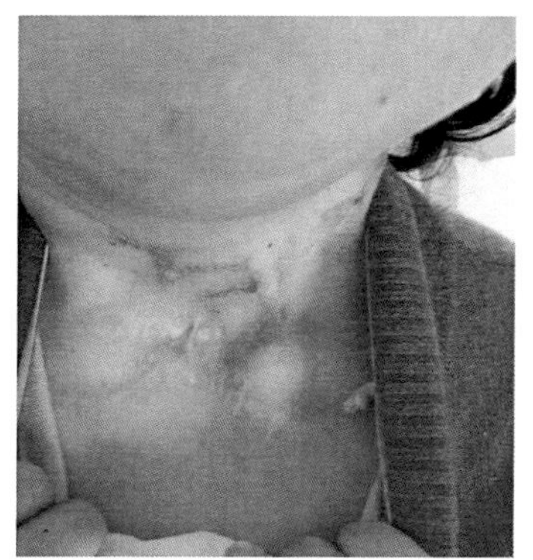

彩插 47　术后 13 个月(见正文 P109)

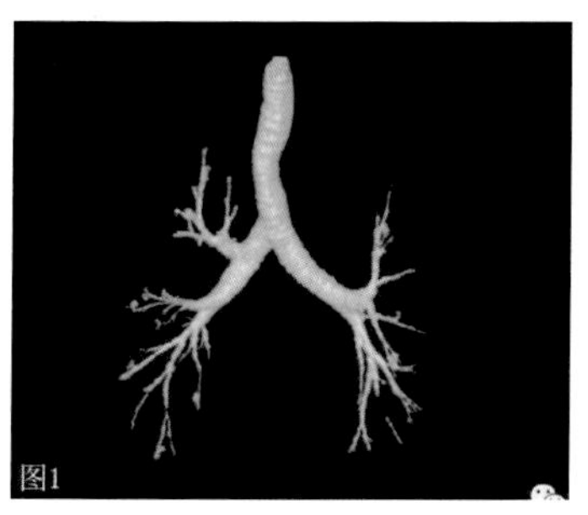

彩插 48　CTVB 气管重建(见正文 P121)

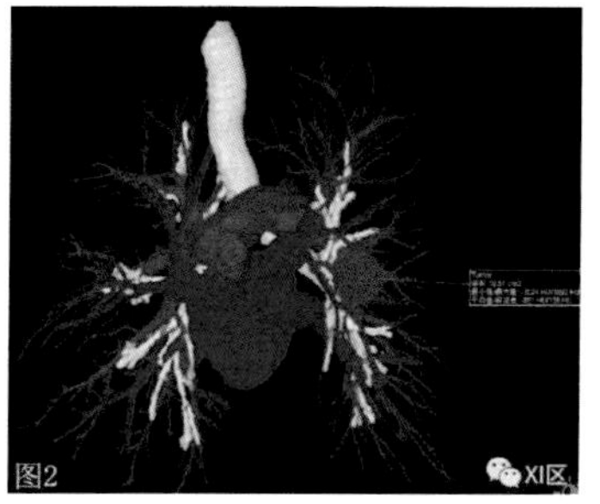

彩插 49　CTVB 气管和血管重建(见正文 P121)

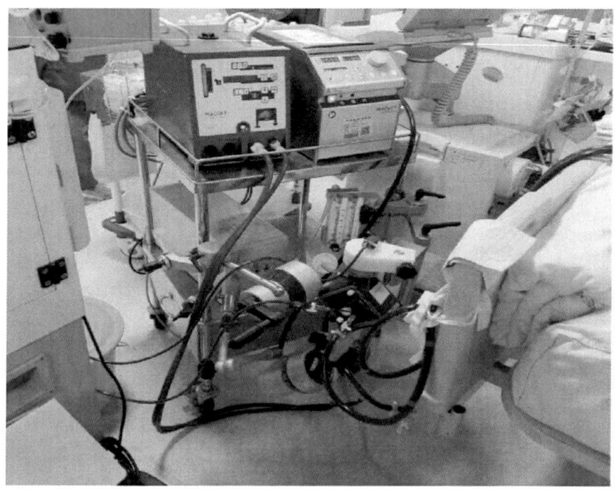

彩插 50　ECMO 在运转中 (见正文 P157)

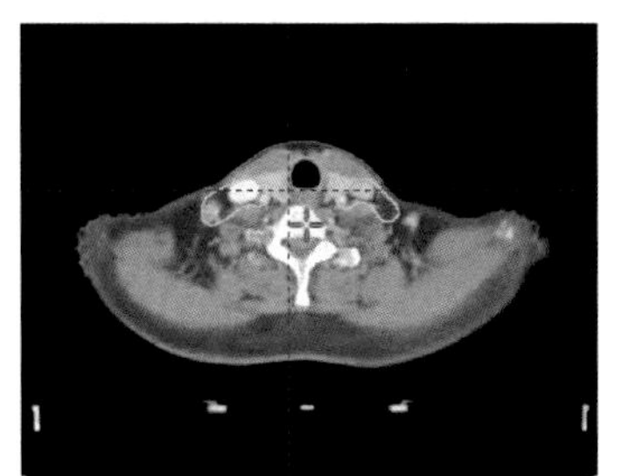

A：最上层 CTV（绿线）位于环状软骨下缘水平，包括双侧下颈深淋巴引流区

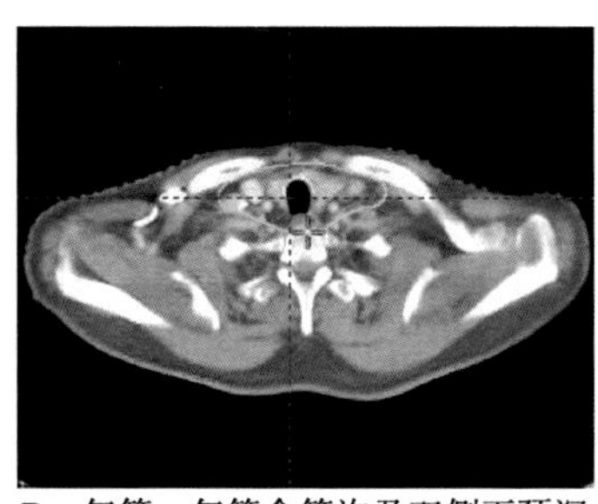

B：气管、气管食管沟及双侧下颈深淋巴引流区

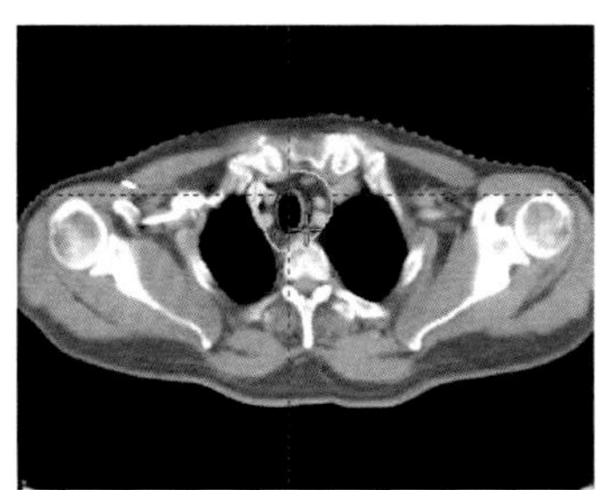

C：包括气管、气管食管沟及周围纵隔淋巴引流区，GTVtb（红线）包括肿瘤术前侵及范围

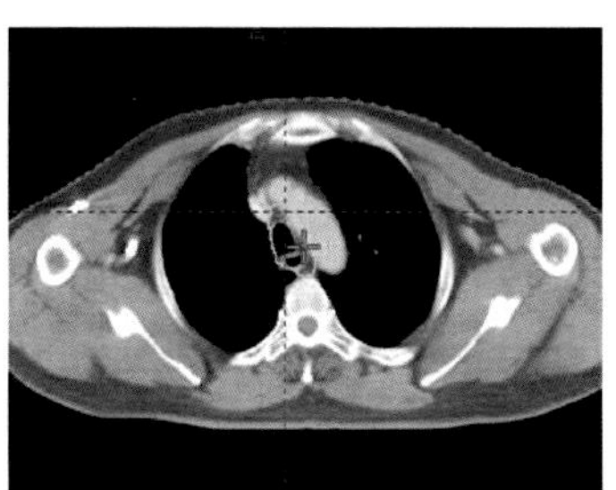

D：最下层为瘤床下 1 cm 的气管及周围纵隔淋巴引流区

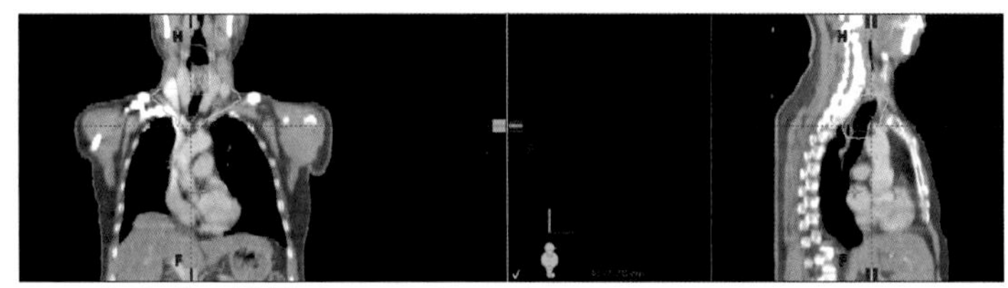

E：三维显示靶区范围（GTVtb 及 CTV）

彩插 51　不同层面靶区图及三维显示靶区（见正文 P163）

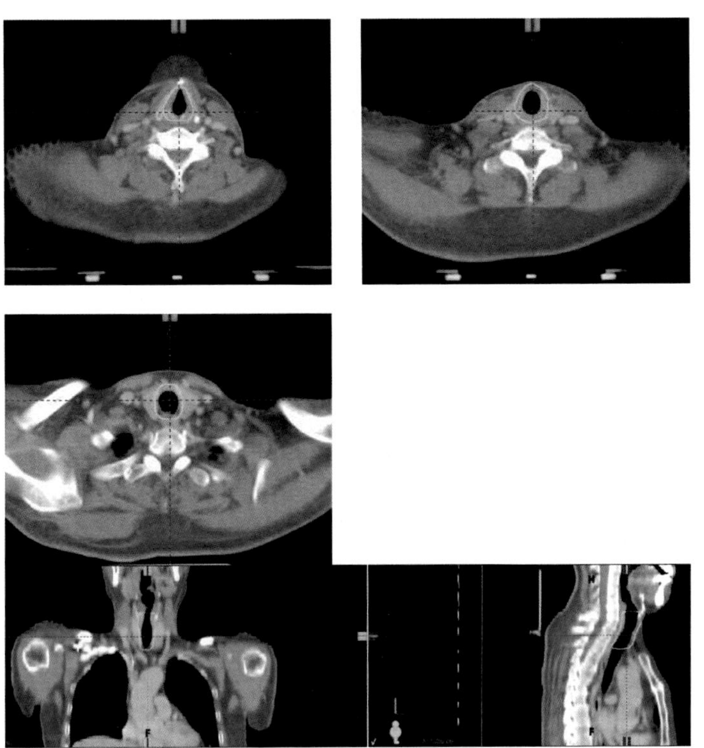

彩插 52　不同层面靶区图及三维显示靶区（见正文 P164）

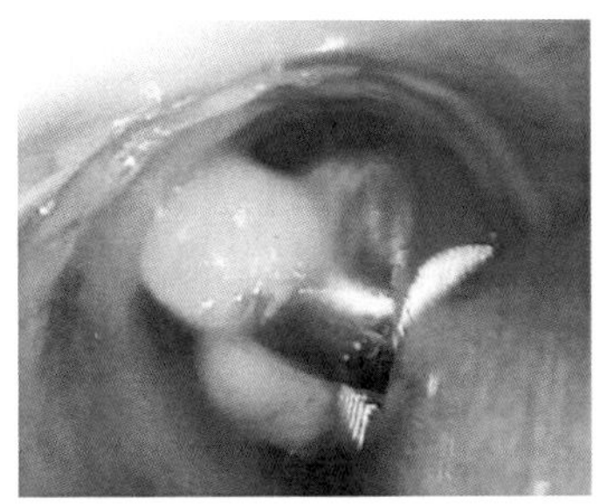

彩插 53　经气管切开处进入鼻内镜，可见左侧支气管内的假牙异物（见正文 P176）

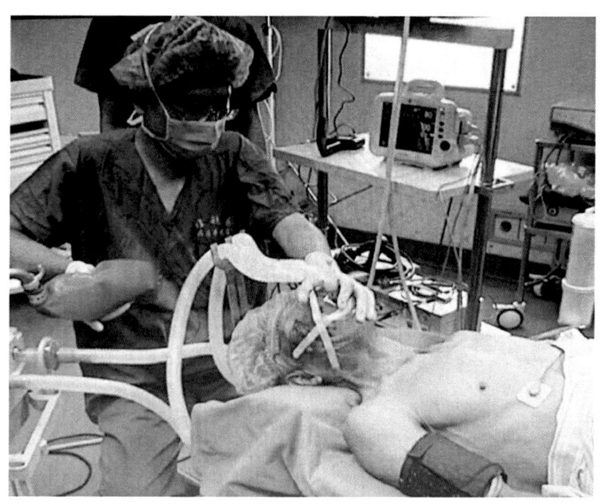

彩插 54　麻醉师首先开始进行基础麻醉和给予足够的氧供，手术医师开始在局部麻醉下行气管切开，插入气管套管，加深麻醉后实施手术（见正文 P183）